U0295577

医源

交大医学 医源丛书

主　编　范先群　陈国强
执行主编　赵文华　吴　韬
副主编　张晓晶　童　宽　祝宇桐

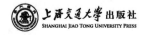
上海交通大学出版社
SHANGHAI JIAO TONG UNIVERSITY PRESS

内容提要

　　本书以交大医学院自办的《医源》杂志为基础，选取 2011 年至今共 39 期《医源》上最具精华的内容，通过"历史·溯源""愿景·理念""变革·超越""使命·担当"四个板块，展示了医学院医、教、研、管全面发展的各项成果和医学院人的风采。《医源》以汇聚交大医学精粹、传播交大医学文化为目标，忠实回顾医学院这些年走过的路，有经验，有教训，有坎坷，有阳光。最重要的，这是一条饱含了师生医护员工坚定的理想信念、丰富的家国情怀之路，是一条传递立德树人、医者仁心的正能量的路，这条路通向远方，通向更美好的未来。

图书在版编目（CIP）数据

　　医源 / 范先群,陈国强主编. —上海:上海交通大学出版社,2019

　　ISBN 978 - 7 - 313 - 22105 - 6

　　Ⅰ.①医…　Ⅱ.①范…　②陈…　Ⅲ.①医学-文集

Ⅳ.①R-53

　　中国版本图书馆 CIP 数据核字(2019)第 223726 号

医源

YIYUAN

主　　编：范先群　　陈国强

出版发行：上海交通大学出版社　　　　地　　址：上海市番禺路 951 号

邮政编码：200030　　　　　　　　　　电　　话：021 - 64071208

印　　刷：上海万卷印刷股份有限公司　经　　销：全国新华书店

开　　本：710mm×1000mm　1/16　　印　　张：26.25

字　　数：453 千字

版　　次：2019 年 11 月第 1 版　　　　印　　次：2019 年 11 月第 1 次印刷

书　　号：ISBN 978 - 7 - 313 - 22105 - 6

定　　价：98.00 元

版权所有　侵权必究

告 读 者：如发现本书有印装质量问题请与印刷厂质量科联系

联系电话：021 - 56928178

交大医学医源丛书

医 源

主 编

范先群　陈国强

执行主编　赵文华　吴 韬

副主编　张晓晶　童 宽　祝宇桐

编委会成员（按姓氏笔画排序）

丁　俭	于广军	马　骏	冯　运
江　帆	江忠仪	孙　锟	李　剑
李卫平	李洪亮	吴　皓	吴　韬
吴正一	陈　方	陈国强	范先群
季庆英	郑　宁	郑兴东	孟　煜
赵文华	胡翊群	施建蓉	徐一峰
殷善开	郭　莲	唐国瑶	黄荷凤
谢　斌	蔡家麟	潘常青	瞿介明

序

孙大麟

有这样一本杂志,它记录了一所创建于 19 世纪末,历经三个世纪的跨越的医学殿堂,发扬"博极医源,精勤不倦"的精神,在"除人类之病痛、助健康之完美"的孜孜追求中不断前行。它记录了一群医学人,薪火相传,为祖国输送医学人才,为追求"世界一流、中国特色、上海风格、交医特质"的一流医学院的责任和梦想,躬耕无悔,同沐风雨。

它就是上海交通大学医学院内部刊物——《医源》。而本书内容就是精选自 39 期《医源》杂志。

何为"医源"？药王孙思邈在《大医精诚》中说:"世有愚者,读方三年,便谓天下无病可治;及治病三年,乃知天下无方可用。故学者必须博极医源,精勤不倦,不得道听途说,而言医道已了,深自误哉!"不将"医源"博极,便不足以"以史为镜",更不知医学之源和近日之不易。因此,这本创刊于 2011 年的杂志取名"医源",在酌水知源中传承,在正本清源中坚守。

何来《医源》？这要从一份报纸说起。创刊于 1956 年的《上海二医》报,在 2005 年,随着上海交通大学和上海第二医科大学强强合并,易名为《上海交大医学院报》。这份经历了 54 年风风雨雨的报纸共出版了 1000 期,在宣传典型人物、弘扬学科成就、促进校院融合、推动学院发展中做出了积极的贡献。《上海交大医学院报》在圆满出版第 1000 期后,于 2010 年正式与读者告别。之后与《上海交大报》合并,转型为《上海交大报(医学版)》。

2011 年,为了更好地展示医学院医、教、研、管全面发展的各项成果和医学院人的风采,《医源》杂志应时而生。在交医人眼里,这是一份读起来有滋有味的杂志,它容纳了国家的卫生方针政策,医学院和附属单位的大事和新鲜事,包含了各学科的发展动态,医学人文、临床特色和人物特写,身边的人和事读起来倍感亲切和真实。

如今，这份杂志已经创办 9 年，已成为交大医学院对外展示的窗口和对外宣传的重要阵地，成为学生成长成才的重要推手，成为教职医务员工的良师益友。为了追溯那些动人的历史，讲述那些感人的故事，展示那些骄人的成就，感受那些迷人的梦想，我们决定从往期杂志中精选一些代表性文章，汇编成书，正式出版，为庆祝新中国成立 70 周年献礼！

在这里，您可以回首交大医学院六十余载的发展历程，在每一个重要时间节点所作出的大胆创新，从而不断开辟出的医学教育教学改革全面发展、多点突破、行稳致远的新局面。逐步建成层次清晰、布局合理、特色鲜明的学科体系；初步形成结构合理、富有国际竞争力的师资队伍；取得一批具有世界影响力的原创成果；不断完善卓越创新医学人才培养体系；提升医疗社会服务能级；加快建成世界知名的研究型、国际化医学院。如今的上海交大医学院，正在为实现建设"世界一流、中国特色、上海风格、交医特质"的一流医学院而努力奋斗。

在这里，您可以读到为医学事业奉献终身的名医大家。医学创新的勇敢先行者，国家最高科技奖获得者、中国工程院院士王振义；用 80 年时间研究孩子的，著名儿科医学家、教育家，已经去世的郭迪教授；"随遇而安"，一路前行的"二医"老校长、交大医学院顾问王一飞教授；为科学事业贡献一生才情，谈家桢生命科学创新奖获得者，已经离我们而去的刘廷析研究员等一大批奋斗者。医学院的大师，同时也是大医，他们更多了一重社会责任——仁术济世、救死扶伤，这也为医学院的历史增添了一份神圣与荣耀。

在这里，您可以了解一群有"温度"的人，在从事着怎样有"温度"的事业。医生的天职是救死扶伤，医生的责任是治病救人。在国家存亡之际，勇于担当；在人民危难时刻，挺身而出。医学院人始终牢记医者天职，舍己为人，甘于奉献。从抗美援朝到血吸虫病防治，从援外医疗到支内支边，从抗震救灾到抗洪抢险，从抗击"非典"疫情到世博会志愿服务，他们的足迹远涉亚非各国，遍布祖国大江南北，他们的身影活跃在抢险救灾的各个领域。

在这里，您也可以看到"青椒"的成长之路，学生的医学初体验，实习小医生的"五味瓶"……

愿大医精神代代传承，医学文化长河源远流长，奔腾不息！

目　录　Contents

	历史·溯源

002　大师　大医　大道

004　继往开来，扬帆正当时

008　医源传奇

010　医学院之美：敢为人先，永远创新

027　追忆圣约翰大学医学院

030　回眸震旦大学医学院

034　怀念同德医学院

037　那些年　那些人　那些事

	愿景·理念

046　目标愿景

048　十载砥砺奋进　今朝再铸辉煌

053　创新驱动　凸显优势　开创医学院全面发展新篇章

056　尊重医学学科规律　迎来医学大发展"黄金十年"
　　　——专访上海交通大学副校长、上海交通大学医学院院长、中国科学院院
　　　士陈国强

063　永远以人的健康为科研"终端"

072　成就"高富帅"

079　偶像驱动力：垂范学术，引领精神

088　"完整"课堂培养"完整"医生

096　以"医学梦"助力"中国梦"

098　医学院的"温度"

103　探索中国特色、世界一流生命医学学科发展道路

107　教医术 育仁心 存敬畏

113　在医教协同中提高育人质量

119　立德树人 杏林育才

123　立德树人守初心 春风化雨育杏林
　　　——上海交通大学医学院学生工作综述

127　追寻大医脚步 激昂青春梦想——构建全景式医学新生人文教育体系

134　建设一流医学院，培养有灵魂的卓越医学创新人才

143　科研硕果累累，这座医学院是怎样做到的？
　　　——上海交大医学院推进"双一流"的探索之路

变革·超越

150　点燃学生头脑中的"火把"——浅谈客观结构化临床考试

154　借得模拟势 春风入杏林——交大医学院模拟医学教育工作初探

161　做好医疗"供给侧"改革
　　　——上海交大医学院医教协同打造医学教育新模式

168　老骥伏枥志千里 呕心沥血育新人——医学院特邀党建组织员工作探索

172　开给学生的第一张处方

180　师道——上海交通大学医学院班导师工作机制实践探索

187　医工深度融合 共建"两个一流"

193　创国际前沿之新 破人类健康之题

199　以点带面打造"满园春色"
　　　——上海交通大学医学院探索科研体制改革创新纪实

206　立德树人 聚焦发展 建设具有医学院校特色的辅导员队伍

212　立德树人 在青年的心中播下"大医"的种子
　　　——上海交大医学院探索构建全程、全方位育人模式

219　那些年我们一起经历的校园时光

228　唯愿"夜无殊"——医学院实习医生们的故事

233　当"你好"遇上"Bonjour"——交大医学院与法国医学教育合作交流 35 年回顾

243　联合医学院开辟医学教育改革试验田

246　海外游学，收获几何

249　长大后我就成了你

261　感恩生命的馈赠——从一堂局部解剖学课说起

267　这里人才聚集创新频出——基础医学院学术生态繁荣背后的故事

274　上海有一个讲法语的医学院

使命·担当

282　汶川这十年　被爱与希望填满

288　唐山行　医学情——纪念唐山救援专题

311　摩洛哥的700天回忆

314　圆赴滇接力梦　展赤诚医者心

319　汉藏一家　医患同心　为了每一声真诚的"安吉拉"

320　打造一支带不走的医疗队
　　　　——"生命之光"乡村医生助飞社会实践重点项目访谈录

325　在公益之路上锋行

329　以志愿精神传递医学青春正能量

334　打造扎根喀什永不凋谢的专业之花

337　大爱无疆　医者仁心

344　一带一路行医记

348　医疗技术创新助力"健康中国"：一座医学院的时代担当

354　岁月峥嵘　春华秋实——原上海第二医学院援建蚌埠医学院纪实

361　走在尖端，经久不衰

370　生命保障：从初生到成长

379　让生命更有质量

385　前沿医学：金字塔顶的舞者

392　转化医学：基础研究携手临床治疗结硕果

399　医学居于科学和人文之间

| 历史·溯源 |

大师 大医 大道

　　60 年前,圣约翰大学医学院、震旦大学医学院、同德医学院三江汇源成立上海第二医学院。群贤毕至,大师云集,开创了上海医学一代感景。世纪行过,2005 年,上海第二医科大学与上海交通大学强强合并,名医辈出,群星璀璨,继续谱写医学科学更辉煌的乐章。

　　15 位国家一级教授,12 位"两院"院士……回顾上海交大医学院建设与发展的历史,无不与这些医学大师息息相关,共生共荣。"大学者,非有大楼之谓也,有大师之谓也。"有大学,大师们传道授业而桃李遍天下;有大师,大学因此成为科学的殿堂,令人神往。而医学院的大师,同时也是大医,他们更多一重仁术济世、救死扶伤的社会责任,这也为医学院的历史增添了一份神圣与荣耀!

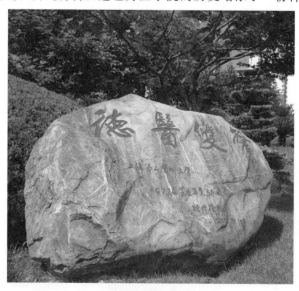

"德医双馨"石碑

　　医海博大精深,青衿之岁,高尚兹典;杏林春华秋实,自首之年,未尝释卷。追忆这些医学大师的崇高风范,每一位教师都会感受到身担百年树人之重大责任,每一名医学生都会铭记住面对校训石碑所宣之铮铮誓词。医学之道,不仅在于传授医术之道,而且更在于传递大医之魂。"博极医源,精勤不倦",来自大师们的毕生奉献与薪火传承,更是所有医学院人的历史使命和社会责任。

　　大象无形,大音希声;大道至简,大医精诚。大师们的医学人生,大医精神的代代相传,是医学院建设与发展的不竭动力。秉承这样的精神,上海交通大学医学院将继续勇攀医学科学高峰,用孜孜不倦的追求和无私的奉献精神,切实践行"除人类之病痛,助健康之完美"的誓言,向世人宣告:我们的大医之道必会生生不息,我们的医学事业必当成就辉煌!

(原文刊载于《医源》2012 年第 5 期)

继往开来，扬帆正当时

秋风送爽，丹桂飘香。在这个意味着收获的美好时节，上海交通大学医学院（原上海第二医科大学）迎来了60周年华诞。借此契机，我们大力弘扬医学院百余年的优良传统，全面总结六十载的办学经验，对于准确把握医学院面临的机遇与挑战，有效提升学院的影响力和凝聚力，加快推进世界一流医学院建设，意义重大而深远。

精英汇聚　独领风骚

上海交大医学院的前身是由创办于1896年的圣约翰大学医学院、1912年的震旦大学医学院和1918年的同德医学院在1952年合并组成。合并前的这三所医学院凭借其独特的办学风格和突出的办学成绩而享誉全国。

在办学理念上，追求"精英的汇聚"。圣约翰大学医学院、震旦大学医学院和同德医学院对学生的培养重质不重量，实行宽进严出的管理模式。因此，在各自数十年的办学历史中，虽然毕业生分别只有466名、581名和1055名，但其中包括了一大批医学精英。比如毕业于圣约翰大学的颜福庆、牛惠霖、刁信德、王以敬、黄铭新、郭迪、董方中、周孝达、江绍基、曹裕丰、潘孺荪、肖碧莲；毕业于震旦大学的王振义、史济湘、杨士达、聂传贤、陈敏章；毕业于同德医学院的陈中伟、陈王善继、钱士良，等等。内科血液学专家王振义院士首先创导应用全反式维甲酸诱导分化治疗急性早幼粒细胞白血病，被世界医学界誉为"癌肿诱导分化第一人"。陈中伟院士在国际上首创"断手再植和断指再植"等6项新技术，被誉为"再植之父"。颜福庆参与发起中华医学会和创立第四中山大学医学院（即原上海医科大学前身），堪称医学界的泰斗。

在办学思路上，追求"中西的融合"。圣约翰大学将英语作为教学语言，是闻名全国的英语训练中心。震旦大学坚持法语教学，是近代中国第一所也是唯一用法语教学的高等学校。同德医学院将德语作为第一外语。三所医学也极为重视引进西方医学高等学校毕业的专门人才。比如，1933年，震旦大学医学院聘请法国巴黎大学内科学博士邝安堃为内科学教授；1935年，聘请法国里昂大学外科学博士徐宝彝为外科学教授；1936年，同德医学院19名教授中，有14名是从德国留学归来的学者，2名是从日本留学归来的博士。

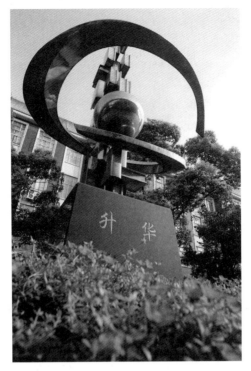

"升华"雕塑

　　在教学方法上，重视"理论与实践的结合"。圣约翰大学侧重于英美医学教育的理论与实践。前期讲课和实验为每周 26 学时，以实验和自学为主；后期讲课和见习为每周 26 学时左右，以见习和自学为主，最后一年为实习期。震旦大学在教学中特别注重通过观摩实习、实地考察、社会调查等方式，提高学生的动手能力和分析能力，比如学生在第二、三学年中有 3 个学期要安排 270 学时的解剖实习课时。同德医学院突出实践性教学，安排有大量的实验课程和临床实习。

　　三所医学院都具有爱国民主、服务社会的优良传统。三所医学院的师生积极参加爱国运动，如在抗日战争时期，派出人员救治了大量我方伤病员。新中国成立后，又根据国家的需要，派出人员参加抗美援朝医疗队；组织众多师生奔赴鼠疫和血吸虫病疫区，积极参加疫区疫情的防治工作。

　　这三所医学院在艰难曲折的办学历程中，积淀了兼容并蓄、博采众长的文化内涵，形成了独具特色的办学理念，这种良好的传统和氛围深深植根于办学母体，不仅充实丰富了近代中国高等医学教育的体系与模式，也为上海第二医学院的创立和上海交大医学院 60 年来的跨越发展奠定了扎实的办学基础。

创新改革　争创一流

建校初期,当时的上海第二医学院深入推进教学改革,大力开展科学研究,继续弘扬创新和理性之光。改革开放以来,在上海市委市府、教育部、卫生部、上海市教委和上海交通大学的大力支持下,学校以敢为人先、敢于创新的精神,大胆推进改革:率先开展国际交流,和美国 HOPE 基金会合作建立小儿心血管实验室和上海儿童医学中心;率先实施"跨世纪人才工程",推行三级优秀青年教师培养计划,创立破格晋升制度和国内外人才招聘制度;率先实施教育教学改革和制定教学管理章程;率先探索科研合作新机制,与中国科学院上海生命科学研究院合作成立国内第一家定位于生物医学转化研究的健康科学研究所等。

这些举措有力地推动了医学院的教学科研改革,并创造了中国乃至世界医学史上的诸多"第一":世界上第一例针刺麻醉下体外循环心内直视术、第一只再造手、第一例成功抢救大面积烧伤病人手术、第一例断肢再植手术等;亚洲第一例心脏移植手术、第一例成人胰岛细胞-肾联合移植手术、第一例腹腔七器官联合移植等;国内第一例心脏二尖瓣交界闭式心内分离术、第一例低温麻醉心内直视下肺动脉瓣切开手术、第一例婴幼儿体外循环心内直视手术、第一例同种原位肝移植手术、第一例联体婴儿分离手术、第一例胸骨缺损移植修复手术、第一次将计算机辅助设计制作人工关节和形状记忆骨折内固定装置用于临床、第一例劈离式肝移植手术等,这些都凝聚着医学院师生、校友的心血和智慧,闪耀着交大医学院人的胆识和气魄。

2005 年 7 月 18 日,上海交通大学和上海第二医科大学强强合并,成立新的上海交通大学医学院。在"两个一流""两个道循"理念的指导下,医学院充分利用"部市共建"的体制优势,以战略规划为先导,抢抓机遇,深化改革,开启了冲击世界一流的新的征程。

医学院以转化医学的发展理念,深入推进医学培养模式改革,形成以提升学生综合能力为核心的"以问题为导向"的教育教学体系。聚焦国家人才战略,不断完善人才发展的生态环境,建立课题组长(PI)负责制,形成引进人才和本土人才协调发展的活跃局面。组建病理和病理生物学、医学生物细胞分子生物学、免疫和病原生物学、发育生物学、医学生物学等五大学科群,打造白血病、干细胞与再生医学、临床新药研究、基础医学、公共卫生等五大转化研究基地,推进医工、医理、医文结合,医学学科内涵建设不断深化。面向国家战略需求和世

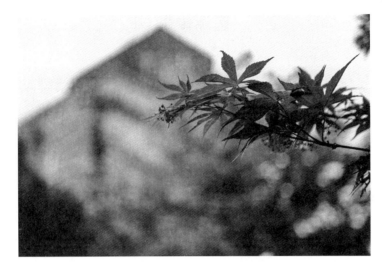

校园美景

界科学前沿,组建成立上海交通大学医学科学研究院,开展"以问题为导向"的前瞻性、原创性科学研究和转化医学研究,科研创新能力不断增强。聚焦医院改革与发展,成立上海交通大学中国医院发展研究院;整合临床资源,申报国家临床重点专科项目51个和培育项目2个,建成专病诊治中心43个……促进人类重大疾病防治水平和医疗卫生服务能力切实提高。

春华秋实六十载,风劲扬帆正当时。全体交大医学院人将继续秉承和发扬海纳百川、博采众长的包容气度,健康所系、性命相托的责任意识,追求卓越、敢为人先的创新精神,注重实践、求真进取的务实作风,牢牢把握新的发展机遇,团结一心,勇攀高峰,在新的征途上开创医学教育事业新局面!

（原文刊载于《医源》2012 年第 5 期）

医源传奇

当第一缕光线徐徐爬过屋顶窗框、草地，渐渐洒满整个校园，又一个守望生命的日子，在温暖的晨光中静静开始。60 年岁月，数不清的"医者传奇"与阳光雨露一起，深深烙印在这里的每个角落。这里，是上海交通大学医学院。

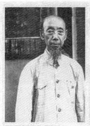
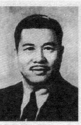
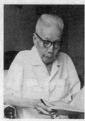
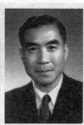
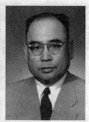

胡文耀（1885~1966）
教育家，原震旦大学校长，上海第二医学院副院长

倪葆春（1899~1997）
中国现代整形美容外科第一人，原圣约翰大学医学院院长、上海第二医学院副院长

余㵑（1903~1988）
中国细菌学大师，原上海第二医学院微生物学教研室主任

邝安堃（1902~1992）
中西医结合研究先驱、瑞金医院内科奠基人

叶衍庆（1906~1994）
中国骨科第一地、原瑞金医院骨科主任

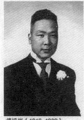
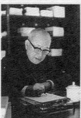
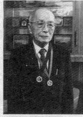
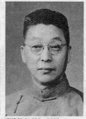
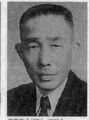

傅培彬（1912~1989）
外科全能宗师、原瑞金医院院长

兰锡纯（1907~1995）
中国心胸外科学的开拓者、原上海第二医学院院长、原仁济医院外科主任

黄铭新（1909~2001）
中国内科圣手、原仁济医院院长

高镜朗（1892~1983）
中国儿科界的一代宗师、原上海第二医学院儿科系主任、上海市儿科医学研究所所长

任廷桂（1894~1966）
上海型人工心脏机发明者、一代名医、原上海市第一人民医院外科主任

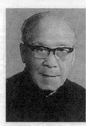
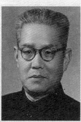
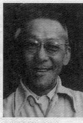
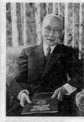
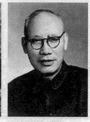

乐文照（1896~1979）
中国第一所国立医科大学的创始人、原上海市第一人民医院内科主任

胡懋廉（1899~1971）
五官科大师、原上海市第一人民医院院长

沈成武（1900~1963）
放射科先驱、原上海市第一人民医院放射科主任

董承琅（1899~1992）
中国心脏病学创始人、原上海市第六人民医院内科主任

粟宗华（1904~1970）
中国精神卫生事业的奠基人、原上海市精神病防治院院长

医源传奇——医学院 15 位一级教授

20 世纪初，中华大地满目疮痍，一批留洋学医的青年才俊，毅然放弃国外似

锦前程,为守护国人健康而踏上回国之路。正是这批人,后来成为中国近代医学的先辈,自此,他们的命运便与中华医学,与上海交通大学医学院紧紧绑在了一起。胡文耀、倪葆春、余㵑、邝安堃、傅培彬、兰锡纯……一个个医学史上闪耀的名字,在这里讲述着生命与大爱。废除科举制度、辛亥革命、抗日战争、十年浩劫……那些对于现代人日渐远去的历史,却是这些医学先驱切身经历过的时日。因此,他们对生命的理解和体验更加强烈,他们在动荡年代里勇于承担责任,在艰苦环境中坚守崇高医德,这些传奇如高山仰止,难以复制。

这里有太多他们和"生命"的传说。脚踏这片土地,就能看见为了生命和医学存亡奔跑的白袍;就能听见战火中,与死神争分夺秒的手术器械发出的碰响。在这里,年少青葱的他们挑灯夜读,求学若渴,追求成为一名医者;也是在这里,学成归来的他们放弃了优厚的生活,执教于三尺讲台,将医术传承;还是在这里,不服输的他们战胜霍乱和天花,拯救国人性命。还有一些故事,却是比"医术救人"更动人的传说:原震旦大学校长胡文耀先生、原圣约翰大学医学院院长倪葆春先生为了保护校园,在战火中挺身而出,誓死守护学生和医学;原瑞金医院院长傅培彬先生在十年浩劫中他只能为农民老妈妈拿着笤帚在电梯旁"干着急",但却从未离去,依然默默守护病人,他为农民老妈妈洗脚,为病人输血,他在拍 X 线片时自己吃光只为保护学生……

"凡大医治病,必当安神定志,无欲无求,先发大慈恻隐之心,誓愿普救含灵之苦。"这是孙思邈对于"大医"的定义,也正是这些医学前辈的真实写照。

原圣约翰大学医学院院长、上海第二医学院副院长倪葆春先生曾说:"在我60 岁之前,我的学生能超过我,比我们许多人做得更好,这就是我的希望。"60年过去了,这个校园愈发苍翠饱满、生机盎然,她在医者们的"希望"中张开双臂,迎接每一点阳光雨露,迎接每次科技的洗礼,迎接更多更大的希望。

这里,是上海交通大学医学院!

(原文刊载于《医源》2012 年第 5 期)

医学院之美：敢为人先，永远创新

重庆南路 227 号。这里，有些老旧，却很优雅；有些安静，却很热情；有些朴素，却很高贵。红墙绿树掩映不住这所中国极重要医学院的浓浓文化氛围——海纳百川、博采众长的包容胸怀；健康所系、性命相托的责任意识；追求卓越、敢为人先的创新精神；注重实践、求真进取的务实作风。

重庆南路 227 号。上海最繁华的市中心区域，与时尚地标新天地比邻而居，周围是熙熙攘攘的人群，应接不暇的车流，一派繁荣景象。

中国医学史上最重要医学院之一，正隐匿在这片繁荣摩登之中。如果从空中俯瞰上海交通大学医学院，你会发现，虽然现代化的高架路将校园一分为二，但她仍处于上海最有特色的法式民居群落中。

很多老上海都知道，这所学校在创办之初，与"洋人"颇有渊源，之后历经变革，两度并校易名，可她办学的质量和品格，却丝毫未变。建校 60 年，她始终站在中国医学的最高峰，造就了一批批良医大师，成为人们心目中的医学圣殿。人们代代相传着这座医学院的特色："那里毕业的医学生动手能力强，看得好病。"愿以性命相托，正是人们对医生的最高评价。

对于交大医学院而言，只要能不负所托，只要能培养出良医，她就愿意承受所有风雨，于是，包容他人、奉献自己、创新求实，就自然成为这所学校的品格。

三江汇源

历史是最好的述说者。上海交大医学院建校 60 年的变迁中，师生们践行着"海纳百川"的精髓。

提及上海交大医学院，老上海人能说出她的一些曾用名：圣约翰、震旦、同德。60 年前，这三所学校合并，组建了上海第二医学院。

三校合并，听起来容易，但在略显保守的医学世界里，却是一次极大的挑战。

圣约翰大学医学院、震旦大学医学院和同德医学院，分别代表着三种不同的西医流派：法比派、英美派和德派。

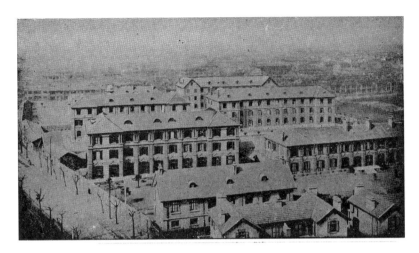

老校园

　　20世纪初,属于英美派的圣约翰大学医科可谓名冠全国,也是上海交通大学医学院最早的溯源。当时的西方,医学科学和教育正在突飞猛进中,显微镜、麻醉剂等先进设备与药物的出现,促进西医大发展;同时,教育领域的一场变革,意义更为深远:取消师带徒,引进实验科学等。新成立的圣约翰大学医科恰巧跟上了这次世界医学变革的潮流。

　　更为值得一提的是圣约翰的学风,美国式的宽进严出提升了这所学校毕业生的成才率,1943年入学的120名学生中毕业的只有24名。医学院从1901年到1952年期间,共有毕业生466人,孕育了众多响当当的医学大家:颜福庆、牛惠霖、刁信德、王以敬、黄铭新、郭迪、董方中、周孝达、江绍基等。

　　震旦大学是以法语教学为主的大学,最初由国人创办,后为法国天主教会管理。1912年开设了医学先修课,整体移植了法国本土医学教育。震旦教学中最为注重的是运用直观方法,通过观摩实习、实地考察、社会调查等方式,提高学生的动手能力和分析能力,引导学生养成独立观察和思考的习惯。解剖学是基础医学阶段重要的课程,第二、三学年中,平均每天要进行2小时的解剖学习。这样注重实践动手能力的医学授课法在当时的医学院校中实属罕见。

　　不仅如此,震旦还重视医德教育,开设了"医业伦理学",确保医生执业后必须恪守医师人格、医师道德和医业秘密等。38年间,培养了一大批医学精英,如:王振义、史济湘、杨士达、聂传贤、陈敏章等。

　　同德医学院是一所有着良好声誉的高等医学院校。她创办于1918年,教学格外突出实践性。同德学生到了四、五年级,每周上课的31小时中,实验课达到 13 小时,还不包括临床实习时间。据统计,在同德办学的 34 年中,共培养 1055 名毕业生,包括陈中伟、陈王善继等名家。

正是这样的三所医学名校,在 1952 年秋,随着中央教育部调整高校政令的发布,三江汇流,走到一起,成立上海第二医学院。在之后的办学过程中,各派抛弃门户之见,融百家之长。

震旦大学原校长胡文耀从来就是一个倡导融合的人。过去,他要求震旦的中国教授讲师必须受过最新的科学教育,而外籍教授也要通晓中国情形。新中国成立后,他顶住天主教会的压力,力保震旦继续开办。圣约翰大学医学院原院长倪葆春,是中国现代整形美容外科的第一人,他参与了上海第二医学院的筹建过程。为了照顾医学幼苗的成长,他长年单身住在学校三舍的职工宿舍里,让舒适的花园大洋房空关着。直到古稀之年,才卸下学院的行政职务,与夫人——我国著名的妇产科专家,原一医妇产科医院院长王淑贞教授,迁回旧居。同德医学院兼职教授余㵆是我国第一位细菌学博士,1942 年开设了自己的医学化验所。三校合并后,他捐出了化验所,担任学院微生物学教研室主任。当时,细菌学教研组人很少,仅 4 人,余㵆几乎承担了全部教学任务,他以生动活泼的形式和通俗易懂的语言传授科学知识,使学生受益匪浅,铭记于心。除了教学,他还参与临床应用,在广慈医院抢救大面积烧伤工人邱财康的过程中,当细菌几乎无法抑制,即将锯腿保命时,余㵆提出寻找细菌天敌——噬菌体的方案。经过三天三夜,噬菌液制备成功,感染控制,病人转危为安。

正是对于医学的坚持,才让三校合并后的"二医"格外出彩。细看今天医学院的诸多教学特色中,仍可找到当年三校的特色:崇尚实验科学、突出实践、注重直观等。而这些也成为"二医"最为鲜明的特点,也正因此,人们相信"那里毕业的医学生动手能力强,看得好病"。三校合并,博采众长,在二医时间里,重庆南路 227 号走出了一批又一批优秀的医生。

强强联合

进入新千年,合并的话题再起。

2005 年 7 月 18 日,上海交大与原上海第二医科大学合并,强强联合。这次的合并满足了新医学时代的要求——医工、医理结合。

未来的医生,不仅需要会拿手术刀,而且还要了解高科技的医疗器械,以及拥有信息技术能力。未来的一流医院,必然依靠医生与工程师的合作,才能给患者最合适的治疗。

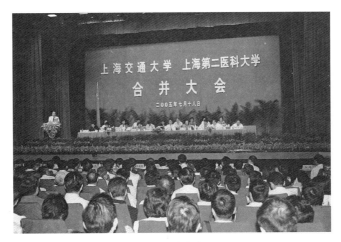

两校合并大会

　　这样的方向，指引着医学与理工科走到一起，两校合并为此创造了最大的便利。这是一道一加一远大于二的算术。

　　2006年1月21日，医、工的"相亲会"让人们看到了合并的魅力。这一天，上海交通大学举行了一场别开生面的"教授沙龙"，来自学校医科和工科的研究人员现场"结对"，在全校范围内遴选科研伙伴。这是我国高校内首次通过现场招贤的方式医工"联姻"。

　　"相亲会"上，共有130个有价值的医工交叉科研项目，各课题组的领衔人将"择偶条件"在近百块展板上写得明明白白：有的需要解决难题，有的想寻觅合作项目。许多课题组负责人表示，以往寻找合作伙伴都是通过"私人交流"，局限性大，成功率不高，而学校范围内的"自由恋爱"，将会创造更为幸福的联姻。这样的相亲会后来多次举行，而且从教授之间，蔓延到不同学科的学生之间。

　　学校内部的系统合作，更为普遍。

　　2005年11月，我国第一个按照大科学模式构建，集中生物、医学、物理、电子、数学、计算机等不同学科一流人才的、多学科交叉的研究中心——上海系统生物医学研究中心成立，领衔科学家是时任中国科学院副院长、医学院附属瑞金医院陈竺院士，将医学与生物纳米技术、微电子计算和工程技术、新材料和精密机械等领域密切结合，挑战那些危及健康的难题——白血病、肝癌、糖尿病、神经退行性疾病等。

　　此后，国内第一个"系统生物医学重点实验室"获批；中美代谢组学联合实验室成立；"系统生物医学"和"细胞分化与凋亡"两个教育部重点实验室开始建设;"数字医学研究院"更是成为医工结合的典范……

至此,医学院的发展驶入快车道,使生物医学多学科交叉发展之路,拥有更高的起点。更宽的视野和更远大的目标。

医学院附属新华医院的孙锟教授和电子信息与电气工程学院的杨新教授合作的项目"小儿复杂型先心病三维超声心动图方法的研究"获得了国家科技部"十五"攻关等项目的资助,其成果也获得中华医学奖三等奖。医学院附属第九人民医院骨科的戴尅戎院士与机械学院的王成焘教授经过十多年的学科合作、交叉和融合,在人工骨、手术导航、3D打印技术的研究上取得重大进展,彻底改良了骨科等领域的外科手术。

自由治学

唯有博大的胸怀,才能吸引最为一流的人才;唯有自由的天空,才能令人才散发光芒。

医学院有座白色小楼,四层楼高,现代感十足。2010年正式挂牌的生物化学与分子细胞生物学系,就设在这座人称"小白楼"的建筑里。这里"海归"科学家云集,治系自由度之高令人瞩目。

与传统的学系相比,"小白楼"最大的不同是打破了原本教研室主任"一人独大"的局面,转而采用PI制度,意为"课题组负责人"制。楼内的10位PI相对独立地管理自己的实验室,其中9个是近三年的"海归"科学家。他们延续着国外的学术习惯,没有烦琐的行政化程序,只有服务科研的管理效率。初建小白楼,海归文化与本土文化还曾发生摩擦,但医学院坚定地给"小白楼"以最大的"自治权":"凡是符合科学规律的事,就要去做。"

成为小白楼里的一名PI时,刘俊岭刚刚结束了在美国为时7年的研究生活。他看到了国内科研环境的一些弊端,尽可能地在自己的课题组营造自由的学术氛围,给不同特点的研究生与技术员以合适的位置。"自由和进度并不是一组矛盾。"他说,"时间与空间的自由换来的是开阔的思维。"

刘俊岭课题组目前正通过研究模式动物,寻找血管炎症发生过程中的信号通路靶点、肿瘤转移与肿瘤生长微环境之间的关系,为临床药物治疗提供理论支持。他说,基础医学可以研究的东西浩如烟海,能够专注于一点,有所传承、有所突破非常重要。在医学院期间,他已成功在Blood上发表研究成果,获得国家自然基金重点项目和973项目,2011年收获了上海市卫生系统银蛇奖二等奖。

　　小白楼,拥有丰富多彩的研究方向。80后的庄寒异,是上海最年轻的"东方学者"(上海高校特聘教授)、交大医学院最年轻的博导。她的实验室奇特而有趣,那里有世界各地的"气味":黄鼠狼的臭屁味儿、小鼠的尿味儿,还有只对部分人敏感的特殊气味……她研究嗅觉,在世界上首次发现"OR7D4"这一人类特异性嗅觉缺失的分子机制,也是有史以来第一次将分子层面的嗅觉受体和人类嗅觉感官直接联系在一起。该成果刊登在Nature杂志上。

　　2009年,庄寒异加盟交大医学院,就带领起这个特别年轻的团队。4个博士生年龄分别比她小:4岁、3岁、2岁、1岁。但他们很快有了重要发现——不光在人类中,OR7D4的功能在各个灵长类物种中也大相径庭,位于刚果、较原始的倭黑猩猩的OR7D4"活性最强"。这一发现发表在2009年的PNAS上,并申请了一项国际专利。美国知名科普网站"科学日报"还将此特异性嗅觉差异调侃为"找到了'金刚'为什么无法吸引女主角的原因"。

　　赵倩,是小白楼首批10位PI中唯一没有海外背景的课题组长。在参加遴选时,赵倩的资历是最浅的,却凭借出色的表现赢得了成长的空间。医学院为每位PI提供50万元的科研"种子基金"。赵倩由此形成了自己独立的科研方向——microRNA在白血病细胞分化以及乳腺癌的发病和转移中的功能研究。在过去5年里,赵倩领衔的课题组在Blood、Cell death & differentiation等国际知名杂志发表了25篇文章;赵倩个人获得科技部863计划、国家自然基金等国家级项目的支持。

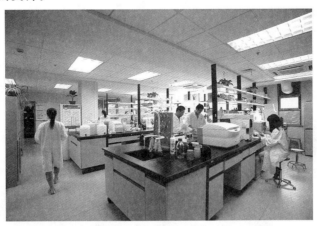

小白楼一角

　　在这里,没有门户之分,没有资历深浅,更没有地域界限,医学科学工作者享受着自己的科学时间与空间,只求为健康研究倾尽全力。

60 年里,医学院内,海纳百川,博采众长。

选择奉献

1976 年 7 月 28 日凌晨 3 时 42 分,唐山发生了强烈地震。上海受命组织 76 个医疗队参加抗震救灾,二医负责组织 10 支医疗队,第一批去了 127 人。那是全国第一批空运进入唐山的医疗队,在飞机上,大家惊呆了,唐山一片废墟。到了现场,方圆几十亩土地上躺满了伤病员,余震不断,一辆辆卡车又带来了新的伤员。

医疗队立即全情投入到紧张的抢救中。现场恶臭阵阵,1000 根导尿管用完了,医疗队就想尽办法,就地取材,用抽去铜芯的电线导尿,为腹胀如鼓的伤员减轻病苦。前三天,医疗队只吃了 6 顿小米粥汤,饿了用压缩饼干充饥,几乎没有合眼,衣服上都是汗结成的盐花。

8 月 1 日下着大雨,医疗队在抗震棚里接生了第一个婴儿,取名震生。条件恶劣,没有器械,医疗队员们自己研发,就这样,第一批医疗队整整坚持了 60 天,救治伤病员 2 万余人次。第二批医疗队在唐山丰润组建了"抗震医院",不仅救治伤员,还做了多例心脏手术及近百例兔唇手术等。第二批医疗队驻守了 285 天,治疗病人 3 万余人次。

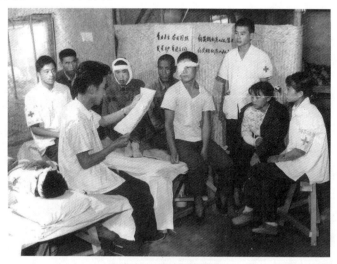

唐山大地震救援

灾难来的时候,医疗队总是冲在最前线的队伍之一。因为选择医学,就意味着选择奉献。在最需要医生的时候,在大灾大难面前,上海交大医学院的医疗队从未缺席。

——1998年夏天,我国长江、松花江、嫩江地区洪水肆虐。医学院师生医护员工捐款累计达150万元。各附属医院迅速组成医疗队,飞赴第一线救灾防病。其中,瑞金医院医疗队捐助近20万医疗物资,治疗灾民7000余人次;仁济医院医疗队共诊治病人5404人次,此外还有上海市第一人民医院等。医疗队在湖南开展救灾防病工作,有效地减缓了大灾后的大疫发生。

——2003年非典蔓延,当时的6家附属医院有5家被定为"防非"监测点,其中儿童医学中心、新华医院被列为定点医院,瑞金医院成功救治2名"非典"患者。

——2004年底,印度洋发生海啸。上海第六人民医院受命组建医疗队,奔赴泰国,前往受灾最严重的攀牙府。医疗队与其他国内救援人员共同开展包括医疗救治、灾后防疫和遇难者DNA样本采集等工作。

——2008年5月12日,四川汶川发生特大地震。医学院在5月13日一早就成立了抗震救灾领导小组,第一时间向上海市政府、市卫生局发出"请战书";各附属医院于同日凌晨组建抗震救灾医疗队,火速配备好必要的药品及物资。

在成行的医疗队伍中有德高望重的中国工程院院士、附属第九人民医院的戴尅戎教授;有时年56岁、参加过唐山大地震医疗队的附属新华医院副院长全志伟;有不顾余震的威胁和泥石流的凶猛,三次集体请命,要求去重灾区的附属上海市第一人民医院医疗队;有舍小家顾大家,抛却儿女私情,毅然参加抗震救灾医疗队,用爱和责任去呵护生命的女性医护工作者;有深入重灾区映秀,每人每天只有一瓶水和一小包饼干的补给,连续五天四夜仍然坚守着救死扶伤使命的附属上海市第六人民医院医疗队;有被困耿达乡25天,用尽所有补给,但依然坚持为当地人民诊治、预防疾病的附属第三人民医院医疗队。

"我们保住的不仅仅是一个生命,更是一个希望,灾区重建振兴的希望!"医疗队员们懂得白大褂在灾难面前的含义。

据不完全统计,医学院系统先后派出132名医疗队员深入灾区救治伤员;各附属医院共接收来沪伤员140名,占来沪伤员总数的三分之一;先后募捐资金达681万元,缴纳特殊党费114万元。

应对灾难,是不顾安危的倾尽全力;面对艰苦环境,是无私奉献的一生坚守。60年来,在西藏、新疆、云南,在最为贫困、缺医少药的地方,医学院的医生们将自己的全部所学、将自己最好的年华义无反顾地奉献给了病人。

1976年的毕业班里,有4名同学去了西藏,其中有郑尧坤和李国瑛。李国瑛看起来形体纤瘦、弱不禁风,可她偏偏和郑尧坤去到了最艰苦、最偏远的农牧区工作,一干就是 16 个年头。支援西藏的日子,他们两人走到了一起,在山南地区最偏远、海拔最高的洛扎县蒙达区卫生院工作。

那里只有一张桌子、两只凳子、一张简易病床和一只药柜,行医只能依靠听诊器、血压器和体温表。原本有一位年近 30 的藏族卫生员协助他们,并担任翻译,可干了 3 个月,他就调回县医院了。

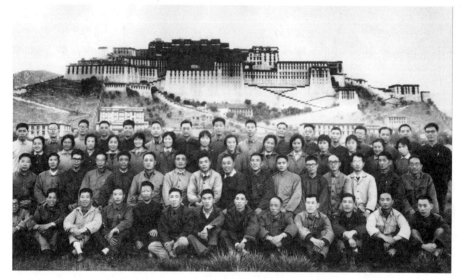

上海市首批赴藏医疗队合影

翻译走了,不懂藏语的两个汉族医生感到困难重重。于是,两人边学藏语边治病。蒙达区有 6 个乡,交通不便,农牧民缺乏医疗卫生知识,来诊所的病人病情大多急重。这让他们意识到,不仅要治病,更要带教一批"赤脚医生",开展下乡巡回医疗。

高原的冬季格外寒冷,早晚温差特别大,缺氧敏感的李国瑛几乎无法入睡。更令这对医者夫妻痛心的是,由于西藏环境气候恶劣,李国瑛多次怀孕后流产或胎死腹中,直到结婚 6 年后才生下儿子。

16 年里,这对夫妻走遍了西藏的山山水水,成功救治了上千例危重病人。他们携手建立了基层妇幼保健网点,培养妇幼保健人员,并编写了山南地区妇幼保健杂志,写出了上万字的调查报告。他们的工作赢得了联合国儿童基金会官员的好评,他们的工作明显降低了孕产妇和新生儿的死亡率。西藏的百姓说:"你们不但是我们的好阿母记(医生),也是我们最最亲的人。"

李国瑛说："在那艰苦的环境中，虽然生活平淡枯燥，也谈不上什么待遇，但我觉得生活有价值。"

新世纪的援助活动或许不再悲苦，但同样充满了感动。

2008年7月，医学院附属瑞金医院影像科副主任凌华威作为上海市第六批对口援建新疆的医疗专家之一，抵达新疆阿克苏地区，开始了为期3年的支援工作。初到阿克苏的那天，干燥少雨的城市下起了倾盆大雨，前来接机的地委书记说："援疆队员是阿克苏人民所期盼的'及时雨'。"

凌华威被派驻到阿克苏地区第一人民医院影像科，为周边13万平方公里的百姓提供医疗服务。这里的老百姓有多吃肉、少食蔬菜的饮食习惯，导致了当地心血管疾病和糖尿病发病率较高。医院2006年引进了一台西门子1.5T的磁共振设备，但是由于受技术力量所限，两年来只是开展颈椎、腰椎、头颅等一些常规的检查。

作为影像科的专家，凌华威最擅长的领域即为神经、血管病变的影像诊断。他随后开展的一系列核磁共振检查项目，大大提高了该院血管性疾病的检出率，特别是通过动态血管增强扫描技术让主动脉夹层、颅内动脉瘤、颈动脉狭窄、肾动脉狭窄等血管性病变都被准确地诊断出来，使原先需要花费5000元做DSA检在的病人只需1000元左右就能解决问题；也改变了原先阿克苏地区病人遇到一些疑难病例需要转诊至1000多公里外的乌鲁木齐市进行检查的情况。

影像技术水平的提升也带动了医院相关科室的发展，阿克苏地区第一人民医院普外科、神经外科的诊治范围因此得以扩大。时间一长，不但阿克苏地区第一人民医院的医生们知道影像科有个值得信赖的上海医生，附近一些医院也常把一些需要确诊的疑难重症病例送来。

援疆，不能援助一时。凌华威决定将自己的经验传授给学生、同道，这才是对他们最实际的帮助。他在科内开展业务学习会，将自己所掌握的新技术加以推广，定期组织科内青年医生和技术员进行磁共振成像的新技术学习，还积极开办院内讲座。

近十年来，医学院先后派出管理干部、医务工作者30多人多次对口支援西藏、新疆。自1998年9月起，又不断选派优秀青年参加赴云南扶贫，共13批次。

此外，医学院还不遗余力地派出海外医疗队。

上海组织医疗队援摩洛哥始于1975年9月，由二医大附属仁济医院张柏根任队长的12位同志组成，代表中国在摩洛哥萨达特执行援外医疗工作。此后的 37 年,上海交大医学院及其附属医院派出了 427 人次,占上海派出医疗队人员总数的 30%。

张继东,仁济医院骨科副主任医师,第一次踏上摩洛哥的时候,望见的是一望无际的不毛之地,夏天气温 50 度,一年四季地表无水。这里素来被称为"兔子不拉屎的地方"。张继东前去的本格里医院建院 3 年,没有一个摩方专科医生愿意前来工作,而他却坚守了整整一年。

在那里,张继东遇到一位病人,摩方认为是普通感染,而他通过观察各种疾病细节,诊断为结核病。在争论中,张继东既积极沟通,又坚持原则,直到获得第三方验证。凭此,张继东在本格里医院赢得无比的尊敬,援摩期满,即将离开时,这位病人特地赶来向张继东道别,称他是"真主派来的恩人"。

就这样,30 多年来,在卫生部、上海市卫生局的领导下,医学院的医疗队员们不畏艰难,努力工作,以高尚的医德和精湛的医术,为摩洛哥病人解除痛苦,受到了当地政府和人民的普遍欢迎和好评。

永远创新

人类的历史事实上也是一部摆脱病魔、对抗死神的历史。20 世纪以来,医学的革命性成果,充满了医者的智慧、勇气和情感。

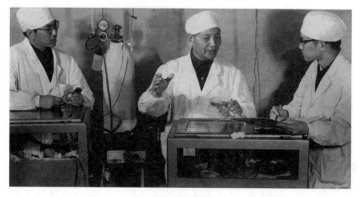

永远创新

上海交通大学医学院在过去的 60 年在临床治疗领域创造了许多亚洲第一和诸多国内第一。解决病患疾苦的医者之心是缔造各种医学第一的唯一动力。

——1954 年 2 月,当时上海第二医学院附属宏仁医院的兰锡纯、黄铭新等教授合作成功施行了心脏二尖瓣交界闭式心内分离术,打破了"外科领域手术禁区"这也是中国第一例心脏手术。

兰锡纯参与筹建上海第二医学院,并于 1978 年至 1984 年担任医学院的院长,他是一专多能的医学教授,既擅长外科,又谙熟内科,并有丰富的临床经验,对许多疑难杂症,能准确判断。1948 年美国外科医生先后施行二尖瓣分离术,为二尖瓣狭窄这一常见的心脏病提供了治愈的方法。20 世纪 50 年代初,兰锡纯和他的助手广泛参阅国外医学文献,做了大量动物实验和操作练习,在内科、放射科和麻醉科等医师的配合下,顺利实施心脏二尖瓣交界闭式心内分离术。病人术后第五天就能起床走动,不久即康复出院。

此后,兰锡纯还领导和参与二尖瓣扩张器、人工心肺机、人工瓣膜等研制,为改进心脏手术创造条件,被誉为中国心脏外科的开拓者和主要奠基人。心脏外科高难度手术在中国的正式开展和实施,在中国医学史上具有里程碑的意义。

——1982 年 4 月 14 日,医学院附属新华医院小儿外科佘亚雄教授为一对胸腹联体女婴实施分离术,通过手术小姐妹从胸骨尖外突出处被顺利分离开来,历时 4 小时,术中婴儿几次出现心跳加快、血压下降、全身青紫的险情,都及时得到纠正。这是国内首例联体婴儿分离术,双婴均告成活。

佘亚雄是我国小儿外科的奠基人之一。1953 年,在他的倡导下,上海第二医学院建立了我国第一个小儿外科专业。在他之后,联体婴儿分离术在我国逐渐成熟,仅新华医院一家至今已经成功完成近 10 例联体儿分离术,这一手术难度高、风险大,需要多专业学科共同努力才能实现。

——1996 年 4 月 2 日,在张涤生教授的指导下,医学院附属第九人民医院整复外科、普外科、骨科等多科协作,为 9 岁湖北小女孩吴青做了胸骨缺损移植修复手术。

——2002 年国内首例"劈离式肝移植"手术在医学院附属瑞金医院完成。7 月 19 日,普外科李宏为和彭承宏共同施行手术,将总重量为 1080 克的供肝按解剖结构分成 850 克重的右半肝和 230 克重的左半肝,分别移植到两位病人身上,手术共耗时 13 个小时。

——2003 年 1 月,亚洲首例成人胰岛细胞移植在医学院附属上海市第一人民医院完成。2005 年,该院又在亚洲率先为一位 33 岁的终末期肾病女患者施行肾脏与成人胰岛细胞联合移植。

……

除了临床实践中的众多进展,在基础医学研究和医学相关领域内,医学院也硕果压枝。

——1999 年初，上海医学遗传研究所又成功地培育出我国首例转基因试管牛，这是继 1998 年成功地培育出转基因羊后的又一突破。

这头转基因牛是头公牛，取名为"滔滔"，2 月 19 日诞生于上海市奉贤县奉新动物试验场，出生时体重 38 公斤。经 DNA（脱氧核糖核酸）分析，它携带有人血清白蛋白基因。这头公牛成熟配种后，它的"女儿"产下仔牛，可望分泌含有人血清白蛋白的牛奶，这标志着我国转基因动物研究又上了一个新台阶。

1998 年，上海医学遗传研究所黄淑帧、曾溢滔教授等率领课题组，创立了整合胚胎移植的转基因羊新技术路线，使转基因羊的成功率大大提高。在转基因羊成功的基础上，1998 年 5 月 27 日，课题组又应用创立的新技术路线进行转基因试管牛的试验。在 8 头受试牛中，有 3 头妊娠，其中 2 头在妊娠中期流产，另一头足月分娩出一头携带有人血清白蛋白基因整合的转基因试管公牛。

黄淑帧教授说，转基因牛更适用于生产一些需求量大的珍贵药物。人血清白蛋白正是目前国内需要量大又十分紧缺的药物，如果能真正实现用牛奶来生产这一药物，这一状况将大大改变。

让大师名医感到欣慰的是，这种创新的精神已经在年轻人中萌芽。

2011 年的护理学院毕业班里，有一个叫马圣念的"异类"：他学习成绩中等，却是少数能在四年里申请到两项专利的医科生。他的发明列表里有：防止空瓶输液回血的浮球、安全拔除废弃针头的"漏斗"等。他还为护理学新教材配了漫画插图，在上海儿童医学中心的护理岗位上，这位"发明达人"处处想着各种小创造。

马圣念总在心里对一些惯常做法提出"异议"，他常自问，这样的护理流程能不能改得更简化、更舒服，工作量和风险性是不是可以因此减少？

为了让重症监护的病人不再线路缠身，他试图研究"病人无线心电监护及报警系统"，通过胸带采集各个病人的心电脉冲，经由蓝牙通信手段发往监护室电脑屏幕，既做到病人的自由走动，也能让医护人员不再疲于查房、一目了然。为此，马圣念找来各路校友集体研发，不仅有临床医学、生物医学工程的，还有机械动力学专业的。他们常去交大闵行校区的机器人研究中心搞试验，将诊断仪器、软件程序、无线设备等整合为一体。

在医学院，像马圣念这样求新的年轻人不在少数。他们借助上海交通大学的平台，与其他学科交叉合作，寻找能够解决临床问题的课题。

学医之人不仅要会背书、读书，还要拥有想象力和好奇心。医学院推出班导师等一系列制度，希望一定程度上为学子的思维解锁，让他们从本科阶段就能拥有一点独立思考能力和科学批判精神。

这里是医学梦想起航的地方。在追逐梦想的过程中,谁能将医学的智慧、勇气和情感融于一体,谁就会离梦想更近些。在年轻人的象牙塔岁月里,医学院期望为他们打下更为全面、更为扎实的基础。就如同那些良医名师们曾经拥有的一样,想来,那些长者也定会为后继有人而深感欣慰。

实践真知

2012 年 9 月,589 名新生报到。在新生礼包中,他们获得了一份医学院独有的赠品——《爱信致远:来自 2012 届毕业生的 36 封信》,那是"擦肩而过"的学长为新生描述的校园生活。

"医学院的学习在外人看来枯燥乏味,但我们却学会了苦中作乐;基础科目中的各种口诀,现在仍琅琅上口;临床实习的各种操作,依然拳不离手。每次老师的肯定,每一个患者家属的赞扬,都让我越发坚定自己的信仰。

我来这儿做什么?我将成为怎样的医生?人生犹如夜航灯,我们的回答就是点亮自己的灯塔。"

学医的生活,没有懒觉,没有懈怠,不能疲惫,不能迟疑。在这个特别的大学校园里,每一天都需要全情投入,点亮自己的灯塔,在实践中寻找真知。

新的八年制学生很快就会接触病人,他们即将披上白大褂,走上医院的导医台。

让医学生早期接触临床,是上海交通大学医学院近年教改的核心理念之一。21 世纪"生物——心理——社会"医学模式将全面主导卫生实践和新技术革命,这对医学教育改革提出了更高的要求。传统的医学教育里,学生只有完成前期的基础医学课后,才能进入临床学习。这使理论与临床严重脱节,因此,医学院在做顶层设计时,专家提出了"早期接触临床"的概念,并从 2006 年起,在临床医学八年制学生中开始实践,并逐渐推广至其他专业。

所谓"早期接触临床"就是在基础医学学习期间,安排学生到医院的相关科室见习、观摩,帮助学生尽早熟悉专业和职业特点,培养学生对医学科学的兴趣,努力调动其学习的积极性,尽早进入职业角色。

2005 级临床医学八年制的孙迪将在导医台工作的日子视为"值得珍藏一生的经历"。他第一次了解做一名合格的导医,必须对医院的科室分布和就诊流程了然于胸;必须拥有丰富的知识,才能应对病人的各种提问。他说:"这是书本上学不到的知识,也让我们看到了自己对医院内部诸多方面的知识空缺,督促我及时查漏补缺。"

2008级临床医学八年制的王骘在早期接触临床项目中发现,医生不能仅是专才,而应为"全"才。他说:"医生要像工人那样去熟练操作;像侦探般推理审视每一个病例;像科学家那样不断地在医学领域开拓创新……"

在对"早期接触临床"项目问卷调查中,64%的医学生触动较深,了解了做医生的辛苦与牺牲;25%的人有进一步要求,希望能够拥有更多与病人交流的机会。

与"早期接触临床"项目有共同效应的是临终关怀社团。

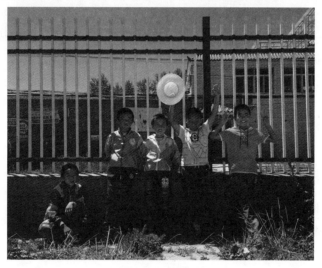

山山圆梦为儿童带去爱心

医学院有一群志愿者,不畏风雨,每周坚持前往临汾社区卫生服务中心为临终前的老人们带去心灵的慰藉。他们是善良的,用自己的爱心温暖着老人们最后的世界;他们是勇敢的,一次次面对死亡,他们始终坚定着自己的信念。多年来,生命关怀协会慢慢壮大,越来越多的医学生被感染、激励着,为那些即将离去的人们带去最后的一段温暖,并在此过程中感受生命的分量。

刘凡,是生命关怀协会的普通一员。第一次去安宁病房,看到老奶奶历经沧桑的面容和强颜的欢笑时,她完全怔住了,甚至不知如何开始自己的话题,那一刻的尴尬,反而是靠着老奶奶的安慰才勉强化解。

之后,她不断向经验丰富的学姐学长们请教,从日常生活中最小的小事说起,观察他们的表情、神色,让老人们体会到她的用心。"聊得多了,心里也有了牵挂,于是每到周末只要有空都会去,可每次看见或多或少又空了的床位,心中总会冒出一丝丝的痛楚。"

　　一个人的力量是有限的,临终关怀事业需要的是大家的努力。出于对事业的爱和责任,她开始不断向身边的人介绍临终关怀,自己也努力学习,给老人说段相声、唱首歌等。她并不欺骗他们死亡的距离,而是用自己的专业,告诉他们死亡是完整生命的一部分,让他们在获得尊重和关爱中接受死亡。

　　临终关怀,不仅让患者获得尊严与宁静,对于医学生而言,也荡涤了心灵。"未来要面对更多的生离死别,临终关怀项目让我更能懂得生命的宝贵,懂得用心对待病人的重要。这些,只有亲身感悟,方能了然于心。"

　　医者,总要直面死亡。唯有用无限的热情来温暖人心,才能成为良医。

　　医学是神圣的,却从不是封闭的。因此,在医学生的耕读年代里,不仅需要尽早走近医学,还同样需要走出校园,迈入社会。暑期实践,是最佳的途径。

　　2010 年 7 月 25 日,经过两个多月的招募与准备,一支名为"山山圆梦团"的 12 人爱心小分队怀揣激情开赴皖西。在安徽的小拐小学,支教团的所有人都在授课上下了大功夫。他们清理出电子琴,拿着带去的吉他、小提琴,教孩子们唱《童年》。他们带着水彩笔、蜡笔、毛笔让孩子们随意涂抹喜欢的图案、中意的颜色。

　　徐铖栋是医学院兰陵剧社的老社员,在一堂语文课上,发现一个叫曹正考的学生在作业中写了一个小话剧叫《王老师变小以后》。徐铖栋立即决定,让孩子自编自导自演。虽然剧本有些稚嫩,演员放不太开,但孩子总算走上了舞台展现自己,也让老师们看到成绩之外的精彩,让家长们发现了孩子从未展露的才华。

　　除了话剧,"山山圆梦团"还给孩子们带去了挥洒快乐的趣味运动会、韵味十足的文艺汇演。对于只有 20 天不到的支教活动,队员们说:"我们其实只是一些陪伴者。听听压在他们心底的故事,给他们讲讲外面的世界。"陪伴、分享,医学生们将欢乐送入孩子们的心间。而他们自己也收获满满的爱。

　　有人去支教,也有人去做社会实践。2011 年暑期,班导师、医学院的 PI 糜军老师和 2010 级营养班的学生们一起到湖南省张家界地区调研。事前,师生共同做了大量准备工作,对外联络、对内分组,在张家界市永定区偏远的沅古坪镇,实践团分散到镇里各个山村,深入调研。此行旨在通过调查了解我国部分边远农村地区老年人的膳食结构以及当地老年性高血压、糖尿病的患病情况。

　　实践团师生 24 人分成 5 个组,每天清晨从镇上的住宿地出发,翻山越岭,分别前往不同的村落,为老人们测量血压、血糖、身高体重、腰围臀围等,并详细了解膳食结构,也为老人做营养咨询。每天最多的村要接待 140－150 人左右,每人至少耗时 15 分钟。当实践团师生看到老人们信任的眼光时,心灵受到极大的触动与震撼,他们备感自己的责任重大,鞭策自身要努力将所学所知去服务社会,服务大众。

正如糜军老师说的："实践活动只是一个载体与抓手，希望实践背后能带给同学更多的收获与成长。"

社会是个教材丰富、直观学习的大课堂，只有走入社会，书本上抽象的知识才会生动起来。医学生的暑期社会生活，让他们学会了吃苦，懂得了感恩；学会了严谨，懂得了谦卑；学会了帮助他人，懂得了磨砺自己。

医学生以各种方式践行着志愿精神，在完成医生的蜕变过程中，他们懂得首先必须学会写"人"字，让这个"人"字变得温暖和丰满。

2005年9月，上海完成了第64例造血干细胞临床移植手术，骨髓捐献者就是医学院的学生汪洋，一个梳着辫子、戴着文气眼镜、略显单薄瘦弱的女孩子。

造血干细胞移植是目前世界上先进的根治白血病的医疗手段，但公众对此并不熟悉，甚至心存恐惧。汪洋则运用自己的专业知识打消了家人的顾虑，最终签字确定参加移植手术。她没有向其他同学大肆宣扬这个消息，也没有向学院提出任何要求，甚至为了减少自己学习时间的损失，也减少给老师和同学的麻烦，还特意提出把手术安排在十一国庆前，她恬淡地说："能够配型成功，我感到是自己的幸运，而且一个人为社会、国家、集体或者他人服务，是不需要任何虚名和利益的。"

此后，配型成功，并成功实施的骨髓移植再度发生在医学院内，至今共有5名医学生及医护人员完成了造血干细胞的移植。

2010年的上海世博会，是上海交大医学院学生又一次践行志愿精神的地方。很多人也许不知道，在世博"女兵"中就有10位交大医学院的女大学生。在近200天的世博安保工作中，她们坚守岗位，不畏艰苦，出色地完成了任务。"退伍"后，她们重返校园。

说起那段世博岁月，2008级营养专业学生吕丽雪说："当兵前的我就是一个懵懂的小女生，没有目标，浑浑噩噩，没有多少值得骄傲的事情，但经过年历练，我学会了坚强，学会了独自面对生活工作中的挫折与困难。"新兵连里的三个月，她每天要顶着寒风训练、站岗，经常去炊事班帮厨，值日时，要为全班人打饭、洗碗、洗盆。但她从无怨言，对父母只字不提。她说："世博面对的是世界的考验，必须做到最好！"军中成长，这批80、90后的生命中多了一份担当，收获了坚强、自信、责任和关爱。

医学院之美，在医学之魂，在师者之道中。

（原文刊载于《医源》2012年第5期）

追忆圣约翰大学医学院

圣约翰大学建立于 1879 年,至今已有 132 年,是中国成立最早的一所教会大学。它地处上海梵皇渡路(今万航渡路)、兆丰公园(今中山公园)后门,拥有当时最大的校园,横跨苏州河,风景优美,内有一棵号称远东最大的樟树和绿茵茵的南草坪,校舍散落其间。圣约翰大学于 1905 年在美国哥伦比亚特区注册成功,耶鲁大学、哥伦比亚大学、康奈尔大学、芝加哥大学、密西根大学、宾夕法尼亚大学等都承认圣约翰大学的学历与文凭,圣约翰大学毕业生可不经考试进入其研究生院深造。圣约翰大学的英文课程很深,中学部高三上即读 Victor Hugo 的 Les Miserables,高三下读 Charles Dickens 的 A tale of two cities;除中文、中国历史、中国地理等外,都用英文教学。所以,圣约翰大学的许多学生在毕业后都出国深造。圣约翰大学曾培养出许多政、经、文精英人士,如外交家颜惠卿、施肇基、顾维钧,文学巨匠林语堂,清华大学校长周诒春,新闻家严鹤龄、邹韬奋,经济学家刘鸿生、潘序伦,等等。

医学院是圣约翰大学的一个主要院系。圣约翰大学初建时即设有医学院。1914 年,宾夕法尼亚大学在广州办的宾夕法尼亚医学院并入圣约翰大学医学院,医学院改称为圣约翰大学宾夕法尼亚医学院分部(The Pennsylvania Medical School, being the Medical Department of St. John's University)。毕业文凭上注有 St. John's University Medical College,being the branch of Pennsylvania University Medical College。

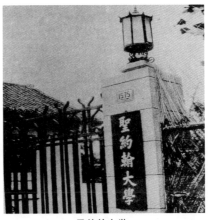

圣约翰大学

医学院的学制为医预科 2 年,医本科 5 年(包括一年实习),总共 7 年,4 年时授予理学士,7 年时授予医学博士,是当时两所授予医学博士的学校之一。美国医学院的学制为大学本科 4 年(相当于医预科)和医本科 4 年(不包括实习)。圣约翰大学医学院只是减少了一些人文选修科,将医预科压缩为 2 年。美国密苏里堪萨斯医学院现在采用的 6 年制亦是 2 年医预科和 4 年医本科(不包括实习)。圣约翰大学医学院的课程与美国宾夕法尼亚大学医学院相同,且全部用英语教学,医院实习查房、写病史也都用英语。因而,在学业与语言方面与美国医学院完全衔接。所以,多半学生于毕业后赴美国接受住院医师培训和进一步深造。

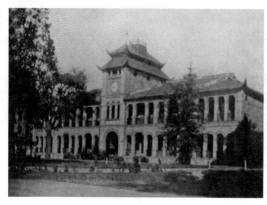

圣约翰大学校园

上海原先的西医有英美派、法派、德日派,其中以英美派为主力,而英美派中以圣约翰大学医学院和上海医学院为主(上海医学院的创办人颜福庆是圣约翰大学医学院 1908 届毕业生)。圣约翰大学医学院有"名医的摇篮"之称,医学各科的名家有许多是圣约翰大学医学院毕业的,如 20 世纪初至 40 年代毕业的骨科的牛惠霖(1907 届)、胡兰生(1916

届),内科的黄铭新(1934 届)、吴洁(1934 届)、朱宝麟(1934 届)、陶清(1936 届),外科的邱少陵(1934 届)、赵瑾(1937 届)、陆秉刚(1938 届)、董道铸(1939 届)、董方中(1941 届)、何尚志(1941 届),儿外科的马安权(1939 届),肺科的刁友道(1934 届),泌尿科的徐逸民(1919 届)、王以敬(1924 届)、陈邦典(1926 届)、高日枚(1929 届)、曹裕丰(1935 届),妇产科的王逸慧(1922 届)、田雪萍(1937 届),儿科的陈琦(1920 届)、郭迪(1935 届),眼科的张福星(1929 届),耳鼻喉科的毛承樾(1937 届)、何永照(1940 届),皮肤科的李家耿(1939 届)。50年代毕业有内科的江绍基(1945 届)、何志雄(1939 届),外科的王一山(1945 届)、周雪庚(1945 届)、邝耀麟(1947 届),骨科的周连圻(1941 届)、过邦辅(1945 届),妇产科的李国维(1944 届)、张丽珠(1944 届),神经科的周孝达(1942 届)、徐德隆(1948 届)等。

上海第二医科大学系统的主要教授如前期的章德馨、凌励立、王月琴、王瑞年、徐也鲁、陈诗书、杜心序、梁蒲芳,临床的吴守义、侯积寿、冯卓荣、汪梅先、俞国瑞、徐家裕、汪道新、叶椿秀、陆道炎、柴本甫、蔡琰、李耀永、严隽鸿、杨之骏、丁怀翌、朱承谟、何其久、黄定九、荣烨之、朱洪生、曹德生、钱不凡、王惠生、欧阳仁荣、陈顺乐、郁宝明、李清佩、吴家骏、苏国礼、钱可久等,亦都出自圣约翰大学医学院。

圣约翰大学医学院留在美国的毕业生中,许多在美国有很高的学术地位,如血脂专家郭备德(1938 届),神经外科专家、明尼苏达大学医学院院长周念椿

（1949 届）、心脏移植专家陆佩中（1950 届）、心脏内科学家郑宗锷（1950 届）等。

国家高层的保健任务有许多是由圣约翰大学医学院毕业的名医承担，如中央保健组的吴洁，北京医院内科主任钱贻简、外科主任周光裕，经常参与会诊和手术的黄铭新、董方中、周雪庚、周孝达、徐德隆、陶清等。毛泽东主席的侧索硬化征就是由徐德隆作出诊断。

由于圣约翰大学医学院的英语水平较高，改革开放初至 80 年代承担国际医学交流英语翻译的主要人员如上海的徐家裕、钱本余，北京的钱肇鄂，西安的高振亚，天津的陈鲲，杭州的陈炳章都出自圣约翰大学医学院。

（本文作者：钱本余；原文刊载于《医源》2011 年第 2 期）

回眸震旦大学医学院

震旦大学建校之初,根据马相伯"欲革命救国,必自研究近代科学始;欲研究近代科学,必自通其语言始"的思路,主要为培养"译才"。教学分文学和质学(科学)两类,学制 2 年,是学者自由问学的机构。

1905 年始,震旦参照欧洲大陆学制办学,逐步走上正规大学的轨道。法、理工、文科和后来建立的牙医学本科学制均为 4 年,医学院 6 年。加强推行以法语为教学语言。预科后改为附中,新生通过考试录取。由非法语中学入学的学生专修一年法语特别班。执行严格的考试和升留级制度。实行周考、月考和每学年举行学年考试。前期主课考试合格发给相应的证书。如数理系的Certificate de chime,医学院的 Certificat de P.C.B。毕业考试有笔试和口试,笔试由两位教授分别阅卷打分,口试由三人组成的考试委员会执考。本科毕业授予学士或博士学位文凭。凭此去法国留学,法国政府给予相当的优待。

1914 年,南道煌(G.Fournier)任院长。他"复分本科为三专科:一曰法政文科,学制三年;二曰算术工学科,学制三年,毕业后,有志工程者,又设工程特科二年;三曰博物医药科,学制四年"。这三个专科的设立,奠定了震旦作为一所正式大学的基础。后来震旦三个主要学院:法学院、理工学院和医学院,就是这三个专科的继续和发展。

南道煌任院长仅一年,殁于 1915 年。由姚缵唐(Henry)任院长。震旦从这一年起的"院长",法文是"recteur",从耶稣会的领导体制上说,比前面的三任院长"directeur"要高一级,他需由罗马耶稣会总部任命。这也就是说,上海的这所天主教大学已列入耶稣会创办的各大学的行列。姚之后的历任院长是:帅理霭(Seellier)、桑黻翰(Lefelvre)、才尔孟(Germain),最后一任是茅若虚(Dumas)。这几个人都是上海耶稣会的重要人物,如桑黻翰、姚缵唐是三四十年代的上海耶稣会会长。

1928 年前后,传说中国政府将收回租界,耶稣会拟将震旦迁往安南(越南)西贡。事为马相伯家属所闻,请于右任出面干涉作罢。同年依照国民政府章程,改为震旦大学。

1932 年 12 月,国民政府教育部批准震旦大学立案,聘请震旦校友、留比数学博士胡文耀任校长。设立以马相伯为首的董事会,由常务校董才尔孟总揽学校最高行政和财政权。法国耶稣会神父乔典爱(Gautier)为教务长。同年上海市教育局批准附属中学立案,校长由胡文耀兼任。

师资方面,除了多位有较高学术水平的法国耶稣会神父外,还特从法国聘来了名教授。震旦毕业的高才生,在医学院更不乏留学法国取得医学博士学位的人士被聘为教授。在旧上海各大学中,震旦特别是医学院较有名,师资力量雄厚是一个很重要的原因。

震旦迁址卢家湾后学生人数是:1908年,170余人;1918年,232人;1938年,486人。24年内增加了3倍多。由于学生人数增多,校方决定建造一幢大楼作为校舍。1936年9月,新大楼落成,它长60米,阔17米,地上四层,地下一层。至此,震旦的规模是:吕班路路东有两幢学生校舍(一幢为教徒学生,一幢为非教徒学生),在震旦任教职的

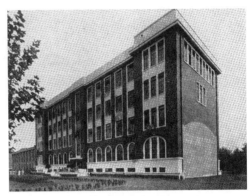

震旦大学

神父居住大楼和附中的校舍等;路西有新大楼和大礼堂,新大楼和大礼堂北面是一个包括足球场在内的大操场。全校可容纳五六百学生上课和活动。完全可以满足震旦500名左右学生的需要。自1938年9月起,震旦开始收录女生,第一批女生15人。1947年,震旦开办文学院。震旦医、法、理工三学院的"院长"(doyen),都是法国耶稣会外籍传教士,唯独文学院的"院长"是耶稣会中国籍神父、巴黎大学文字学博士张伯达,兼任徐汇中学校长。震旦文学院实际上只有一个中文系,学生不多。虽然竭力鼓动徐汇中学的毕业生上震旦文学院,但反应冷淡,入学者寥寥无几。在社会上知名度不高。

虽然天主教会于1905年接办震旦,但教会遵循震旦创办人马相伯教育和宗教分开的原则,正式课程中不列入宗教内容,大多数学生不是天主教徒,也从未受到宗教歧视。30年代,附中每周课余有半小时宣讲天主教理,同学们自由聆听,并可自由提问。非教徒学生中入教的,在1924年前近20年中共约30人,平均一年不到2人。无论是否天主教徒,学生们都从震旦学到了扎实的知识和技能,以及诚信待人的品德。

1937年八一三淞沪抗战爆发,时值暑假,医学院的学生纷纷赶回学校,在已改为临时医院的大礼堂内,跟老师一起,挽救中国伤兵。他们为伤兵包扎伤口,取出子弹碎片,做截肢手术。不会手术的学生,主动做事务性工作,维持秩序和做担架员等。抗战初期,震旦共收容了1410余名中国伤兵。

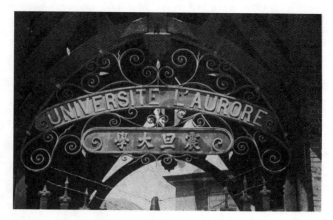

震旦大学

震旦在旧中国存在了近半个世纪,1951年2月,人民政府为收回国家教育主权,接办了这个学校。学校进入了第三个时期。

1951年1月16日至22日,中央教育部召开的处理接受外资的高校会议在京举行,震旦校长胡文耀出席会议,并在会上讲话。他返沪后,震旦末任院长茅若虚于1月30日写信给胡文耀校长,声明:1950年度给震旦的剩余补助资金约9000美元已在美国受到冻结,自1951年2月1日起无款补助震旦。1951年1月31日,华东教育部唐守愚副部长即来校作报告,表示人民政府将支持震旦大学克服困难办好学校。胡文耀校长在大会上表示办好学校的信心和决心。接着2月15日唐守愚副部长再次来校宣布决定,胡文耀仍任校长并兼工学院院长,杨士达任教务长兼医学院院长,金则人任总务长,聂传贤任医学院副院长,冯成提任工学院副院长,漆其生任法学院院长,牙医系仍由沈国祚任主任,文学院院长由中国文学系主任徐哲东代。同年夏,震旦女子文理学院并入后,原女子文理学院院长王国秀任副校长兼文学院院长。所有传教士退出震旦。茅若虚于当年7月离开中国。

1952年初,中共华东局派王乐三同志为首的工作组进入震旦,首先组织学习委员会,主任是胡文耀,副主任是王国秀、王乐三,秘书长是李资清,委员有杨士过、聂传贤、金同尹(工学院副院长)、漆琪生、金则人、张长高(马列主义教师)、郑康林(党支书)等,组织了党的政策教育、马列主义理论学习,领导开展了三反五反思想改造学习运动。

1952年全国高校院系调整,震旦大学医学院、圣约翰大学医学院和同德医学院合并,在震旦大学原址建立上海第二医学院(现上海交大医学院)。

　　经济系、中文系、化学系和营养系并入复旦大学,法律系并入华东政法学院,电机系并入上海交通大学,土木系并入同济大学,化工系并入华东化工学院,托儿专修科并入南京师范学院,教育系并入华东师范大学。银行、会计、企业管理等夜专修科并入上海财经学院,至此震旦大学建制撤销。

　　震旦大学从1903年2月创建到1952年10月撤销,近半个世纪中培养了大批人才,震旦毕业生以其娴熟的外语和扎实的专业知识活跃在海内外和祖国建设的各条战线上,为社会做出了很大贡献。值此母校建校一百周年纪念之际,我们大家作为校友备感欣慰,足以自豪,且可告慰震旦奠基人马相伯先生于九泉之下。

　　　　(本文作者:顾裕禄、韩大钧、何冠雄;原文刊载于《医源》2011年第3期)

怀念同德医学院

20 世纪初,旧中国经过一百多年清朝腐败政治,国际上受尽列强帝国主义欺侮压迫、割地赔款、丧权辱国,沦为半殖民地,国内军阀割据、民不聊生,三座大山压迫着全国人民。那时,同济大学第二届少数几位毕业同学,出于爱国热忱,激于义愤,要创办一所具有德国一流医学水平的医学校,培养中国医学生,不再受洋人蔑视,轻视华人,以弥补当时缺医少药的困境。在当时,人们习惯把西医分为三派,英美派如圣约翰大学医学院、国立上海医学院、仁济医院、宏仁医院、中山医院;德日派为同济大学宝隆医院(今长征医院)、福民医院(今第四人民医院);法国派如震旦大学广慈医院(今瑞金医院)、公济医院(今第一人民医院)。三派中以英美派势力最大,德日派名气一流,而当时同济毕业生要创办的医学校是德日派医学校。

1918 年 9 月,在上海淮安路 18—22 号(今恒丰路桥堍处),由同济第二届部分毕业同学沈云扉、江逢治、黄钟、庞京周、周宗琦等数人租房建校,定名为上海私立同德医学院专科学校,学制五年,学习德语。第一批招收学生 36 名,第一任校长江逢治,教务长周宗琦,经济来源完全独立自主,主要依靠各界爱国热心人士慷慨解囊捐助,当时由无锡巨商荣德生(即荣毅仁之父)慷慨捐巨款助学,再次有社会名流如康有为义卖楹联(每联 20 大洋),其他还有学费收入,至于教师十多位都尽义务不受薪金,对国外教会津贴、政府资助一概拒收。一座初具规模的私立大专医学校呱呱坠地了,这就是我们的母校:取名"同德"是心脏声音,寓意"同心同德",当时的校徽上有一颗凸出的心脏。

1922 年,经当时的教育部备案核准,1930 年秋,申请转为医学院(六年制),1935 年秋,江湾翔殷路校舍建成。1918 年至 1952 年 34 年中,共有四任校长:1918 年—1924 年,江逢治;1924 年—1925 年,黄钟;1925 年—1932 年,庞京周;1932 年—1952 年,顾毓琦。

1918 年—1935 年夏为私立同德医学专科学校,1919 年,在青岛路建立附属医院——同德医院作为学生实习医院;1927 年,向社会名流黄楚九商借同孚路(今石门一路)67 弄 1 号作为同德附属医院,原青岛路同德医院改为同德产院。1932 年"一二八"淞沪之战,驻沪十九路军浴血抗击日本海军陆战队的无故闹事和侵占,上海医界纷起支援,组织红十字会救护伤兵,庞京周校长一面要支援前线,一面要解决学校经济困难,忧急成疾,肺病复发卧床不起,申请辞职,校董会推举顾毓琦为第四任校长兼附属同德医院院长、内科主任。顾公受命于危难之际，一面改建附属医院为红十字伤兵医院并自任院长，又要组织救护队出入前线。当时同德同学刘祁瑞奔赴前线参加救护工作不幸中弹，光荣牺牲。顾院长一面要求筹措经费维持校务，一面为了完善教学设备，争建、扩大校舍，校董会发起师生捐款活动，又向银行贷款在翔殷路买田五亩，于1934年筹建教学大楼、大礼堂、实验室、学生宿舍，以及一切附属设施，并添置显微镜等设备。1935年夏，江湾新校舍落成，该年教育部批准改为同德医学院六年制。于是前期一、二、三年级同学即安置在新校舍上课，后期四、五年级在同孚路同德附属医院上课。一所具有现代规模校舍的医学院终于完成。精诚所至，金石为开，这是祖国未来的医界新生力量，为众多医界前辈、社会热心人士苦心经营的成果，多少人为之欢欣鼓舞，刮目相看。

1935年—1952年为私立同德医学院。自1935年江湾翔殷路新校舍建成，教育部批准为六年制医学院，校方办学方兴未艾，教务蒸蒸日上，不到2年，1937年"八一三"中日战事又起，江湾校舍地近闸北，首当其冲，新校舍除教学楼外都毁于炮火，十多年经营的学校毁于一旦，伤心惨目，有如是耶？

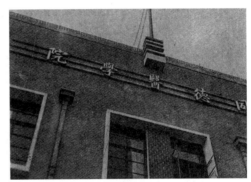

同德医学院

眼泪救不了学校，留得青山在，不怕没柴烧？在顾院长带领下，师生们擦干眼泪，挺起腰背，继续奋斗办学。一、二、三年级同学在同孚路上课走读，校舍不够，向附近乐群中学借了四间教室，勉强凑合上课。1937年11月，国军西撤，国立上海医学院、同济大学医学院都奉命内迁，部分留沪同学借读问题亟于解决，留沪教授都为临床名医，亦乐于兼课同德，顾院长胸襟豁达，早有远见，摒弃各派门户之见，接纳许多英美派教授及临床名医来同德兼课，使同德教学质量更加提高，后期逐步改为英语教材。被邀请的名教授如谷镜研、乐文照、钱慕韩、应元岳、邹仲、叶衍庆、高日枚、陈邦典、马永江、苏祖斐、宋杰、黄铭新、万福恩、李瑞林、程慕颐、李元善、顾绥岳、孙桐年、粟宗华、谢大任，等等。另外1941年12月8日"珍珠港事件"，太平洋战争爆发，上海租界成为孤岛，附近地区就读同德医学生逐年增多。顾院长适应形势，筹措捐款31万大洋，增建同孚路教室及病房，当时敌伪势力猖獗，狐假虎威，频施压力要同德向敌伪高教部备案登记，且要学习日语，但这些无理要求都为顾院长借故婉拒。1945年抗战胜利，同德医学院获得联合国救济总署分配,得到了野战病床 100 张及全套设备,并扩充病房设备,又增数十架显微镜。

34 年中,同德培养同学共有 1055 名,他们对我国医疗卫生教育事业的进步与发展做出了很大的贡献。在临床医学实践或科研工作中涌现出不少有名望的校友及优秀人才,其中有陈中伟(显微外科骨科专家)、陈王善继(放射科专家)、薛汉麟(职业病防治专家)、郑定竹(防痨专家)、吴松昌(胸外科专家)、施维锦(肝胆外科专家)、黄元伟、谢文岚(心血管防治专家)、缪廷杰(泌尿外科专家)、金百祥(小儿外科专家)、匡云飞(外科专家)、苏信生(寄生虫病学专家)、江鱼(泌尿科专家)、周永昌(超声波专家)、董金瀚(妇产科专家)、吴继琮(核医学专家)、王钦尧(外科专家)、张崇清(妇产科专家)、陈维真(眼科专家)、胡婉英(心血管专家)、沈楗芳(计划生育学专家)、朱葆伦(小儿外科专家)、孔润莲(免疫治疗专家)、张云如(中西医结合专家),还有其他许多校友成为我国医学界的各级行政领导,为母校争了光。

中华人民共和国成立后,1952 年高校进行院系调整,同德与圣约翰大学医学院、震旦大学医学院等合并成立上海第二医学院,1985 年 6 月改名为上海第二医科大学。

(吴松昌、施维锦、吴继琮,原文刊载于《医源》2011 年第 4 期)

那些年　那些人　那些事

　　我曾在工作中有幸接触到校史中的那些年、那些人、那些事。非常感谢我曾经担任的这些宣传工作,因为我能够有更多的机会去接触那些年,那些人,那些事……

　　在你们入学的第一天,就应该了解到这句话:"选择了交大,就是选择了责任。"那我要说:"选择了医学,就是选择了奉献。"这两句话我希望未来的你们也能铭刻于心。这份责任不仅是你对病人的,因为交大医学院的学生未来的起点是很高的。

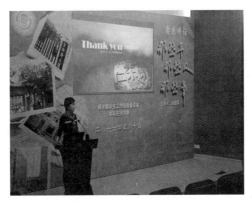

讲述"那些年、那些人、那些事"

那些年——历史的积淀、文化的形成

　　首先讲讲我们有怎样的历史积淀,如何形成我们的文化。到 2017 年我们建院是 65 周年,但我们整个的办学历史有 121 年。因为从源头上来说,最早的圣约翰大学医学院是 1896 年创办的。关于我们学校发展历史上的几个阶段,主要分为这么几块:首先是圣约翰、震旦、同德这样三所完全不同文化背景的学校,在 1952 年院系大调整的时候合并成为上海第二医学院。后来也几经更名,在 1985 年的时候从学院变成了大学,称上海第二医科大学。再后来的 2005 年,和上海交通大学合并成立了新的上海交通大学和新的上海交通大学医学院。

在 2003 年的时候,当时学校在全校的师生范围当中广泛地来征集我们这所学校的精神到底是什么。最后遴选出的就是现在大家进了大门就能看到的学院精神碑上的八个大字:博极医源,精勤不倦。这八个字是中国古代医学大家孙思邈所著《大医精诚》中的八个字,阐述的不仅是我们学校的精神,也同样是医学的精神。"博极医源"是从广度和深度上去探究医学的源头和道理,"精勤不倦"是不要懈怠,精心钻研的精神。我想最终把这八个字落为我们医学院的精神,这其实也是中国自古以来医学发展一脉相承的文化精髓。对这八个字后来也进行了部分提炼。我们既要有视野宽广、胸襟宽阔、兼容并包的团结精神,也要有追求卓越、勇于创新、不懈进取的开拓精神,更要有求真务实、锲而不舍、奋勇拼搏的奋斗精神。2012 年建院 60 周年之际,宣传部承接的任务之一就是组建成立院史陈列馆。作为主要负责人,我翻到的资料就是通过这些提炼,解释了我们选取这八个字作为我们学院精神的原因。

2009 年根据广大师生的要求,我们进行了 2010—2020 年这 10 年间交大医学院文化中长期的发展规划。在这个过程当中,我们认真地考虑了过去将近 60 年的办学的过程当中,我们这个医学院的文化品格是什么?请来了许多的专家、老师和同学来一起探讨,最后第一次凝练了医学院的四大文化品格。这和之前提到的三条精神其实也是一脉相承的。

这四个文化品格分别是:第一是海纳百川、博采众长的包容胸怀。我们学校历经几度合并,最终成为交大医学院。所以我想这个品格是烙在身上无法抹去的。第二是健康所系、性命相托的责任意识。每位新生入学教育的时候,都有授白袍的仪式——你们身着白袍在那儿宣誓第一句话就是"健康所系,性命相托"八个字。这种承诺,不仅是对医学事业和病人的,其实也是留给自己的,所以这样一种责任永远是抹不去的。第三是追求卓越、敢为最先的创新精神。在我们医学院发展的过去 60 余年中,我们创造了许多里程碑式的医学奇迹。第四就是注重实践、求真进取的务实作风。恐怕只有医学才是真的不能够允许你们有出错的。即便是犯错的概率很低,但是发生了对病人来说就是 100%,所以我们是一个只能试对的职业。

你们在选择从医之前,一定会有里程碑式的人物或事件在激励着你们。因为这条路很苦,如果没有那种韧劲、坚持或者说坚守的情怀,你们会觉得其他同学考上大学就像进了天堂,而我们才从地狱刚刚开始。说到标杆,这些年中这些标杆式的成就我想大家都需要去熟悉。国内首例心脏二尖瓣分离术;国内首次使用阿托品治疗锑剂中毒引起的 AS 综合征;成功抢救烧伤工人邱财康;国际首例断手再植;国内首例婴幼儿体外循环心内直视术;国内首例同种原位肝移植术;国内首例联体婴儿分离术;亚洲首例心脏移植手术;国际上率先应用全反式维甲酸治疗急性早幼粒细胞性白血病;国内首例头皮撕脱伤的原位再植;国际上首先证实了三氧化二砷诱导凋亡急性早幼粒细胞白血病的机制;成功研制国内首例携带转基因试管牛;最早在国内发展计算机辅助定制型人工关节;亚洲首例成人胰岛细胞移植、成人胰岛细胞－肾联合移植;亚洲首例腹腔七器官联合移植等等,这些都是在我们医学院及附属医院完成的。

那些人——历史的传承、文化的烙印

讲了那些年,大家对学校的过往应该有了一个大概的了解。那接下来再讲讲那些人。我一直觉得每个人身上都烙印了毕业学校的文化,所以每个人都是文化的载体。就是通过每一代人这样不断地修整传承,使得整个学校的文化价值观体系变得越来越坚实。所以第二个就要讲讲那些人。

我因为工作的关系有更多的机会接触到一些技术高超、医德高尚、人格近乎完美的人,在这个过程当中了解到他们身上很多不为人知的故事。很多人的事迹都随时间流逝渐渐被人遗忘,是这些事迹和人过时了嘛?我想不是的,事迹可能无法复制,但背后那些崇高的思想是值得去体会和铭记的。

在 60 年院庆的时候,宣传部当时出了两本书。第一本《医源传奇》收录的是医学院历史上 15 位一级教授的传奇人生。第二本《医源大家》收录的是当时医学院的 12 位两院院士的事迹。第一本请的是王振义院士给我们作的序。不仅因为王院士曾经是这里的校长,而且这 15 位教授中有他的老师。第二本请的另外一位老校长沈晓明做的序,同样因为这些院士不少曾是他的老师。所以我们请这几位作序不是在作秀,是真的因为他们和书里的那些人建立了历史的传承,有他们文化的烙印。

今天讲的那些人都是在这两本书里的。

首先说一说胡文耀老先生。非常有意思的一点是王振义院士一辈子追随着他。为什么这么说?因为胡文耀老先生做萨坡赛小学校长的时候,王院士就在那儿读小学;后来王院士读震旦中学时,他又是那儿的校长;再后来王院士到了震旦大学,他又做了他的校长。老先生借着庚子赔款的机会和优秀的英语、法语基础金榜题名去了比利时鲁汶大学。他作为震旦大学的校长对医学教育很重视,还设置了两个高级护士学校,对师资要求也非常严格。新中国建立后,他对稳定当时震旦医学院教师队伍起了重要的作用,所以 1952 年成立第二医学院的时候老先生就成为副院长。他在我们医学院的发展过程当中,是做过巨大的贡献的。

第二位是余㵑教授，在老红楼的一楼大家可以看到他的铜像。他从小就特别聪明，3年级就直接考了北师大的附中，20岁从北京医专（现北大医学院）毕业。工作4年后又考取了哈佛大学医学院，师从著名细菌学家秦思尔教授。27岁，获得了哈佛大学医学院的博士学位后，由于一心报国，尽管老师一再挽留，他还是告别了恩师。作为我国的第一位细菌学的博士，余㵑教授在我校微生物学和细菌学的发展过程当中非常重要。包括邱财康救治的过程中，他提出了绿脓杆菌噬菌体的提取制备对于对抗感染难关起到了关键作用。

接下来是傅培彬先生。8岁时，跟着考取庚子赔款奖学金的父亲，他就去了法国。后来他考取了比利时的鲁汶大学医学院。由于8岁就离开了祖国，所以他不太会讲中文。但即便这样，抗战爆发以后，他还是毅然决然地放弃了学业回到上海参加一些救伤的团体。后来上海沦陷了，他又重新回到了欧洲。在这个过程中，他看到了当时我国医疗技术和欧洲的差距，他回到了医学院完成了学业。因为他知道报效祖国恐怕半桶水是不行的，所以他在当地做了7年的医生后，才启程回国。回来的船上有一位乘客突发了急腹症，他和另一位年轻的中国医生用简陋的器械成功完成了阑尾手术。另一位医生就是同济医学院的鼻祖裘法祖先生。由于强劲的法文背景，傅医生在广慈医院，也就是现在的瑞金医院找到了他的价值。他受尊敬不仅因为他涉猎手术广泛，更因为他是所谓"仁心尽佛"的典范。他可以为病人每天一次次调整摇床位置，也可以为农民母亲洗脚，更可以不避X线为病人紧急进行救治。

然后介绍的是兰锡纯教授。他是齐鲁大学和加拿大多伦多大学医学院共同培养的博士。刚刚介绍过的1954年国内首例心脏二尖瓣分离术就是由他领衔完成的。他创立的Oddis括约肌切开术为上海地区当时多发的泥沙样胆石症患者提供了福音；而在血吸虫疫区实施的脾肾静脉吻合术技术高超，避免了不少患者大出血的风险。"文革"结束后，他担任医学院的院长。他当时提出用病例讨论的方式来教学，我想这也是我们后来的PBL、CBL的雏形。他在教学上的创新也值得我们尊敬。

高镜朗先生是中国儿科学的鼻祖，可以说是一代宗师。他幼年丧母，在舅舅帮助下，一步步在23岁时考上了湘雅医学院，29岁博士毕业，后来又去了哈佛大学进修儿科。他作为一位知识分子的风骨特别感染我。五四运动时，他为倒张运动拟的文稿最后是由毛泽东撰成的。后来颜福庆先生从北京回来，说主席惦记他，让他给毛主席写封信。他不肯写，说："我一能温饱，二不想做官，安分守己，不求附势。"

王振义院士大家都熟悉。我想介绍的是大家不知道的故事。年过六旬，他把血液学研究所所长的位置让给当时只有 43 岁的陈竺。他说人生就像抛物线，达到某个高度后就不可避免地进入下降的趋势，要有自知之明，让更有能力的人来干。还有一件事。前年我去看他时，看到有许多识字卡片，他说这是他在家里教保姆用的，因为她是文盲，识字卡片教她笔画组词。他说自己 90 多岁了，如果她以后不到我家做了，不识字怎么工作？别人不要她了，她拿什么生存？所以他说我要教她认字。

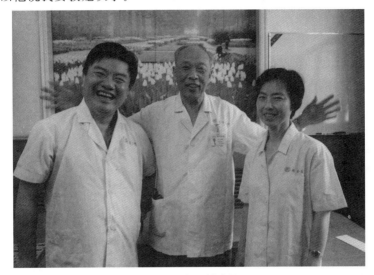

王振义与陈竺、陈赛娟

老先生的两个学生陈竺、陈赛娟夫妇，大家也非常熟悉。他们夫妇俩也有一句格言：科学没有国界，但科学家有自己的祖国。知道了他们俩曾经的经历后，你就会觉得这种爱国情怀非常纯粹。他们俩一位是中专出身，另一位是纺织厂女工，然后在奋发努力后，一起考到了王振义院士门下，又因相同的志趣、爱好，志同道合走到了一起，又一起考取了法国巴黎七大的博士。在他们的博士论文扉页上的第一句话就是"谨以此献给我的祖国"。1989 年的 7 月，从法国回中国一班飞机上只坐了 9 人，其中就包括他们两位。这样讲，大家就明白那是怎样的情况下他们选择回国的。爱国不是写出来的，是实实在在做出来的。

关于邱蔚六院士，想介绍的是他的割股之心。20 世纪 60 年代流行研究针刺麻醉，于是他就跟他团队讲，尝试用针刺麻醉的方法进行手术，割下他耳后的淋巴结。他说耳后淋巴结生理功能不重要，要借这机会感受一下，才能体会病人到底痛不痛。通过这个过程，他总结了一套针刺麻醉手术操作的规律。这种医者的情怀,对医学的奉献和对病人的爱,有几个人能这么做呢?

最后一位你们叫他强叔。陈国强院士说实话是一个绕不过去的人,他是现任院长,标志着这所大学的文化,是这里的灵魂人物。当时的生理病生教研室中落了,希望他这位王振义院士的得意弟子接手,压力很大,但他顶着重担接了。3 年就完成原计划 5 年的目标,20 项国家和上海市项目,1600 万元,总固定资产达到 1500 万。我们有些同学不要总觉得自己不行,要这么想,每一个人都能找到他自己合适的位置。但一定要努力,才能像强叔一样有大智慧,在每一次转折点上把握住机遇,完成正确选择。

继承者——医学的精髓、学院的文脉

最后来说说你们这些继承者。你们能做什么? 你们应该做什么? 你们需要怎么做? 你们要学到医学的精髓,医学的精髓靠你们去传承,学院的文脉靠你们去延续,去薪火相传,所以一定要说说你们。

医学是科学的,技术的也是人文的,必须合三为一才是真正的医学。

英国医学委员会 2013 年关于医生的职责是这么写的:首要是掌握知识和技能,又有执行力,保证安全与医疗质量;其次是拥有沟通合作与团队的精神,值得病人去信任的。你们会觉得很难,门诊量那么高,没有时间耐心倾听。其实是我们有时候主观上没有把自己约束好或者是规范好。还有第三条,是尊重患者的知情权、话语权与决策权,与患者共同决策,以患者为中心的服务。其实现在很多时候我们的医生都会问一句话,这个病人或者家属的诉求是什么? 我觉得这就是一种改变,现在更多的是考虑病人自己的期望是什么的时候了。

进入交大医学院就意味着未来你们将会在比较高的起点参与工作。我想这样的过程当中也要练就一些基本功,首先看到大家都看得到的东西,其次是想到别人没有能够想到的东西,第三是把你的想法变成现实。如果没有这些,真的是很难在高水平平台生存的。

我还想借医学教育泰斗威廉·奥斯勒的话讲几句。他强调"三心",即医生应该是心路清晰,心地善良,心灵平静。你们受到诱惑的机会会很多,我们真的不希望我们学校毕业的学生这个出事,那个有事儿。今天可能跟你们讲这些还太早,总有一天当你成为大家的时候,你再回过头去看那段经历,也会觉得自己很了不起,能抵挡住那么多的诱惑,从一个小医学生一直慢慢成长,很了不起。

我们讲到沟通能力的时候会说现在很多医生不会讲话。有时候一些病人还真是挺可爱的,挺有意思的,你怎么样跟他们打交道? 无效的沟通比不沟通更糟糕。临床上这样的例子不少。那我就依着他行不行？我在一个微信上查到的一篇美国的文章说为了提高患者满意度，医生毫无原则地对病人说好的结果就是死亡率升高了 2.4 倍，发病率增高 1.4 倍，抗生素应用增加了 8.5 倍，那我们要怎么样去智慧地来把东西分开呢？知识和智慧真的不是一件事情的，知识是什么？是在脑子里装满了别人的东西。而智慧是什么？是在自己的心灵当中自己的见解。智慧是让你因为所知有限而感到谦卑。那么医生的技能和智慧的开拓通过什么来挖掘？首先，责任心的加强。其次，提高医疗技术。第三，具备良好的人文素养以及正确的三观。

　　最后的最后，把老祖宗的话献给大家。如何对待医学艺术？那些不相信医学的人可以被医学治好，这件事实就是医学的存在和它力量强有力的证据。我把它送给大家，希望人文精神照亮医学，也照亮你们的医学生涯。

（本文作者：闵建颖；原文刊载于《医源》2017 年第 2 期）

| 愿景・理念 |

目标愿景

扎根中国大地,服务健康中国战略,为人民群众健康保驾护航,书写中华民族伟大复兴中国梦的健康篇章,是时代赋予我们的光荣使命和重要责任。迈进新时代,我们要进一步把医学教育写在祖国大地上,把医学研究写在世界科技前沿上,把医学论文写在人民健康篇章上,培养有灵魂的卓越医学创新人才,开展可转化的卓越医学研究,提供最精准的卓越医疗服务,厚植有情怀的卓越医学文化,坚持立德树人,着力培养德智体美全面发展的社会主义建设者和接班人,积极探索"世界一流、中国特色、上海风格、交医特质"的建设之路,不忘初心,牢记使命,脚踏实地,再创辉煌。

始终不忘立德树人之初心,牢记卓越医学人才培养使命。坚持社会主义办学方向,始终以谋求国家强盛、探究科学真知、践行医学使命、传承文化精粹为己任,全力培养有灵魂的卓越医学创新人才。

始终不忘追求卓越之初心,牢记改革创新再出发使命。始终把改革创新作为学院发展的根本动力和不竭活力,激发内生驱动的创新自觉,提升交叉融合的创新能力,营造敢为人先的创新文化,构建运行高效的创新体系,释放综合改革的创新红利,勇当新时代高等医学教育改革创新的排头兵、先行者。

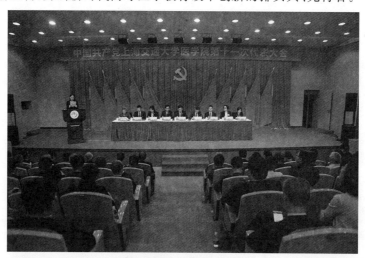

第十一次医学院党代会

始终不忘大医精诚之初心,牢记维护人民健康使命。紧密对接健康中国战略,致力于提升"仁心仁术济苍生"的医学人文情怀和医疗服务能力,办好有温度的中国特色世界一流医学院,竭力为人民群众提供全方位全周期健康服务。

以下是医学院的发展目标:

到 2020 年,综合实力和办学质量进一步提升,厚植中国特色世界一流医学院的核心元素。有灵魂的卓越医学创新人才培养体系进一步完善,临床医学稳居国内前列,优势学科不断涌现,若干学科方向实现世界领跑,形成一批具有国际声誉和行业引领地位的医学研究和治疗中心。

到 2035 年,办学质量、综合实力、国际影响力大幅提升,临床医学进入世界前列,初步建成高素质学生向往、高层次人才汇聚、高水平成果频现、高能级服务支撑的中国特色世界一流医学院。

到 2050 年,全面建成中国特色世界一流医学院和一流医学学科,整体实力稳居世界一流医学院校行列。

（摘自《中共上海交通大学医学院第十一次党代会报告》）

十载砥砺奋进　今朝再铸辉煌

随着社会的日益进步和科技的快速发展，人类越来越关注健康和生活的质量，越来越需要深入探索自身的奥秘。生命医学学科已经普遍成为世界一流大学学科建设的重中之重，成为大学创新发展的重要增长极。2005年，上海交通大学和上海第二医科大学顺应世界生命医学学科的发展潮流，强强合并，汇聚创新资源，成立新的上海交通大学。10年时间里，上海交通大学医学学科实现跨越式发展，迈上新的台阶被称为"中国高等教育改革发展的生动案例"。10年时间也许只是上海交通大学百廿年历史中的一页，但它所开启的却是这所跨越三个世纪名校勇立时代潮头，积极探索和实践中国特色世界一流大学之路的新篇章。

走出了一条综合性大学建设高水平医学院的中国道路

如何扎根中国大地，立足发展实际，在中国一流综合性大学办好一流医学院，是新时期中国高等教育改革发展的重要课题。强强合并10年来，充分发挥各方面的优势，创新体制机制，实现了"一加一大于二"的效应。

在体制支撑上，充分发挥教育部、上海市的"部市共建"，以及教育部和卫生部的"部部共建"优势。教育部在"985"和"211"工程建设、未来优势学科点建设、高水平科研基地建设等方面给予了重要支持；上海市保持对医学院的投入体制不变，配套支持及投入力度稳步增长，通过"085工程"、高峰高原学科建设计划、地方高等学校本科教学激励计划等全力支持医学院建设；国家卫计委一直对学校医学学科和附属医院的发展给予重要支持和指导。这些体制支撑与保障，使上海交大医学院及其附属医院得到了更为广阔的发展空间和有利条件。在多年办学实践中，探索形成了"部市共建""部部共建"的新模式，成功走出一条部市协同、科教协同、医教协同，在综合性大学中建设高水平医学院的创新实践之路。

同时，学校明确提出要尊重医学院办学规律、尊重综合性大学发展规律的办学方针。充分发挥综合性大学的优势，切实把握并尊重医学教育的发展规律和特殊性，保持医学院的相对独立，充分保证其办学自主性和积极性。保持了医学学科的有机统一性和医、教、研、管体系的相对完整性，13家附属医院全部

归口医学院统一管理,确保医学教育、科研、临床实践、学科建设和人才培养的紧密结合

有力地推动了中国特色世界一流大学和一流医学院建设

合并伊始,学校便确定了"两个一流"的奋斗目标,凝练了一批全国领先的优势学科和特色研究方向,形成了较为完整的高等医学学科体系,部分医学学科已在全国、甚至国际上居于领先地位。积极推进人才培养模式改革,通过"三个前移",即接触临床前移、医学问题前移、科研训练前移的教学模式改革,促进基础与临床融合,力推"三个结合",即人文通识教育与医学教育紧密结合、临床与基础医学教育结合、科研训练与医学实践结合,加强教学质量建设工程,不断深化人才培养体系建设,构建了以卓越医学创新人才培养为核心的交大特色医学教育体系。生源质量、学生实践能力、国际化办学水平、人文素养和通识教育水平都有了大幅度提高。通过引育并举,汇聚了一支包括院士、千人计划、长江学者、国家杰青、973 首席科学家在内的具有国际竞争力的高层次师资队伍。特别是以十年磨一剑的执着和沉淀,在 2015 年的两院院士增选中,医学院 1 人入选中国科学院院士、2 人入选中国工程院院士。在科研领域,始终坚持面向国际科技前沿、面向国家战略需求,围绕医学重大科技基础设施项目内涵建设,力推基础医学、转化医学和精准医学研究。大力促进多学科交叉,建立"医工交叉基金",前瞻性布局未来优势学科,科研创新能力和水平迅速提升。

今天的上海交大医学院已从原来的地方院校发展成生命医学领域占据领先地位的"国家队",成为上海交大冲击世界一流的排头兵。在 ARWU 世界大学学术排名中,上海交大医学院排名全国第一。在 ESI 全球医学学科排名中,临床医学学科亦位居中国第一,药理学与毒理学等 6 个学科跻身全球研究机构前 1%,临床医学学科跻身全球研究机构的前 1‰。医学学科的快速崛起,为上海交大探索中国特色的世界一流大学道路奠定了有力的基础,也为创新型卓越人才培养提供了有效的保障。

充分地体现了一流学科服务国家和地方经济社会发展的责任与使命

世界一流大学与国家经济社会发展的关系密不可分。发达国家的发展经验表明,每一次科学技术变革带来的社会进步,往往与一流大学的发展和创新产出相辅相成。世界一流大学为集聚人才、创新驱动做出了积极的贡献。对于

中国特色的世界一流大学而言,对接国家战略,服务地方经济社会发展无疑是其发展中的应有之义。2014年,附属医院年门急诊量和出院人次超过上海市总量的1/5,开放床位占全市的1/5,年手术人次占上海市总量的1/3,诊治疑难重症病人数约占全市业务量的1/2;专病诊治中心和国家临床重点专科占上海市总数一半以上。交大的医学学科真正让临床治疗的优势与经济社会发展和民生需求结合起来,形成了积极服务社会,并与社会协同发展的良好态势。

十年前,两校合并之际,学校形成了优势互补,加强理工科与医科未来发展紧密合作的理念,前瞻性布局了系统生物医学研究院,MED-X研究院等医工交叉平台。当前,以精准医学为目标,大力发展转化医学已成为国际生命医学界的战略共识。2010年度国家最高科学技术奖获得者、中国工程院王振义院士向时任国家主席胡锦涛同志提出"集中上海优势力量,建设上海转化医学研究院"的建议,得到国家领导人的支持与批示。随后在国家发改委、教育部、卫生部和上海市政府等的大力支持下,上海交通大学于2011年1月组建上海转化医学研究中心,并于2013年7月作为"转化医学国家重大科技基础设施(上海)"获国家发改委批准立项。自此,一个国际一流的系统性、规模化、集成化、开放共享的转化医学公共技术平台正式落户上海。转化医学国家重大科技基础设施(上海)项目的建成,必将有效促进基础研究与临床诊疗的结合,加快科研成果转化,提高成果转化效率,促进疾病精准诊断、精准防治的新技术、新平台和新药开发,进一步提高我国人民的医疗和健康保障水平。强强联合让交大医学院拥有更广阔的视野,更高远的目标,更强劲的动力,去破解国家亟待破解的命题,为上海交大践行社会责任写下了新的篇章。

今天的上海交大医学院,已成为学校建设世界一流大学的重要组成部分,成为支撑健康中国战略的重要力量。展望未来,我们信心满满。医学院要以推进综合改革和制定"十三五"规划为抓手,着力做好以下四个方面的工作。

1. 坚持中国特色,切实增强建设世界一流大学和一流医学院的使命感。

建设中国特色世界一流大学和一流学科是党中央、国务院对高水平大学提出的明确要求,要深刻理解中国特色高等教育的内涵,坚持社会主义办学方向,夯实提升冲击世界一流的综合实力。生命医学学科的发展关乎学校未来的核心竞争力,医学院作为学校冲击世界一流的排头兵,要乘势而上、顺势而为,努力把机遇转化为加速再出发的新优势。学校也将创造条件,全力支持医学学科的健康发展。医学院要结合学校的规划,做好医学院"十三五"的规划。未来五年是创建世界一流大学的冲刺阶段,也是生命医学学科发展的关键时期,上海市高峰高原学科规划已经凸显了领先地位,要把这一先发优势进一步转化为核心竞争力。要紧密围绕"培养卓越医学创新人才"的使命不动摇,进一步推动教育教学改革,扎实推进并不断完善"医教协同"战略,为全面建成小康社会提供最值得信赖的人类健康"保护神"。要紧密对接国际研究前沿和国家重大科技创新战略,围绕学科内涵建设,统筹布局与协同推进,争取科研创新能力和水平的快速提升。

2. 围绕人才强校主战略,进一步推进人才强院,汇聚起一流师资队伍。

建设世界一流大学根本要靠人才,人才强校主战略是学校长期坚持、持续深化的核心发展举措。要本着引育并举、人尽其才的原则,结合医学院实际,进一步完善分类发展多元评价体系,推进实施长聘教职体系建设,有效激发各类人才队伍的发展动力和创新活力,进一步营造有利于拔尖创新人才脱颖而出的生态系统。要进一步强化高层次人才的支撑和引领作用,探索建立若干学术特区和人才特区,积极推进学校学术荣誉体系的全覆盖。通过多措并举,加快培养和引进一批活跃在国际学术前沿、满足国家重大战略需求的学科领军人物、具有创新潜力的青年人才和创新团队,造就一批优秀的研究型临床医生和专职临床研究队伍,为学校早日跻身世界一流提供动力支撑。

3. 坚持协同发展、深化综合改革,进一步激发"部市共建"医学院的制度优势。

医学院建设要充分依托综合性大学的"大本营"、始终致力于用好用足"部市共建"的制度优势,主动对接国家重大战略需求,主动融入上海的进步与发展,以服务求支持,以贡献谋发展。要紧紧依靠综合性大学的多学科优势,进一步加强理、工、生、农、文、管等学科与医学学科的交叉融合,要将协同的理念渗透到学院发展的各环节,实现学科、科研、人才培养"三位一体"的能力提升,要勇于创造新模式,推进资源共享、优势互补、双赢共进。附属医院是医学院重要组成且不可分割的部分,是不可或缺的办学资源和良好社会声誉的源泉,也是临床一级学科所在。要充分依托临床医疗资源,通过深化体制机制改革,发挥整体优势和协同效应,实现资源共享和效益最大化。深化医教研内涵建设,特别是要充分利用好即将全面建设的转化医学平台,有效带动临床与科研的有机互动,以临床重大医学和健康问题为导向,夯实在这一世界医学科学领域的领先地位。服务国家医药卫生体制改革,积极参与上海国际医学园区的建设,重点整合各附属医院的优势临床资源,大力开展多中心、前瞻性临床研究,形成一批多中心、跨学科的专病诊治平台,打造多家国内顶尖、国际知名的附属医院。

4. 继续发扬同心同德、齐心协力的奋斗精神,汇聚起全体交大人创建世界一流大学的强大动力。

A1C02163124%　北大医学图书馆

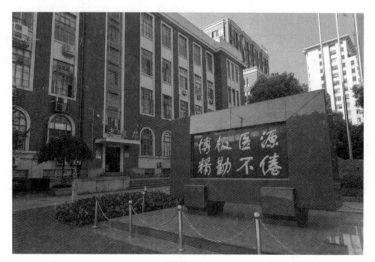

学院精神

　　大学文化对外彰显学校精神与神韵、引领社会风尚，对内凝聚共识与力量、育人于无形。积极推进文化引领战略，弘扬"求真务实、努力拼搏、敢为人先、与日俱进"的交大精神，传承"博极医源、精勤不倦"的医学院精神，不断增强全体交大人的责任感、使命意识和担当精神。充分发挥大学文化的引领作用，进一步增强全体交大人的价值认同、使命认同和情感认同，用交大精神和创新文化引领学校发展与社会进步。深入探索具有"中国特色、世界一流、交大特点、医学特质"的发展模式，进一步促进文化深度融合。以 130 周年校庆为契机，进一步加强医学院与校本部的师生交流、校友互动，进一步促进价值认同，用交大精神和创新文化汇聚起全体交大人的力量，为学校早日建成世界一流大学注入强大动力。

　　　　　　　　　　　（本文作者：姜斯宪、张杰；原文刊载于《医源》2015 年第 5 期）

创新驱动　凸显优势　开创医学院全面发展新篇章

　　上海交通大学和上海第二医科大学强强合并已经 10 年。10 年间,学校在建设一流大学和一流医学院"两个一流"的目标指引下,在遵循综合性大学发展规律和遵循医学学科特殊规律"两个遵循"的方针指导下,积极探索一条具有交大特色的医学教育发展新路。医学院全体师生教职医务员工凝心聚力创事业,聚精会神谋发展,抢抓机遇,深化改革,充分利用"部市共建"的体制优势,逐步实现从地方队向国家队的转变、从教学科研型院校向高水平研究型院校的转变,综合实力、核心竞争力和社会影响力大幅提升,开启了冲击一流的新征程。

　　始终聚焦卓越医学人才培养,不断创新医学生培养模式,教育教学质量得到切实提升。一是围绕立德树人的根本任务,落实全员育人、全力育人和全过程育人机制,加强医学生的思想政治教育和人文精神培育,提升卓越医学生的综合素质和能力。二是创新教育教学理念,通过建立人体健康与疾病导论教学模式、以器官系统为基础的整合教学模式和临床医学整合教学模式、RBL 教学模式等,形成以学生综合能力提升为核心的"PRICE"特色医学教学体系。三是实施医学教学改革,坚持接触临床前移、医学问题前移和科研训练前移,推进人文通识教育与医学教育紧密结合、临床与基础医学教育结合、科研训练与医学实践结合。过去 10 年,医学院获得国家级教学成果奖 2 项、国家级实验教学示范中心 1 个、国家级资源共享课程和国家级精品视频公开课 21 门,获全国优秀博士学位论文 4 篇、提名论文 18 篇等。大力推进医学教育国际化,中法合作项目稳步推进;率先成立国内首个与北美高水平医学院校合作的中外办学项目——上海-渥太华联合医学院。

　　始终聚焦医学学科发展方向,不断优化学科结构,学科内涵建设得到不断加强。一是以重大医学和健康问题为导向,加强转化医学研究,提升协同创新能力,注重学科建设的战略谋划,推进医学学科联动发展,着力打造高峰学科和专业学科群。学科实力跃居全国医学院校第一方阵,在教育部学位中心发布的全国高校一级学科评估结果排名中,临床医学连续两次位居全国第一,口腔医学和基础医学分列全国第二和第三,护理学升至全国第五;6 个学科进入 ESI 排名前 1%,临床医学学科更是进入 ESI 排名前 1‰。二是加强附属医院临床学科整合式、协同式、包容性发展,不断提高解决重大疾病和临床疑难杂症的综合实力。目前,医学院附属医院年手术人次占上海市总量的 1/3,诊治疑难重症病

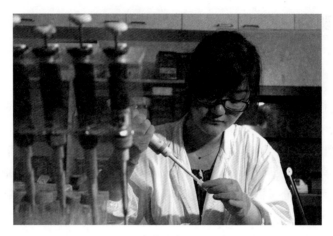

创新驱动

人数约占全市业务量的 1/2，共有 74 个国家临床重点专科项目（占上海市总数的 54%）、16 个上海市临床医学中心和 39 个医学院专病诊治中心，临床学科享有良好的社会声誉。

"主动对接国家战略要求和世界科技前沿，牢牢把握新的发展机遇，团结一心，勇攀高峰，在新的征途上开创医学院全面发展新篇章！"

始终聚焦"人才强院"主战略，不断创新人才培养新模式，教师队伍素质和创新能力得到大幅提高。一是树立"创新驱动发展的实质是人才驱动发展"的理念，不断完善党管人才工作机制和创新人才培养机制，通过狠抓教师专业队伍和干部管理队伍建设，优先确立人才优先发展战略布局，形成了激发人才创造活力的制度优势，以及人人皆可成才、人人尽展其才的生动局面；建成了一支包括两院院士、中组部"千人计划"专家、"973 项目"首席、长江学者、国家杰青等在内的高层次人才队伍，以及富有创新精神和国际视野、能支撑医学院可持续发展的人才队伍体系。二是加强现代大学制度和内部治理体系建设，强化"学术立院、教授治学、共同治理"理念，健全师生员工参与民主管理的工作机制，充分发挥学术委员会在学术决策和学术事务管理中的作用，积极营造适合创新驱动、相互鼓劲的学术生态环境。近 10 年来，医学院新增中组部"千人计划"专家 11 人、"973 项目"首席科学家 14 人次、"国家杰出青年基金"获得者 13 人、教育部长江学者 19 人、人事部百千万人才工程 18 人、上海"千人计划"专家 22 人、上海市东方学者 50 人等；尤其可喜的是，医学院 2015 年新增中国科学院院士 1 人、中国工程院院士 2 人。三是充分释放一流人才的创新活力和创新潜能，大批重大科研成果不断涌现,国际高水平科技论文、国家级科研项目、SCI 论文数、国家自然科学基金项目等已连续数年位居全国医学院校榜首。

近 10 年来,医学院以第一完成单位共获得国家级科技成果奖 24 项,其中王振义院士获 2010 年度国家最高科学技术奖;科研总经费数从 2005 年的 1.1 亿元增加到 2014 年的 5.7 亿元,国家级项目经费从 2005 年的 6983 万元增加到 2014 年的 3.53 亿元,国家自然基金项目从 2005 年的 104 项增加到 2015 年的 537 项,SCI(SCE)论文数从 2005 年的 259 篇增加到 2013 年的 2410 篇。

过去 10 年,医学院党委下大力气抓领导方式和管理模式转变,下真功夫抓现代大学制度和治理体系建设,下决心狠抓内涵发展和质量提升,在总揽全局、协调各方、统筹谋划、科学决策中推进医学院的跨越式发展。成绩来之不易,使命任重道远。对标国家战略和世界一流,我们深感发展永远在路上。当前,中央正在协调推进全面建成小康社会、全面深化改革、全面依法治国、全面从严治党的“四个全面”战略布局,牢固树立创新、协调、绿色、开放、共享五大发展理念,深入开展“三严三实”专题教育,大力推进大众创业、万众创新、走创新驱动发展道路的政策措施,统筹推进世界一流大学和一流学科建设。我们要牢固树立严抓实干是推动发展的制胜法宝的理念,从严治院,依法治院,实实在在把一流医学院建设的要求和举措落实下来、取得成效;牢固树立创新是促进发展的永恒主题的理念,在顺应大势、服务大局中创新驱动,协同发展,将中央和上海的战略需求贯穿于医疗、教学、科研和管理等各项工作,不断提升办学办医水平,不断推进一流医学院建设,为国家和上海的医学教育和医疗卫生事业的发展贡献智慧和力量。

征程万里云鹏举,敢立潮头唱大风。上海交大医学院将继续秉承和发扬海纳百川、博采众长的包容气度,健康所系、性命相托的责任意识,追求卓越、敢为最先的创新精神,注重实践、求真进取的务实作风,主动对接国家战略需求和世界科技前沿,牢牢把握新的发展机遇,团结一心,勇攀高峰,在新的征途上开创医学院全面发展新篇章!

（原文刊载于《医源》2012 年第 5 期）

尊重医学学科规律　迎来医学大发展"黄金十年"

——专访上海交通大学副校长、上海交通大学医学院院长、中国科学院院士陈国强

根据最新出炉的我国"两院院士"增选名单,上海交通大学成绩斐然:诞生了5名新院士,其中医学院及其附属医院就有3人。院士不是一天养成的,这是多年厚积薄发的结果。过去10年,交大医学院的发展可谓"黄金十年",临床医学实力稳居全国头把交椅,国家自然科学基金项目和科技论文发表多年蝉联全国医科类院校第一,招生分数线连年看涨,在一些省市更是排在北大、清华、交大、复旦之后的第五名,作为一个独立招生的医学院,取得如此成绩着实不易。

2005年到2015年,正是原上海交通大学与原上海第二医科大学(交大医学院前身)合并的10年。回顾当年,在国家发展战略背景下,许多医学院校与综合性大学"强强合并",上海交大医学院此后的发展尤其突出。10年前的这个落子,交大与这所医学院到底达成了什么样的共识? 为什么业内高度评价交大医学院形成了"独具特色的发展模式"? 到底如何办好综合性大学的医学院? 听上海交通大学副校长、上海交通大学医学院院长陈国强畅谈10年改革与发展。

美好而重要的约定,保持医学学科的完整性和医学院办学自主权

"全国医学院校合并潮之后,少有人去研究,为什么要保证医学学科的完整性。上海交大医学院的发展模式也许是不可复制的。但是,医学人才培养的特殊性和医学学科自身的规律已经决定了医学院必须保证其学科的完整性和自主权。背离办学规律,要搞好医学教育是很难的。"陈国强说。

交大医学院迎来"黄金十年",本身就是一个值得研究的现象。在陈国强看来,奠定这个发展的重要前提是两校在合并时就约定的根本原则:在充分发挥部市共建、部部共建的体制优势下,在多方支持、共促发展的办学格局下,始终紧紧咬住两个"一流":即一流大学和一流医学院的奋斗目标,始终坚持"两个遵循",即遵循综合性大学的发展规律,遵循医学学科的特殊规律,保持医学学科体系的完整性和办学自主权,保持医、教、研、管的相对完整性。

如今,交大医学院被业内高度评价为"创造了综合性大学医学院发展的新模式",陈国强直言,这个新模式的根本保障就是借力综合大学的多学科优势,

保持医学学科体系的完整性。

"医学学科有其特殊性,这种特殊性需要它保持相对的完整性!"陈国强谈到,医学是自然科学、人文科学、社会学科的统一体。除了医学,很少有学科是直接针对人的,医学更像是"人学"。这不是单一院系可以培养出来的,医学院多年形成的多学科交融的格局是培养"人学"的基础。

"更何况经过漫长的历史发展,医学已经成为包含众多学科的完整体系,各学科都有深厚的理论基础、逻辑方法,形成了自己独特的严密的体系,但每个学科又都与其他学科形成千丝万缕的紧密联系,这种联系的内在机制就是各学科的客体都是人,人为打散,是对医学教育与创新人才培养的伤害。"陈国强说。

此外,实践性是医学教育最突出的特点。"在医学课程学习中重视实践对深刻理解医学知识及其运用有着重要意义。所以,医学院必须有一批附属医院,对应医学的实践性。"陈国强谈到,医学生在学习过程中,特别是在临床医院见习和实习过程中,要仔细地观察社会、观察人,深刻理解疾病、病人和社会的关系,才会成为一个合格的医者。

"全国医学院校合并潮之后,少有人去研究,为什么要保证医学学科的完整性。上海交大医学院的发展模式也许是不可复制的。但是,医学人才培养的特殊性和医学学科自身的规律已经决定了医学院必须保证其学科的完整性和自主权。背离办学规律,要搞好医学教育是很难的。"陈国强感慨地说。

打造一流医学院,科创与临床实力"双丰收"

"坦率说,保持这种自主性和完整性,压力也很大。"陈国强直言,两个"一流"的目标下,用交大的话说,一流大学首先要有一流医学院,医学院要成为交大率先跻身世界一流大学的排头兵。

获得了办学自主权和完整性,作为交大创建一流大学的"排头兵",交大医学院身上的压力不轻。陈国强办的第一件事是,思考交大医学院的办学定位。

"我始终认为大学的核心功能是人才培养。归结起来,有四条培养途径。第一是教育教学,但要思考几个问题:谁来教?教什么?怎么教?三个问号不解决,很难实现人才培养的目标。第二条是科学研究。科研是为了提升学生的创新能力,这是很重要的发展思路。第三条途径是社会服务。通过社会服务提升学生对社会的认知。第四条途径是文化传承。文化是一所大学的厚度,思想是一所大学的高度。有思想自由,才有学术自由,才有创新自由。"陈国强说,想清楚四条途径,也就想清楚了要培养什么样的人。

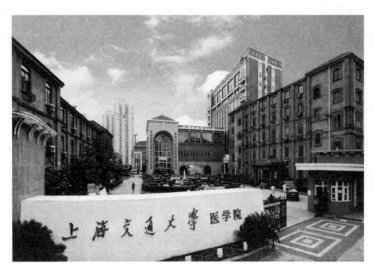

医学院校门

交大医学院给出的答案是：培养卓越医学创新人才。

"培养卓越的学生，首先需要老师是卓越的。老师的卓越来自哪里？这应该也必须源自科学研究与医疗实践。"这 10 年，陈国强率先抓的就是这两点。

以国家自然科学基金为例，这是体现科研实力的相对客观的指标。2005年，交大医学院获得 104 项国家自然科学基金。2008 年，一系列改革在交大医学院铺开，包括研究生招生改革、导师遴选改革、职称改革。两年后，交大医学院拿到的国家自然科学基金达到 314 项，这以后逐年增长，2013 年达到 497 项时，陈国强在一次校内大会上感叹，"无论如何明年不能超过 500 项了——这不能跟 GDP 一样每年要增长。"他担心，光长数量不提质量不行。

今年，交大医学院还是突破了 500 项，达到 537 项。交大医学院获得国家自然科学项目已连续 5 年排名医科类院校全国第一。

陈国强没有沉迷于这些美丽的科研数字。2010 年，在制定医学院的"十二五"规划时，他再度提出科学研究必须在保证数量的前提下提升质量。

一系列改革助推下，师生们的科研积极性被充分调动起来。2005 年，交大医学院发表 SCI 论文 259 篇，此后连年增加，去年预计可超过 3000 篇，其中不少论文发表在《自然》《科学》《细胞》等知名期刊的主刊或子刊上。

与科研实力同时迸发的还有交大医学院的临床水平。过去 10 年，交大医学院的附属医院共计有 17000 床位，而它们的门诊占全上海门诊的 1/5，住院占全上海总量的 1/3，诊治的疑难杂症占上海总量的 1/2。"也就是说，交大医学院用 1/5 的医疗资源解决了全上海 1/2 的医疗难题。这是了不起的成绩。"陈国强欣喜地说,交大医学院的国家临床重点专科有 74 个,占上海的 54%,名医名师辈出。

师资队伍优化,医学院的"种子"也越来越好。从高考分数线看,2005 年,交大医学院的分数线高出上海一本线 10 分,到 2013 年,它的分数线比外省市当地一本线高出 55−178 分。今年,最高的高出 236 分。

陈国强说,他有一个理想,就是希望让一批今天优秀、极具创新潜质的学生和不断超越自己、极具创新思维的优秀老师在一起相互激励,共同超越,使学生更加优秀,使老师更加卓越,产生使老师和学生都终身受益的创新能力和智慧。这已经成为今天的上海交通大学医学院的办学理念。

敢为人先,教学改革提升"黑板吸引力"

与上海交通大学合并以来,大力推进医学教育教学改革,力推教学激励计划,营造全员育人氛围,创造了综合性大学医学教育的新模式。

陈国强认为,新时期,医学院要培养的医学生核心能力,包括专业能力、思维判断能力、沟通协调能力、信息收集能力、医学研究能力、学习能力与写作能力。

怎么做?交大医学院提出并践行"三个前移"的改革。第一,临床接触前移。邀请名医、名家向医学生讲述医学人生,把一辈子对医学的感悟与同学分享。同时在入学第一年,就让学生去社区了解社区的卫生状况,让他们早期感受医学的崇高,以免读书四五年被医学"八卦"不断消磨学医初心。第二,是医学问题前移。围绕医学问题展开通识教育。第三,科研训练前移。让整个科研训练贯穿学医期间,他提出不仅要做研究,更重要的是提出问题、分析问题,找到解决问题的办法。

为此,医学院这些年推出了一系列课程改革,除了理论课改革,还推出 PBL、RBL、临床案例 CBL、系统整合课程、过程考核综合评价等,简称"PRICE"教学模式。

在医学教育改革上,陈国强说,交大医学院还有许多通俗有趣的理论。比如,"三结合"战略,即人文通识教育与医学教育紧密结合、基础教育与临床医学教育结合、科研训练与医学实践结合。四个"不断线",即基础医学教育不断线、临床医学教育不断线、职业态度与人文教育不断线、科研训练与创新能力培养不断线。

要实现这些改革目标,说到底还得把好老师请上讲台,提升"黑板吸引力"。

"要把老师从医疗科研的主战场推向教育教学主战场,有难度。做科研也好,投入临床也好,吸引力都比上讲台大。如何打破旧有的利益格局,让老师围绕我们的教学理念展开教学?"陈国强大胆推出教学激励计划。他说,表面上看这是给老师涨了一点钱,本质上是理念的大转变

这其中就包括专家治学。目前,教学激励计划已经形成"团队牵引,首席负责,全程激励,制度保障、教学督导"的路径。与之配套,还有赏罚分明的绩效制度,医学院每年拿出1000多万用于这项激励计划。

与此同时,医学院加快国际化进程,进一步夯实临床医学法语班的教育,同时也力推与渥太华大学医学院共建"上海-渥太华联合医学院",力求在医学人才培养上实现各国教学模式的交融。除此之外,医学院的学生在海外游学的比例维持在50%左右,让学生的国际视野、健康人格的塑造、抗压能力和心理承受力等获得全方位的提升。

2005年与交大合并以来,医学院大力推进了一系列医学教育改革,加强科研攻关,创造了综合性大学医学院发展的新模式,综合实力快速提升。

打造"学术特区",营造更宽松创新氛围

"过去,为论文而论文的风气太盛,学生为了毕业写论文,老师写论文拼职称,这都背离了科研的本质。科研应该是探索未知,创造知识。"陈国强在谋划更大的改革——推出一批"学术特区"。

站在过去10年这份漂亮的成绩单面前,陈国强也并不讳言"缺陷与遗憾"。

"科研过去强调SCI,淡化了研究对医学和人类健康本身的提升能力。现在制定'十三五'规划时,我们强调两支队伍建设,其中就包括研究型医生队伍建设,我们希望他们能利用丰富的临床资源,产生有利于诊断治疗、提升人类健康水平的临床研究成果,而不是引导医生为了评职称拿着细胞、耗子做实验,这是临床医生对科学追求的'背离',也是对临床资源的浪费。"陈国强说,未来5年,交大医学院计划遴选100名45岁以下的临床科研人才,解决临床实际问题,建设一支专职临床研究队伍,侧重基础研究,改善临床研究环境。

打造这两支队伍的同时,交大医学院还准备支持一批多中心随机的前瞻性临床研究。对此,各大附属医院反响热烈,院长、大牌科主任都在积极申报中。毫无疑问,这个新风向的引领意义更大。鉴于医学院经费有限,不少附属医院表示也愿意出资支持这样的以临床为导向的科研项目,真正地解决临床问题。

　　尊重临床研究的特色，医学院也将改变考核标准，不是考核 SCI 与论文发表数量，而是考虑这些项目的实际应用，比如是否产生了国际公认的诊疗规范。

　　"过去，为论文而论文的风气太盛，学生为了毕业写论文，老师写论文拼职称，这都背离了科研的本质。科研应该是探索未知，创造知识，服务社会。"陈国强在谋划更大的改革——推出一批"学术特区"。

　　目前，基础医学院、上海市免疫学研究所是交大医学院的两个"学术特区"，拥有"人权"和"财权"。陈国强强调，要让一批真正优秀的教师和科学家沉下心来做医学引领性的原创性研究，为此甚至不做过多评估，个人待遇得到提升，让他们在"无忧无虑"中发挥。"真正的科学精神是允许失败的。当然，这个失败的前提是科学家真正拥有学术思想，只是这个思想可能被证明是错的。而不是给了环境，不干活。"陈国强说，最终对这些科研人员的考核目标也不是拿了多少论文、基金，而是培养和造就了有国际影响力的科学家、国际公认的科研成果。

　　目前，交大医学院对研究生导师两年进行一次评估，评估不合格的，取消招生资格，每年有大约 20% 的导师被取消招生资格，与此同时，也有 40% 的导师是优秀的。优秀的导师在招生上就会有适当倾斜优惠，比如，最优秀的导师可拥有"直博生"，这类学生不需要通过考试，导师面试通过，学校就承认录取了。

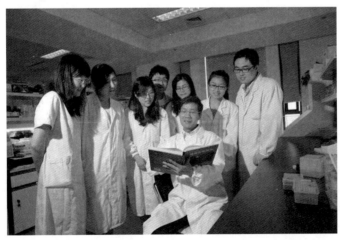

陈国强院长指导学生

　　"我们相信导师，也希望形成宽松的环境。"陈国强始终希望营造一种宽松的学术氛围。为此，他提倡"教授治校"，让一批想发展能发展，也能发展好的人得到学校的支持，让一批有潜力发展的学科得到发展。

　　谈及未来的期许,陈国强说,这些年两校合并,交大与医学院的学科之间有交流、合作,但还不够紧密。"说到底,这与科研评价有关。目前,科研成果的认定制约了结合的热情与深度。个人主义和功利思想制约了科学家之间的合作,但这种结合和协同又是创造有国际影响力的学术成果所必需的。"陈国强说,人类历史上的无数次医学重大进步,很大程度体现的是技术的进步,比如核磁共振的发现、CT 的诞生、胃镜的出现,由此可以看出,理工科对医学进步的巨大推动作用,他期待医理、医工、医文更紧密的结合机制。

(本文作者:唐闻佳;原文刊载于《医源》2012 年第 5 期)

永远以人的健康为科研"终端"

从 20 世纪 50 年代的中西医结合研究、血吸虫病防治与研究、计划生育研究,到今天以全反式维甲酸诱导分化治疗急性早幼粒细胞白血病为代表的转化医学研究,上海交大医学院以人的健康为研究"终端",为病人需求所驱动,在漫漫科研路上不断求索。

上海交大医学院组织胚胎学教研室主任徐晨教授,曾这样定义现代大学:"现代大学应具备教学、科研、社会服务三大功能,拥有常规的硬件设备、过硬的师资力量和浓厚的学术氛围。"

从 1952 年成立的上海第二医学院,到 1985 年升格为上海第二医科大学,再到 2005 年与上海交大合并,上海交大医学院一路走来的 60 年,是科研探索不断进取的 60 年。学院科研成果卓著,科研项目、科研经费及国家重大重点项目承担数在全国医学院校中处于领先地位。仅"十一五"期间,学院获国家自然科学二等奖、科技进步二等奖和发明专利二等奖 17 项,老校长王振义院士获2010 年度国家最高科技奖。

如今的上海交大医学院,正在为努力实现"十二五"规划目标而努力——建成层次清晰、布局合理、特色鲜明的学科体系;形成结构合理、富有国际竞争力的师资队伍;取得一批具有世界影响力的原创成果;完善创新型卓越医学人才培养体系;提升医疗社会服务能级;加快建成世界知名的研究型、国际化医学院……

建校初期的三大研究探索

中西医结合研究、血吸虫病防治与研究、计划生育研究,这三大研究探索,是 1952 年成立的上海第二医学院建校初期的重要科研成果。

可以说,这三项研究探索,都紧密贴合当时新中国初创时期的国情,立足国家需要,立足人民需求。

邝安堃,内科学家、医学教育家,一级教授。早在 20 世纪 50 年代初,他就致力于内科的专业化建设,创立了心血管、血液、内分泌、肾脏、消化等学科专业,同时他非常重视中西医结合方面的研究,选拔和培养了一批出类拔萃的优秀人才,担当起内科领域的带头人,为上海第二医科大学尤其是瑞金医院内科

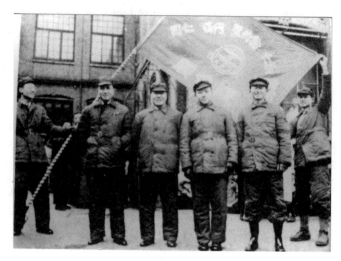

为解放军防治血吸虫病

学的发展做出了巨大的贡献。

邝安堃的医技精湛，血紫质病、垂体前叶功能减退症、原发性醛固酮增多症、结节性多动脉炎、系统性红斑狼疮，都是他在国内最早诊断治愈，引起了国际学术界重视。1958年，邝安堃教授奉周总理之命参加医疗组赴红海某国为国王治病，这位国王患病多年，请了世界各国名医都未能治愈，当时，该国刚与我国建交，所以能否治愈国王的病，具有极其重要的政治意义。邝安堃教授以他的渊博知识，拟定了中西医结合的治疗方案，一周后病情奇迹般地好转，症状消失。邝安堃教授回国后，受到周总理的亲切接见，并称赞他们医疗组"不辱使命"。

事实上，邝安堃的许多卓越的科研成果，都是在当年的设备条件极其简陋的情况下取得的。早在20世纪50年代初，他创建了内分泌教研室，在内分泌疾病的发病原理和治疗方面取得重大进展，由此发展成内分泌研究所。他是我国临床内分泌学的奠基人之一。特别难能可贵和令人钦佩的是，他作为著名的西医专家，仍然勤于问学，拜中医为师，而且致力于用现代化科学方法研究中医理论，尤其在应用气功治疗高血压，以及从内分泌角度研究中医阴阳学说的虚证本质，其成绩更为突出。

与邝安堃同时代的叶衍庆，著名骨科专家、医学教育家，一级教授。1958年上海市伤骨科研究所成立后，叶衍庆教授历任副所长、所长和名誉所长。任期内，他坚持走中西医结合道路，致力于骨科和伤科的专业建设。在国内首先完成对祖国伤科医学历史考证,系统整理了其发展过程及主要成就。为了使我国的伤骨科医学赶超国际水平,率先着手进行骨科基础理论研究工作,探索骨折愈合的机理。

20世纪中期,最让国人忌惮的疾病,就是血吸虫病。当年,在血吸虫病防治取得阶段性胜利的时候,毛泽东同志夜不能寐,赋诗《七律二首·送瘟神》。翻阅二医初创时期的历史,涉及血吸虫病防治和研究的名医大家,不胜枚举——潘孺荪、邓裕兰、黄铭新、江绍基、杨宜、聂传贤、杨士达……无不奉献在血防第一线。

潘孺荪教授早年主要研究流行病学,研制"无锡株Ⅴi"菌苗,对当时无锡地区控制伤寒流行起了积极作用,是最早投身血防的专家。邓裕兰教授,1952年后任上海第二医学院病理解剖学教研组主任。20世纪50年代初,潘孺荪、邓裕兰等人就深入血吸虫病流行区,研究急性血吸虫病的病理变化,并开展血吸虫病性肝硬化发生机理的实验研究,发表《中药活血化瘀治疗实验性血吸虫病肝硬化的研究》一文,被评为上海市科技论文一等奖。黄铭新教授担任全国血吸虫病研究委员会副主任期间,经常深入流行区域进行调查和指导治疗,首创用大剂量阿托品治疗血吸虫病锑剂中毒症的重病患者。后来成为中国工程院院士的江绍基教授,从20世纪50年代起参加血吸虫病防治工作,深入农村,证实血吸虫病侏儒症经治疗可以生长发育,率先在乙结肠镜下观察血吸虫病的结肠病理变化。杨宜教授早在1949年就采用酒石酸锑钾29天隔日疗法,为两千余名因水上练兵感染血吸虫病的解放军战士治疗,无一人死亡。聂传贤教授、杨士达教授1950年就响应人民政府的号召,参与组织并亲自带领震旦医学院师生,赴上海市郊为人民解放军防治血吸虫病。

一本《上海第二医学院院庆三十周年报告会——计划生育论》,至今仍有学术价值。而计划生育研究,更是在二医建院初期就摆在显著位置。中国工程院院士肖碧莲教授,生殖内分泌专家,1949年毕业于上海圣约翰大学医学院,先后获理学硕士和医学博士学位,毕业后在上海宏仁医院妇产科工作。1952年起,肖碧莲为上海第二医学院附属医院兼职讲师、主治医师,1956年起在莫斯科第一医学院留学,1959年毕业获得候补博士学历。1960年,肖碧莲教授回国后在上海第二医学院附属仁济医院创建了国内第一个计划生育实验室——妇产科内分泌实验室,在国产避孕药的临床应用和作用机理研究,尤其是在确定口服避孕药的配制与批量生产等方面做出重大贡献。

1963年国家科委、卫生部、化工部联合组织对口服避孕药的研制工作,肖碧莲所在的实验室为口服避孕药的药理、临床研究基地之一。通过对国产口服避孕药的临床和实验室研究分析，肯定了其作用机理和临床效果。由于当时国际上口服避孕药常规用量大，副反应明显，不易为妇女接受，肖碧莲提出了对口服避孕药进行减量研究，通过实践肯定了原口服避孕药 1/4 量的效果，为我国首创的 1 号、2 号低剂量口服避孕药研制工作提供了科学依据。低剂量口服避孕药为广大育龄妇女免除非意愿妊娠所造成的身心痛苦做出重大贡献。1967 年国产口服避孕药通过了国家科委鉴定并推向全国。在当时这一成果处于国际领先地位。1983 年在瑞典国际大会上获得了美国口服避孕药合成化学家的肯定。国际上认为，中国的避孕低剂量药物比其他国家早七八年。多年来，即使在"文革"期间，肖碧莲仍然坚持对避孕药、避孕针剂的作用机理、药代动力学和临床内分泌学进行研究。

改革开放后的腾飞

改革开放以后，上海第二医学院于 1985 年更名升格为上海第二医科大学。在此前后，二医取得了更多的医教研重大突破——

1986 年，在国际上率先应用全反式维甲酸诱导分化治疗急性早幼粒细胞白血病，8 年后又在国际上首先证实了三氧化二砷的应用可以特异诱导急性早幼粒细胞白血病细胞凋亡，使得复发难治白血病治疗取得突破；1999 年，研制成功国内首例携带有人血白蛋白基因的转基因试管牛；1999 年，在国内最早研究发展计算机辅助定制型人工关节以及形状记忆骨折内固定装置，并用于临床；2001 年，"人耳鼠"在国内第一次公开亮相，这只背上长着惟妙惟肖"人耳"的小白鼠，引发了人们对"器官工厂"的无限想象……

而在这些科研项目的重大突破中，最值得一提的，是全反式维甲酸诱导分化治疗急性早幼粒细胞白血病。

1986 年，当日本电视剧《血疑》风靡华夏之际，普罗大众认识到白血病的可怕。当时，王振义正在进行一种新思路治疗癌症的研究——全反式维甲酸诱导分化疗法，并已在体外实验中获得成功。这个课题的源起，要从 1978 年说起。当时"文革"后的大学恢复了秩序，王振义担任第二医学院病理生理教研室主任。从外文杂志中他获得了一个重要信息：以色列专家 1972 年在小鼠实验中证明，白血病细胞能在一定条件下发生逆转，分化成熟为正常细胞；由此，他们提出了对癌细胞"诱导分化"的大胆设想。无疑，这是一条不同于化疗的创新思路！对于苦苦探索"突破口"的王振义来说，不啻是一道划破夜空的闪电。他与孙关林等医生反复商量，把"诱导分化"的技术路线，确定为对白血病研究与治

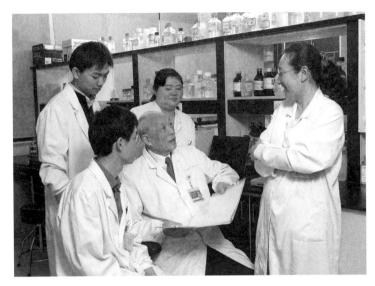

王振义与学生

疗的主攻方向。而第一步,是要尽快找到一种会分辨"敌我"、并对"敌人"实施"诱导"的药物。

但是,就像大海捞针,实验整整做了2年,一无收获。

1983年,一条振奋人心的消息发布在美国一家杂志上:实验证明,新鲜的急性早幼粒细胞白血病细胞,可在"13顺维甲酸"作用下,向正常细胞逆转。反复打听,国内的厂家只能合成出"全反式维甲酸"。他们了解到,上海另一家大医院已试着从美国买"13顺维甲酸",当时的价格是2000美元一疗程,而一个疗程下来,治疗效果为零。谁也不知道究竟要做多少个疗程才能见到效果。

王振义决定另辟蹊径。他想,"维甲酸是维生素的衍生物,"13顺"与"全反式"均属于"维甲酸"的同分异构体。何不试试用"全反式维甲酸"来做实验?日复一日地重复,无数次的失败。王振义殚精竭虑,不断调整实验方案。半年后曙光初现,1年后,"全反式维甲酸"对"早幼粒细胞"的"诱导分化"效果已确定无疑。

正在此时,王振义遇到一位5岁晚期急性早幼粒细胞白血病患者小静,她的家人已经绝望。相比其他类型的白血病,这种白血病发病急,恶化速度极快,很多病从诊断到死亡不过一周。王振义当机立断,决定将这一科研成果应用于临床。事实证明,他创造了奇迹:7天后,小静症状明显好转,一个月后,病情完全缓解,显微镜下,白血病癌细胞一个个"改邪归正"。之后,这种疗法开始在临床上全面使用,首批治疗的 24 例病人中,完全缓解率超过了 90%。

王振义说:"关于肿瘤细胞,就像自己的孩子中有一个变坏了,我是打他呢,还是教导他呢? 过去的治疗方法就是肿瘤细胞一定要杀掉它,于是就给它使用有毒的药物,毒死它,这就是一般治疗肿瘤的方法,就是用化学药物的治疗,叫化疗。化学药物有一个缺点,不仅是把肿瘤细胞毒死了,正常细胞也受到了严重的损害。而我们对这个治疗方法的研究,是叫诱导分化,就是劝导他不要做坏人,做好人,弃邪归正。"王振义的诱导分化方法不仅为急性白血病找到了一种新的治疗方法,还为肿瘤可以通过诱导分化治疗的理论和治疗途径提供了一个成功范例。

2011 年 1 月 14 日,年近九旬的中国工程院院士王振义获得国家最高科学技术奖,作为卫生部部长,陈竺号召全国医务工作者向王振义学习。陈竺说:"我们要学习王振义敢于创新、坚韧沉着、勇攀医学高峰的精神;学习他把握国际医学发展趋势,开辟医学新领域,及时将医学科研成果转化的长远眼光和务实精神;学习他以患者为中心,全心全意为人民服务的崇高精神。医学界真正的论文应该写在人民群众的健康事业上,写在疾病的正确诊断率上,特别是治愈率上。"

2012 年 3 月 6 日,由于在急性早幼粒细胞白血病研究中取得原创性成果及开发的全新疗法,王振义和中国科学院院士陈竺在美国领取了由全美癌症研究基金会颁发的第七届圣捷尔吉癌症研究创新成就奖。现任中国卫生部部长的陈竺,作为王振义的高足,在人类白血病的研究中,对阐明全反式维甲酸(ATRA)和三氧化二砷治疗急性早幼粒细胞白血病(APL)的细胞和分子机制做出了重大贡献,提出的白血病"靶向治疗"观点,为肿瘤的选择性分化、凋亡治疗开辟了全新的道路,得到国际学术界的高度评价。

陈赛娟,中国工程院院士、国家杰出青年科学基金获得者、第三世界科学院院士、上海交通大学医学院教授、博士生导师,上海交通大学医学院附属瑞金医院终身教授。她也从事白血病研究,主攻细胞遗传学和分子遗传学研究。陈赛娟在大量白血病核型分析的基础上发现了一组新的染色体易位的白血病。在国际上首先克隆了伴 phl 染色体急性白血病在 BCR 基因第一内含子的新的断裂点丛集区域,命名为 m-BCR。首先发现了急性早幼粒细胞白血病(APL)变异型染色体易位(t11;17),克隆了 11 号染色体受累的 PLZF 基因。在深入研究慢性粒细胞白血病急变和 M2b 型白血病的发病机制的过程中,进一步丰富了白血病多步骤发病的学说,为白血病治疗提供了新的分子靶点。在陈赛娟的带领下,二医大乃至如今的上海交大医学院,建成和发展了一整套白血病分子细胞遗传学和分子生物学诊断标志体系;建立了移植性和转基因白血病动物模型,为从细胞和整体动物水平研究白血病发生的分子机制及白血病诱导分化的机制提供了良好的模型。

上海第二医学院 61 届毕业生,1986 年至 1997 年任二医副校长的薛纯良回忆说:"1985 年,中共中央发布了关于科技体制改革的决定。本来学校靠事业经费'吃饭',从 1985 年开始,开始靠科技成果的转化'生金蛋'。我们注意到了体制上的变化,积极跟进。比如在全国首创了在医院建立科研管理部门。"薛纯良认为,当年二医的学科布局,很注重科研成果的转化,比如免疫学、生物医学工程、细胞生物学、分子生物学等的学科建设,都注重临床实践。

与此同时,在基础医学领域也取得了可喜的成果。如长期致力于细胞生物学研究的汤雪明教授,在细胞器的结构与功能、细胞超微结构和细胞化学技术等方面取得突出的学术成就,在国内外发表论文 100 余篇,9 项研究成果获国家和上海市科技进步奖,其中"超微结构酶细胞化学技术的建立和应用""内分泌细胞溶酶体的细胞化学研究"等成果受到瞩目……

交大医学院将科研成果以较快的速度转化成临床实践的经验,为如今的转化医学研究,奠定了基石。

瞄准转化医学前沿

如今,上海交大医学院瞄准了转化医学研究的前沿。2011 年 1 月 15 日下午,上海交通大学转化医学研究院宣布成立。

科研成果要转化成临床实践,需要攻克的难关很多。比如王振义在临床上对急性早幼粒细胞白血病治疗取得成功后,遇到了一个瓶颈——药物供应不上。当时全国仅上海第六制药厂能生产全反式维甲酸粉剂,主要用于出口——外国人用它做化妆品。这种原始的粉剂必须按照严格的程序做成药丸,才能提供给病人服用。由于尚不能形成批量,厂家不愿生产。于是,瑞金医院特别开了个小车间制作药丸。后来药用量逐渐大了起来,不仅国内一些大医院来要,国外也来要——因为只有中国才能提供这种成药。国外多家著名血液研究机构也加入了临床试验的行列,同样证实了这些包装普通的小药丸所产生的令人震惊的奇效:1993 年,法国 fenanx 的 54 例急性早幼粒细胞白血病病例完全缓解率达 91%。1995 年,美国 warrell 的 79 例病例完全缓解率达 86%。

交大医学院附属瑞金医院副院长,内分泌专家宁光教授,曾向媒体如此解释王振义的诱导分化治疗急性早幼粒细胞白血病疗法:"以维甲酸为例,原来这只是疗治皮肤病的一种临床并不常用的药物,后来在临床中发现,维甲酸对部分血液肿瘤,如白血病,有一定的疗效。产生疗效的原因是什么?这一从临床发现的问题,在实验室研究中得到了解答——维甲酸可以使部分肿瘤细胞被诱导、分化,成为良性细胞,进而对血液肿瘤产生一定疗效。这一结果用回临床,通过维甲酸药物的诱导分化作用,改善了血液肿瘤病人的治疗效果。可是,临床上仍有一部分对维甲酸治疗无效的血液肿瘤病人,即诱导分化不能'教化'部分肿瘤细胞,这又为科研提出了新的问题。通过实验室研究发现,采用三氧化二砷促进细胞凋亡,可以有效杀死无法被诱导分化的肿瘤细胞。这样的成果应用于临床,即联合应用三氧化二砷与维甲酸,显著改善了血液肿瘤病人的治疗状况。"

　　事实上,像王振义治疗急性早幼粒细胞白血病这样的成功案例,不是多了,而是太少。戴尅戎院士就曾说过:"我们强调转化医学,不是在贬低医学基础研究——这是转化的前提和基础。但国家投入了大量经费,基础研究也成果颇多,每有论文发表在知名期刊,媒体上就有连篇报道,可是病人呢?迟迟等不来更好的治疗方法。"在他看来,我国的基础研究实力与转化的成果不成比例,"从2007年起,我国的SCI发表数量已逼近美国,成为世界第二;去年起与美国持平,还有赶超态势,可转化少得可怜。医学研究者的科研做到一定程度,总希望惠及病人,把成果送到病床边。"

　　上海交通大学成立转化医学研究院的宗旨,正是打破基础医学与临床医学之间的屏障,真正构建从实验室到病床,把基础研究成果快速转化为临床治疗的新研究体系。利用现有的临床医学和基础医学优势,综合学校其他学科的研究力量,力争在重大疾病的研究和诊治上取得重大突破。

　　2011年6月中旬,干细胞与再生医学转化研究基地成立。该基地提出的评价标准:不再看SCI论文发表数,而要追求"转化率"——"有多少个课题项目转化成功,能应用于临床惠及病人"。和这个基地同时挂牌的还有三个转化基地,涉及血液、药物等研究领域。交大附属各医院的转化医学中心,也纷纷成立,并投入科研与实践。身兼干细胞与再生医学基地主任的戴尅戎,将转化医学归纳成4条:"以人的健康为研究'终端';为病人需求所驱动;以病人能否获得好处、获得多大的好处为评估标准,无关论文、获奖、影响因子等等;涉及学科更多,包括伦理学、统计学、法律法规等。"简而言之,"转化医学"的典型含义是,将基础研究成果迅速有效地转化为预防和医疗手段,通常被称为"从实验台到病床旁",即"B to B"("from Bench to Bedside"),而戴尅戎更强调这一过程的循环,即运用于临床后,再从中发现和提出问题,进行基础研究,取得成果后再用于临床。而戴院士在数十年的行医过程中,始终身体力行,践行着转化医学的理念。

20 世纪 80 年代初,在上海第二医学院附属九院手术室内,一台骨折固定手术被载入医学史册。患者分裂成两瓣的膝盖骨,被几支看似平淡无奇的小钉子咬合在了一起,这种钉子被称为骨骼的"钉书钉",它被国外专家誉为"魔术般的金属制品",制作它的材料叫形状记忆合金,曾被应用于航空、航天工业,而世界上第一个把它引入到人体内部治疗疾病的医生,正是戴尅戎。

从将一枚会随着温度"闭合"的"钉书钉"放入一位病人左膝盖处,实现了形状记忆合金"固定骨折"起,戴尅戎"用医学院以外的技术解决医学问题"的种种奇思妙想,一发而不可收。

——在国际上首先将形状记忆合金制品用于人体内部,相继研制的"加压骑缝钉""锯齿臂环抱内固定器"等。大大提高了困难的关节内骨折、长骨干骨折、假体周围骨折的治疗成功率,已在全国 340 多家医院推广应用。

——在国内率先开展微机化人体步态和平衡功能定量评定,使骨科检查及功能评定由定性上升到定量水平。在国际上首先提出"应力松弛接骨板""选择性应力遮挡"等概念,为创立我国骨科生物力学做出重要贡献。

——在国际上首先研发了后来被广泛应用于人工关节固定和肿瘤刮除后骨缺损修复的"骨粒骨水泥"。开创性地提出"优先区定制"概念,实现了计算机辅助定制人工髋、膝、肩、踝、肘、腕、骨盆、长骨,为众多严重关节毁损的患者争得了重建关节、恢复功能的机会。

在交大医学院看来,转化医学是进入 21 世纪以来国际医学健康领域出现的新概念,是联系基础医学、临床医学与公共卫生学研究的桥梁,是当今世界各国健康促进战略的优先发展领域。作为一个新兴的交叉学科,转化医学研究具有系统性和多学科交叉的特点,需要不同学科背景的科学家和临床医务工作者紧密配合。上海交大希望通过 5 年的努力,把转化医学研究院建设成为与世界一流同步、多学科交叉、资源充分整合、具有强大学术竞争力的研究高地,加速基础研究成果向临床医疗新方法的转化,使生命医学成为学校率先冲击世界一流的主力军,为实现"健康中国"的目标做出不可替代的贡献。

（原文刊载于《医源》2012 年第 5 期）

成就"高富帅"

上海交通大学医学院科研成绩斐然,有人说这得益于踩准科研趋势的节奏,也有人说源于海外人才引进,还有人说是政策激励有方。事实上,最根本的原因是,医学院对待科研的态度以尊重规律为前提,先养护好科研"沃土",何愁结不出科研硕果。

在上海交通大学医学院,科研的目标很"弄潮",成就"高富帅"。用院长陈国强的话来说:高,是高于目标的理念;富,是富有成效的结果;帅,是敢为人先的行动。

在上海交通大学医学院领导班子看来,一所高校,不仅是教书育人的圣地,同时也应该是科研探索的沃土。对科研的重视和投入,最终不光以科研论文等有形成果的形式体现出来,更体现在学院内勇攀科研高峰的氛围中。

帅气的"小白楼"

在交大医学院,"小白楼"很有名。让它变得有名的并非楼宇的豪华——它不过是由一座普通四层小楼改建而来,它的名气来自楼内独特的学术管理制度和紧张、高效的学术氛围。医学院对"小白楼"最殷切的希望是:成为一片学术净土,在这里,工作动力来自对新事物的好奇心、对本职工作的热爱,而不是其他晋升、职称之类的"俗物"。

2010年,交大医学院"生物化学与分子细胞生物学系"的铭牌挂上"小白楼",这个新成立的系为医学院带来清新之风。"小白楼"率医学院之先,全面推开课题组负责人制度(以下简称 PI 制度),目前楼内有 11 个 PI,其中 9 个是近三年的"海龟"科学家。

所谓 PI 制度就是由 PI(课题组负责人)相对独立地管理自己的实验室,这种崭新的科研机制正在国内一些科研院所中尝试运行。

"小白楼"的老大、生物化学与分子细胞生物学系的系主任程金科说,PI 是"小白楼"的灵魂人物,对于 PI 的选拔,"小白楼"有自己严格的标准和要求。PI 的选拔必须经过严格的面试,由 5 位专家组成的面试评审团对申请人进行全方位的公开评审,他们关注的不只是 PI 过去取得的成绩,更多的是他们未来的潜力。除了学术水平,专家们还格外关注 PI 掌控一个实验室所需要的领导力、团队建设和管理能力、在人际交往上的沟通和协调能力。面试中一个有趣的环节是学生与 PI 共进午餐，这是考察 PI 的"人缘"。程金科说，作为团队的首领，PI 如果欠缺与人相处的能力，那么科研工作也不可能顺利开展。"小白楼"还设计了 PI、青年 PI、技术员、研究生等多层次人才梯队。

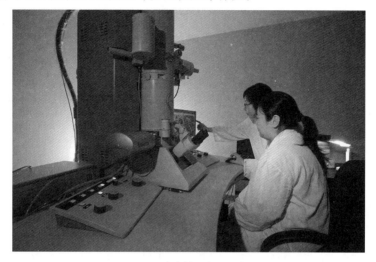

小白楼一角

与传统的学系相比，"小白楼"最大的不同是打破了原本不同课题组之间"老死不相往来"的局面。在"小白楼"，各 PI 的研究方向，既与整体研究方向一致又不与其他 PI 重复。高比例的"海龟"构成，在"小白楼"里形成一股强势的"彼岸学术习惯"：定期召集全体 PI 会议，每次最多一小时。会前一星期告知要讨论的议题，每次开会讨论后必须要形成决议，此后如果对决议有意见，下次开会再做讨论修订。开会尽量安排在中午，订好盒饭，大家边吃边讨论。这样，在"小白楼"整体研究方向不变的前提下，不同领域的交流促进着思想火花的碰撞。

同为 PI 的系主任程金科和他的 PI 同事们对"治系"有几点共识：提高效率、减少行政管理成本、一切服务于科研和教学。由此，系里成立"研究生指导委员会"管理研究生招生、培养、考核与答辩等事务，"教学委员会"组织与安排本科生与研究生的教学活动，"仪器委员会"负责购置新仪器，而委员会成员则采取"轮班制"。

一系列高效的科教管理模式，使得 PI 们的杂事少了很多。"系里 100 多名科研人员和研究生，每周 90% 的时间可用于科研和教学。"

"敢为人先的行动"——"小白楼"就是一次勇敢的尝试,它打破了传统的科研管理体制。但在改革的过程中,阻力自然不会少。

2008年起,交大医学院就开始整合基础医学院原有的生物化学教研室、细胞生物学教研室以及神经生物学教研室和医学科学研究院的一些实验室,准备将它们归入"小白楼",成立"生物化学与分子细胞生物学系"。但在拆分教研室、建立新系的过程中,有人不愿被并入"小白楼",反对教研室拆分。

"在老的体制里,也许部分教师仅满足于教学任务,已经没有多大的精力与兴趣作研究了。打破旧体制就等于打破他们原本的状态,还可能损及一些权利,这很难。"程金科说,当时,"小白楼"改革引起不小的震动。在这样的情况下,医学院给予"小白楼"最大的支持和最大的"自治权"。"符合科学规律的事,要去做。"交大医学院院长陈国强时任分管科研的副院长,面对引进人才和本土科研人员之间的矛盾,他如此说。

如今,医学院并没有给这群"海龟"科学家们太大的科研成果压力,但这也成为力推改革的领导们自己必须面对的压力。令医学院领导班子欣慰的是,他们的放手态度,反倒让"海龟"科学家自我加压,科研人员也并没有因此放松对自己的要求。在文献精读俱乐部,每位研究生被要求在2—3年间精读80篇学术论文;硕博研究生定期要递交研究进展报告……"小白楼"里的科研活动十分丰富,来自国内外的一流科学家时常来开设讲座。

拆除"医""研"围墙

过去,科研与临床之间好像有条鸿沟,好像有块扯不破的隔膜,临床经验难以被总结成为科研课题,而科研成果也难以在短时间内被临床应用。面对这样的矛盾,交大医学院多年前开始尝试与"纯"科研单位、与做基础研究的学者联手开展科学研究与实践。附属仁济医院和上海市肿瘤研究所的"院所合一"就是其中的一个尝试。2011年,上海市肿瘤研究所并入仁济医院,新增冠名为:"上海交通大学医学院附属仁济医院上海市肿瘤研究所"。

科研体制创新的另一个范例是"健康科学研究所"的成立和运转。"健康科学研究所"由中国科学院上海生命科学研究院与交大医学院联合组建。在这个研究所内,既有上海生命科学研究院的研究人员,又有医学院的研究人员,这种科研院所与高校联合的形式,充分发挥了两家的优势,让所有的资源都为科研探索服务。

"健康科学研究所"的成立为来自两家单位的科研人员提供了更加宽广的

舞台。作为第一批入驻健康所的课题组长、"973"首席科学家张雁云教授,这些年立足健康所,获得多项国家重要课题研究项目。同样是健康所的"元老级"人物、"973"首席科学家金颖,最早是医学院发育生物研究室的成员,进入健康所后,金颖成立干细胞课题研究组,获得多项原创性科研成果,在国际知名杂志上发表了一系列高质量论文。

事实上,中国巨大的临床资源和生物样本被很多国外同行所羡慕。这些庞大的数据,不论对于新药研发还是病理研究来说都是宝贵的财富。国际上的顶尖科学杂志都非常欢迎和期待基于临床总结的高水平科研论文,国家重大科研项目评审也对这类项目青睐有加。但如果临床医生缺少科研动力,这笔宝贵的财富很可能被白白浪费,无法发挥它们的作用造福人类。

为了激励临床医生的科研积极性,在评定职称时,科研成果被设定成"硬指标"。医学院规定,附属医院的临床医生如果要带博士生,就必须自己先发表SCI论文。为了激发青年医生的科研热情,医学院经常邀请国外著名临床研究专家来学院开讲座,还想方设法送青年医生到发达国家接受临床科研训练。2011年,医学院教授委员会推出了"76后政策"。这个政策要求1976年1月1日以后出生的青年教师和医生,必须具备海外连续工作一年经历才能晋升高级职称。科研处长王艳认为,医学是一个要求从业者终生学习的职业,现代医学还要求医生必须具备国际视野,保持与国际同行的交流和知识的更新,因此,青年临床医生更应该积极参与国际交流。而对已具备海外经历的青年教师,医学院则试点推行优秀青年教师培养计划和助理研究组长培育计划等,帮助青年教师尽快成长。

在"硬指标"的背后,学院也充分考虑到临床医生工作的特殊性,为了解决医生们临床工作繁忙,科研时间有限的难题,学院正在尝试建立专职临床研究队伍,有了这样一支队伍,医生们可以贡献他们的临床经验,而科研人员则分担了医生的科研重担。

临床医生是否需要写SCI论文?这是一个颇具争议的问题。上海交大医学院的观点是,作为教学医院的医生,应该激励他们瞄准学术前沿,在看好病的基础上,开展临床科学研究;其研究成果,可以造福广大患者。

在一系列政策的推动下,大批优秀的基于临床的科研项目开展起来,附属第九人民医院整复外科主任李青峰教授的"应用去铁胺治疗预构皮瓣部分缺血的应用基础研究"和附属第六人民医院耳鼻咽喉科主任殷善开教授的"XIAP耳蜗局部转染防治耳聋"均在2010年拿到了国家杰出青年基金。"银蛇奖"被誉为上海卫生系统优秀青年医学人才的孵化器,2011年第十三届银蛇奖上,医学院收获了 5 个二等奖,其中不但有肿瘤研究所何祥火研究员和基础医学院刘俊岭研究员,还有附属仁济医院肾脏科主任医师方炜、附属第九人民医院口腔颌面外科副主任医师何悦、附属第一人民医院眼科副主任医师汪枫桦。

最重要的是舞台

在高速变化的社会里,稳定而优质的人才队伍是最宝贵的财富。交大医学院努力把建设一支高水平、高素质、国际化的师资人才队伍,作为最重要的任务之一。

2009 年,王义斌教授以教育部长江讲座教授的身份,出任上海交大医学院转化医学研究中心主任。这位美国加州大学洛杉矶分校细胞生物学教授如此描述这次选择的理由:"这里没有把金钱与科研论文挂钩,没有把科研当成交易的筹码,而是真的希望我们能做点事情。"

王义斌教授曾走访许多国内高校,让他失望的是,很多招聘者给他定下的任务指标就是科研论文的数量和分数,有的甚至提出一篇论文奖励 2 万－3 万元。他因此感觉非常糟糕:"科学上有很多事情不是论文就可以涵盖的,我们更看重的是空间和舞台,是共享知识的愉悦,是真诚的科研氛围。"

从美国安德森癌症中心回来的细胞生物学专家程金科,归国之初并未选择上海交大医学院,是一次客座演讲改变了他的想法。那天上午,他先后在两所大学就同一主题讲课,结果一家的学生反应漠然;另一家的学生与年轻教授却踊跃提问,让他颇为享受。随后,他果断放弃几百万元科研启动经费的诱惑,只身来到让他有享受感的学校——上海交大医学院。

引进人才是门学问,留住这些宝贵的人才,更是学问。交大医学院为引进人才提供了丰富的科研资源。免疫学学者王宏林回国前在德国乌尔姆大学开展皮肤免疫学研究,因为不是"老板",他的研究远离临床。上海交大医学院为他提供了这样的平台,回国后,他立即与附属瑞金医院、第九人民医院、新华医院的数名临床医生合作,寻找治疗皮肤 T 细胞淋巴瘤的药物靶点。

特别值得提出的是,在"海龟"受到鼓励和鞭策的背景下,学院同样没有忽略对本土人才的激励,医学院出台了一系列针对本土人才的措施,让"想发展、能发展"的本土教师得到公平的竞争机会,实现引进人才和本土人才共同进步的良性发展局面。为了提升青年教师的科研能力,交大医学院设立"青年教师科研能力提升计划",这个包含了经费支持等一系列措施的计划,让不少过去缺少机会的青年教师,获得了科研"第一桶金"。在 2009 年举行的首批"青年教师科研能力提升计划"重点资助对象中期汇报会上,受重点资助的 9 名青年教师汇报了他们一年多来的科研进展、课题申请、论文发表情况、参与的学术交流活动、团队合作和进入提升计划后的收获等情况。短短一年多的时间,受这一项目资助的青年教师中就有 4 位申请到国家自然科学基金项目。

有数量更要质量

通过一系列鼓励科研的政策,近年来,在交大医学院的青年教师和研究生中乐于科研的氛围日渐浓厚。

交大医学院改革研究生课程,新设了三门课——第一门是"科学家谈科研",学院请国内外一流科学家来开讲座,不谈专业知识,只谈自己在科研道路上的经验和教训;第二门是"科学文献导读",现在的学生普遍英文水平高,能看懂文献,但不一定了解其中的学术思想,需要有人引领;第三门是"生命科学前沿"。这些课,几乎堂堂学生爆满,没位子了就席地而坐。有了科研兴趣与动力,写论文便成了"水到渠成"之事。

师生们对科研的执着探索,换来丰硕的科研成果。2007 年以来,上海交通大学医学院共获得 18 项国家科技奖,其中自然科学二等奖、技术发明二等奖和国际合作奖各 1 项,科技进步奖 15 项。老校长王振义院士荣获 2010 年度国家最高科学技术奖。

在代表基础研究水平的若干方面,如国际高水平论文、国家级科研项目等方面,医学院也取得历史最好成绩。2010 年度发表 SCI 论文数达 1200 多篇,连续两年居国内医学学科第一,有 3 所附属医院入围 SCI"表现不俗"论文医疗机构前十,其中瑞金医院居第二。2011 年,医学院获国家自然科学基金项目总数达 368 项,居高校医科领域全国第一。

"如果每晚十一二点,我们这里的实验楼里,许多房间都灯火通明,那将是最美的图景,表明我们正加速迈向世界一流。"这样的图景,多年前是上海交大医学院领导班子的畅想,如今,正在变为现实。

在论文数量快速增加的同时,上海交大医学院对论文质量提出了更高的要求。

研究生创新体系的建设也是近些年来交大医学院科研能力大大提升的一大重要因素。其中关键的一条是要求博士生在 SCI 上发表高质量论文。一开始,很多博士生有顾虑:"导师都没有在 SCI 上发表论文,自己能行吗?"但是,有压力才有进步。与此同时一系列配套的措施开始运行起来,首先是提高研究生的招生质量,适当扩大面试在招生打分中的比重,优秀导师还有一定名额的自主招生权。录取的学生不能只是考试一流,综合素质也要一流。其次是研究生培养体制改革:部分有条件的学科实行轮转制,新进研究生必须在 3 个实验室轮转,每个实验室为期 2 个月,从而完成导师的双向选择。其三是大面积课程的改革,减少灌输性的课程,提高科学思维和前沿技术类课程的比例。

事实证明,此举成效显著,很多博士生在走上工作岗位后凭借扎实的功底在科研上也是发展迅猛,在国内外学术界取得良好反响。

对于优秀的"海归"人才,高校如何给他们激励,更是一学问。究竟应该"以论文数量论英雄",还是有更好的激励方式?

上海交大医学院领导认为,在目前情况下,"指标"尚不可废,但更重要的是,高校要营造良好的科研氛围,激发出师生热爱科研、专注科研的"原动力"。

从 2007 年至今,交大医学院从海外引进 15 名高层次科研人才,平均年龄37 岁。他们"定居"后,立即领衔组建团队,投入研究。学院对他们 3 年考核,未达标者降格使用,恢复到普通教师水平。考核内容不只是看论文数量:3 年不出论文也没关系,因为许多重大科研成果需要"十年磨剑",关键看这 3 年中是否在"磨剑",需要评估学科发展的势头和前景。

在上海交大医学院,投身科研已形成浓浓的校园氛围。

（原文刊载于《医源》2012 年第 5 期）

偶像驱动力：垂范学术，引领精神

所谓大学者，非有大楼之谓也，有大师之谓也。真正的大学学府，是因为有传道、授业、解惑之人，有带领学生驶向精神彼岸的领路人。

回首百年医学路，回首建校以来这一个甲子，秉承着"博极医源，精勤不倦"的学院精神，上海交通大学医学院可谓星河灿烂，一位位具有大家风范的名师，无不在学术上垂范后人，在精神上引领来者。偶像的力量，驱动学科发展，驱动学生仁爱之意、向学之心。

上海交大医学院目前已形成一支包括两院院士、中组部"千人计划"专家、教育部长江学者、973项目首席科学家、国家杰出青年基金获得者等高水平队伍组成的人才梯队。这样规模强大、基础扎实的学者群落，正是新一代学子成为医学顶尖人才根本保证。

一份基于全球20多类学科、万余种学刊的数据分析显示，在2011年的基本科学指标(ESI)排名中——上海交大医学院临床医学、药理学与毒理学、生物学与生物化学等3个学科，入围"前1%"行列，处于国内领先水平。

教育部学位与研究生教育发展中心公布的2009年全国学科排名中，上海交大医学院临床医学在国内排名第一。2012年9月，上海市教委首次公布的全市高校19个A类学科中，交大医学院临床医学位列其中。

学术偶像，引领来者

英美派的圣约翰，法比派的震旦，中国人自创颇有德国味的同德医学院——1952年，不同医学学术背景的三所学校合并成立上海第二医学院。这所新学校，会有怎样的学术氛围呢？在一篇关于学院特色指标的文章中有这样的描述——

"大学的根本目的是培养人才，人才的精髓是'真、善、美'，大学同时兼有创造知识、服务社会的职能。要创造知识，服务社会，必须追求'真、善、美'，因为科学研究追求的是'真、善、美'，医学学科服务人类健康同样需要的是'真、善、美'。"秉承这样的宗旨，医学院人刻苦钻研，在实践中，麻疹疫苗成功试制、大面积烧伤病人转危为安，乃至后来的断肢再植、治愈急性早幼粒细胞白血病……个个学术堡垒被攻克，一个个临床奇迹诞生，同时，一位位学术偶像也彪炳在上

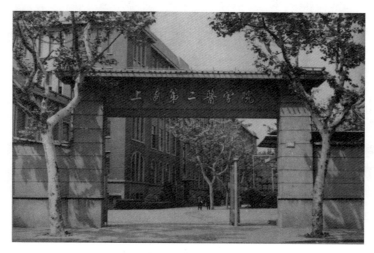

1979 年上海第二医学院校门

海交通大学医学院的史册上。

1935 年，余㵑采用含有"O""Vi"抗体的抗伤寒马血清治疗伤寒病取得较好效果，他是国内抗伤寒血清首创者，也是世界上研制抗伤寒血清 Vi 的先驱者之一。

余㵑1903 年生于北京，1923 年毕业于北京医专，1927 年赴美，在哈佛大学医学院深造并成为我国第一位细菌学博士。1952 年，余㵑担任上海第二医学院微生物学教研室主任，1955 年兼任基础医学部主任，1956 年被评为国家一级教授。20 世纪五六十年代，在他的主持下，试制成功麻疹疫苗，填补了国内这一领域的空白，在控制麻疹流行方面起到显著作用。1958 年，余㵑参加抢救大面积烧伤的炼钢工人邱财康，为控制绿脓杆菌感染，反复实验制成特异噬菌体，治疗创面感染获得显著效果。作为从海外学成回国的高级知识分子，余㵑的学术成就，证明了年轻的上海第二医学院有能力取得重大医疗科技成果，有能力为祖国医学事业的发展做出重要贡献。

据 1960 年调入上海第二医学院工作的丘祥兴教授回忆，早在 20 世纪 60 年代，学校要求全校教师在教学方法上，克服"满堂灌"，努力改革教具，尽可能做到形象化教学。丘祥兴对《新民周刊》说："当时涌现了许多教学效果好、深受医学生欢迎的好教师，如内科的王振义、唐振铎，外科的周光裕、林言箴。"令丘祥兴印象深刻的是 60 年代林言箴关于阑尾炎教学的一堂公开课。当时，林老师自己动手用白报纸做简易的阑尾模型，短短两节课把阑尾炎的解剖特点和层次、诊断要点以及阑尾的特殊类型交代得清清楚楚。

1996年，在北京召开的全国优秀教师大会上，二医大附属瑞金医院外科的张圣道教授和当时的江西医学院附一院普外科主任邹志森，师生同堂同为教师劳模，一时传为佳话。如今，一代江西名医邹志森，对当年二医大实习的岁月，仍难忘怀。邹志森回忆，在广慈医院实习以后，又回到广慈外科进修。当时感受最深的，是傅培彬教授关心病人、爱护病人的事例。比如傅培彬每个星期天上午都会风雨无阻放弃休息，到医院看望做手术的病人。他说："广慈医院老师们的医德医风和表率，使我受益终身。"

诚如原上海第二医科大学校长、世界卫生组织官员、现上海交大医学院顾问王一飞教授所说，自1957年进入上海第二医科大学读书，已过去了半个多世纪，但始终认定教师是自己的终身职业，讲台是自己的终身岗位。在交大医学院，许多大家，既是名医又是名师。

中国工程院院士、法国科学院外籍院士、上海交通大学医学院附属瑞金医院终身教授王振义，2011年1月14日获得国家最高科学技术奖。在上海交大医学院学子中，流传着王教授许多为人师表的动人故事。其中最著名的就是上海血液学研究所出了三个院士，王振义和陈竺、陈赛娟师徒三人携手搞科研的故事。1986年，当王振义在大量实验的基础上提出了治疗急性早幼粒细胞白血病（APL）的诱导分化疗法，取得重大突破时，远在法国巴黎读博的王振义的学生陈竺与陈赛娟，获知消息后也兴奋不已。1989年，他们博士毕业后，不顾国外的科研机构开出的优越条件，毅然回到了血研所。临床药物的成功，需要得到机理研究的支持，才能具有普遍意义。师徒三人的研究工作就此展开。老师王振义主要从事白血病的临床治疗工作，陈竺主要进行分子细胞遗传学方面的研究，而陈赛娟的研究重点是把两者有机地结合起来。这真是绝佳的黄金搭配！后来这3个同门师生个个成了中国的"院士"，成了身怀绝技、名扬国际医学界的医学大师。

1995年10月24日，71岁的王振义，将上海血液研究所"掌门人"的位子，传给了时年42岁的弟子陈竺。而之前，王振义曾在论文发表时，主动将自己的名字排到弟子之后。1988年10月发表在著名的《血液》杂志上的论文——《全反式维甲酸治疗急性早幼粒细胞白血病的研究》，虽是王振义提出的创意，并亲手制定了实验计划，但是他体谅研究生黄萌珥每天辛苦实验，付出了很多心血和努力，无私地把黄萌珥列为论文第一作者。当时，王振义的职称是副教授，正准备晋升教授职称，非常需要发表时署名为第一作者的论文。

口腔颌面外科专家张志愿教授在担任交大医学院附属第九人民医院院长

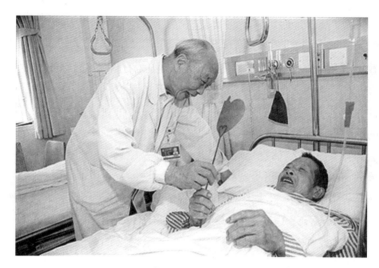

王振义院士看望病人

后曾在接受媒体采访时说:"作为外科医生,在直面'血淋淋'景象的时候,是病患强烈求生意志,和想给患者解除痛苦的医生职业'本能',让我在拿起手术刀的时候,充满了勇气和镇定。"1986年,曾是工农兵学员的张志愿已做了9年的"开刀医生",完全有条件安于现状。但他偏偏在35岁时,毅然决定报考中国工程院院士邱蔚六教授的研究生。因为在张志愿的心里,邱蔚六是驱动自己前行的偶像,能带给自己系统全面的理论知识,能为手术技艺的日趋精湛打下扎实基础。果然,张志愿在邱蔚六门下浸淫多年,业务上突飞猛进。张志愿1989年被破格晋升为副主任医师,1994年晋升主任医师、教授,1996年被聘为博士生导师。1996、1998、2001年,他先后被任命为上海第二医科大学(现上海交通大学医学院)口腔医学院院长、第九人民医院院长和上海市口腔医学研究所所长、国家"十五""211"工程重点建设学科和上海市重点学科——口腔颌面外科学的学科带头人。偶像驱动力,成就一代代的学子,一代代的学人。

上海交大医学院病原生物学教研室主任郭晓奎教授,是国家精品课程医学微生物学负责人,其关于钩端螺旋体和益生菌安全性的研究处于国际领先地位。郭晓奎总是鼓励医学生开阔眼界、放远目光,切勿以资历尚缺为理由忽视机遇。郭晓奎说:"从细微之处着手,即便是初入医学殿堂也要提出建设性意见,日后辅以丰富的知识体系,更可事半功倍。"

此外,还有一批活跃在教学、科研、医疗岗位上的名师大家,如附属第六人民医院院长、内分泌学专家贾伟平,附属瑞金医院副院长、内分泌学专家宁光,附属仁济医院妇产科主任、医学院妇产科学系副主任狄文等,正以他们的学养带动和影响新一代学子的成长。

精神偶像,垂范后人

金正均教授,是我国为数不多的药理学和生物医学工程双学位博士生导师。"金教授78岁高龄时,还在给本科生上课。金教授同时担任博士、硕士、七年制及本科班的主讲教师,专长药理学、受体动力学、电生理技术、生物统计等多门课程。他的课,条理清晰,内容丰富,他总是及时地把国内外最新学术动态运用于教学中。"在2009年的金正均教育基金颁奖仪式上,学生们如此怀念老教授。

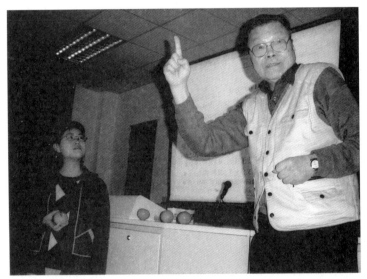

金正均在上课

医学卫生人才的培养,很重要的一个组成部分是为临床培养合格的、优秀的医生。老教授人到暮年,成就卓著,却依然给本科生授课,为师者的精神面貌,可见一斑。"我们上海第二医科大学,从整体上讲,临床医学是一个特色。"说起建校初期的往事,1953年就从华东军政委员会卫生局调来学校工作的井光利感慨道,"建校初期,我们把上海滩上的名医找到学校来。这些都是人才啊。他们放弃了原来优厚的报酬,原来自家有小车的也不开了,加入人民教师的队伍。"

邝安堃先生,1919年赴法国留学,先是在法国里昂化工学院攻读化学,两年后改学医学,1931年获医学博士学位,同年放弃国外优厚待遇回国。新中国成立后,邝安堃教授带头结束开业医生的生涯,全身心地投入到新中国的医学教育事业和医疗卫生事业,历任原二医附属广慈医院的小儿科主任、皮肤科主任、内科主任等。

这位后来成为上海第二医科大学顾问,全国第四、五、六届政协委员,上海市第七届人大常委,一级教授,当年已是医学界的权威人士之一,他加入医学院的行动,在上海市民中,在医学界,尤其在开业医生群体中,引起巨大的反响。

邝安堃为瑞金医院内科学奠定了深厚的理论和实践基础,他的学识和精神成为一代代医学人学习的楷模。他精勤不倦,一生培养指导了无数弟子,甚至到了80岁高龄,仍坚持为学生上课,带教硕士、博士研究生。逝世之前,生活并不宽裕的他又捐资建立了"上海第二医科大学研究生奖励基金",可谓"春蚕到死丝方尽",在他培养的弟子之中,犹以王振义、陈家伦、龚兰生、唐振铎、许曼音、董德长最为知名。

傅培彬,一级教授,历任二医附属瑞金医院副院长、院长、顾问,外科主任。全国人大三、五、六届代表,中华医学会上海分会副会长,外科学会主任委员,上海天主教知识分子联谊会名誉会长。他是比利时归侨。1939年,傅培彬以优异的成绩毕业于比利时鲁汶大学,获医学博士学位。当时正值二战期间,他在比利时一面工作,一面刻苦学习外科技术,盼望着学成报效祖国。抗战胜利后,1946年欧亚交通刚恢复,他就乘第一艘开往亚洲的轮船回国。但是,由于国民党政府的腐败,英雄无用武之地。直到中华人民共和国成立后,他才找到了施展才华的天地。早在20世纪50年代,傅培彬就对当时广慈医院小儿外科、烧伤外科的建立,心血管外科的兴起以及"消灭血吸虫"的外科治疗,做出不朽的功绩。

对于社会名医加盟学校,井光利回忆说:"当时提出,对他们的待遇,不能降得太低,必须拿出补贴办法,比如交通补贴、住房补贴等等,以提高他们的工作积极性。"

而事实上,医者仁心,那些前辈们从不计较个人得失,工作积极性非常高。高镜朗,一级教授,儿科的一代开创者。当年的实习生在文章中回忆老教授半夜在小儿科病房,为小病童披被子。"文革"时,已是76岁高龄的高镜朗教授被定为"资产阶级反动学术权威"。直至"文革"结束,扣在他头上长达10多年的"反动学术权威"帽子才得以摘除。平反昭雪的第二年,高镜朗出国探亲,婉拒了子女亲友留他定居国外的要求。回国前他教导子女:"你们是中国人,应该为祖国医学事业发展做贡献。"

在教育学生的过程中,他们总是既鼓励学生坚持方向,又鼓励学生要有自己的想法和思考。张涤生,我国整复外科的创始人之一,中国工程院院士,上海交通大学医学院终身教授。他非常注重学生的独立思考和创新能力。他最不想看到的就是自己的思想固化了学生,更不想让自己成为"学霸",影响了同仁和后辈。有一次,一位博士生写了篇涉及新观点的文章,给张涤生审阅,除了几处细微修改,文章和主要想法几乎未做任何改动。学生感到十分高兴,认为自己的想法和文章都很棒,得到了老师的认同,从而变得更加自信。宽容是创新的基础,在张涤生众多杰出弟子的成长过程中都印有这一烙印。也正是这种不固化他人,鼓励个性发展的为师之道,使得学科萌发出许多新的生长点和专业点。

追随着前辈的足迹,一代代二医人不断奋进。"我此生追求忠诚。"这是刘廷析的临终遗言。刘廷析 2011 年因病去世时年仅 44 岁。本是壮年,学术成绩斐然,有着大好事业等他去开拓——2005 年,刘廷析婉拒了美国导师的挽留,回国担任中科院上海生命科学研究院、上海交大医学院健康科学研究所发育与疾病研究组组长,并在上海交大医学院附属瑞金医院上海血液学研究所医学基因组学国家重点实验室任研究组长。刘廷析曾说:"在中国,一个导师成功的秘诀就是和学生们'泡'在一起。作为导师,一定要认清自己身上所肩负的责任。"在归国 6 年的光阴里,刘廷析培养了 4 名博士和 2 名硕士,带教在读研究生 15 人。在这些学生中,获奖比例远远高于系统平均水平。刘廷析本人也获得了上海交通大学首届"吾爱吾师"十佳研究生导师称号和中科院朱李月华优秀教师奖。"我的心愿是,到 60 岁的时候,能够培养出 100 名博士。"刘廷析说过。

刘廷析英年早逝了,可在刘廷析精神的感召下,上海交大医学院的师生依然为信念前行。

这是一位医学生的困惑:"医学学习是一门苦差事,从进入医学院踏入神圣的医学殿堂开始,便意味着生命中最美好的青春岁月将要与医学为伴。当其他专业的学生已踏上工作岗位,回报父母的养育之恩时,医学生们却仍然在象牙塔中埋头苦读。"另一位学生在感受了校友、老师、楷模王振义院士的事迹后,对这位同学的困惑做了如此回答:"我觉得首先自己想法要坚定,只要是真心地在奉献、在服务,总会被理解。王振义院士行医多年遇到过各种各样的挫折,但是他是种始终坚持,从不言弃。"

这就是教育的效果。诚如王一飞教授所言:"教育不同于教学,教育是由'教'与'育'两方面组成,'教'是由教师由外向内的传授,'育'则是学生由内向外的提升和感悟。"

班导师制，师爱之显

　　"老师多了几十个孩子，孩子多了个妈妈。"这是上海交大医学院一位同学，对班导师制的评价。这句话，充分诠释了班导师制的师爱之显。

　　2010 年下半年，经上海交大医学院党委研究决定，在学生本科阶段试推"班导师"工作机制。陈国强，现任上海交大医学院长。2010 年 11 月 3 日，他与 2009 级临床五年制的 2 名同学面对面交流。这是上海交大医学院实施班导师制度后的第一课。

　　易静、程金科、郭晓奎、李勇……记者细数了一下名单，不下 20 名专家学者成为本科生的班导师。

　　陈国强说："班导师不应该定位为'导师'，更应该定位为学生的朋友——可以信赖，可以交心的朋友。作为班导师的时候，我不是院长，我的身份就是学生的朋友或者说是家长。"

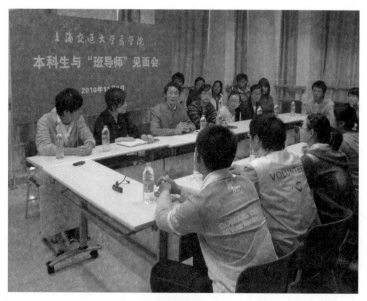

班导师见面会

　　学工部部长唐华说："班导师在学生的思想政治工作中发挥了很大作用，他们与同学们'零距离接触'，使学生们感受到老师的人格魅力，获得很多感悟。"

　　谈到班导师对学生的影响，基础医学院的辅导员夏夷则说："我觉得有两方面。一个是人生导航。班导师事业上的成功经历,可以给学生一些借鉴或指引,使同学们少走弯路。班导师的人格魅力以及为人处事的态度,也必然对学生的人生观、价值观产生很大影响。第二个则是科研方面,通过班导师可以组织部分学生尽早参与科研活动。"学生一进入大学,就有机会接触科研,能让学生初步了解对待科研应有的态度和精神,并且学习和掌握一些基本的科研方法,这是莫大的幸事。

师爱,传承自前辈的光荣传统。王鸿利,上海交大医学院附属瑞金医院终身教授。王鸿利时常告诫学生:"要做就做一个好医生!"而王鸿利自己自始至终身体力行。让学生们记忆特别深刻的则是王鸿利教授讲课不用讲义,讲起课来却依旧条理清晰、逻辑严密。关于这个授课特点,王鸿利说:"所需要的讲义早已印在了脑海里,否则连自己都记不住的东西,如何要求学生去记、去掌握呢?"而学生们也非常喜欢听他的课。他爱才惜才,对学生谆谆教导而又严格要求,不断给学生创造锻炼和培养的机会。曾有一次,他的科研成果获奖,得到几千元奖金,可当听说有研究生投稿被采用,却因为没有资金,不能赴外地参加全国学术交流时,他毫不犹豫地掏出了所有奖金,资助了这位学生。

如今已被学生尊称为"老教授"的易静回忆自己在二医的本科岁月时说:"那时上课的老师,发型和皮鞋油光锃亮,那儒雅的书卷气如今被叫作'范儿',我们受教于斯,何其有幸。"后来,易静决定在母校读研究生而不去美国读学位,并暗下决心要不逊于赴美的同学。

根深才能叶茂。在一些著名学者专家任职班导师的同时,大多数术业有专攻的优秀临床医师、科研专家,同样活跃在三尺讲坛。交大医学院乃至国内不少医科院校的学子们,汲取着他们的养分。恰如上海交大医学院附属仁济医院曾民德教授诗作中所写到的——"人要做树根∥默默地埋在土壤里∥春夏秋冬与世无争∥无私奉献∥让高树挺立∥枝叶茂盛"。

可以说,偶像级的教授,保证了交大医学院引领过去,弄潮当下,也必将走向未来。

(原文刊载于《医源》2012 年第 5 期)

"完整"课堂培养"完整"医生

医学生培养是最为特殊的高等人才培养,因为将来要面对千差万别的病人和疾病,医学生不仅需要更多的实践训练,他们还必须对"人"有更多的了解。上海交通大学医学院针对医学生培养的特殊性,不断探索新的教学模式,为学生提供"完整"的课堂,让学生成为"完整"的医生。

谈起上海交通大学医学院的教学改革与创新,无论是新世纪之前担任教务处负责人的丘祥兴、卸任不久的前教务处处长姜叙诚,还是现任教务处长张艳萍,都是滔滔不绝。交大医学院多年来坚持教学改革和创新,积极学习国内外成功的教学经验,然后把这些经验、方法结合医学院自身特点,转化到医学院的教学中。

教学创新不仅耗时耗力,同时也必须承担风险,但医学院从未放弃探索和尝试。教改成果也许难以像科研成果一样直接体现在论文中,但坚持教改多年后,通过一届届毕业生进入工作岗位后的表现,教改的价值已经体现出来。

今天的社会,对医生提出了更高的要求,他们不仅要为患者解除病痛,还要照顾病人在精神、心理上的需求。因此,交大医学院围绕培养"完整"医生的教改思路,获得了整个社会的认可。

不能"偷懒"的课堂

大四女生王薇茜在做自己的发言时,显得有些紧张,她右手用鼠标翻动着PPT,左手拉扯着自己的头发。与王薇茜一起围坐在教室里的,还有她的 8 名同学。他们都是上海交通大学医学院八年一贯制医学生,当年他们以优异的成绩考入医学院,经过 3 年的学习,他们对医学知识有了一定的掌握。尽管如此,像今天这样的 PBL 课程,对于学生们还是很大的考验。

PBL(problem-based learning),即"以问题为基础的学习",这是一种区别于传统课堂教学的教学模式。PBL 最大的特点,是建立在学生自主学习的基础上,锻炼学生对知识的整合、分析、研究能力,在 PBL 课堂上,学生没办法"偷懒",更重要的是,学习变得充满挑战和富有乐趣。

眼下的这堂课,是关于肺部疾病案例的第二次课,教师邵莉在第一次课时为学生提供了这样一个病例：病人 57 岁，来就诊时自诉胸痛、咳嗽有黏痰，气急，喜欢左侧卧位。老师还提供了一系列检查结果，包括 X 光片、血象检查等。

邵莉是医学院附属仁济医院呼吸科副主任医师，在临床工作中，遇到各种各样的病人，她将各类病例典型的病情整合成为 PBL 课程教案，提供给学生最接近临床真实情况的教学案例。参与 PBL 教学的教师，都经过了相关培训，邵莉就参加了 2008 年首批上海交通大学医学院境外 PBL 教师培训。邵莉至今已担任 PBL 教学 4 年，每年撰写 PBL 案例并获得交通大学医学院 PBL 案例大赛奖项。

这次课程，学生们需要根据病人的描述，结合检查结果，对病情做出判断。与临床医生看病不同的是，学生们不仅要判断"病人"得了什么病，还要阐述这种判断的依据、为什么排除其他疾病。

邵莉为学生提供的胸片显示该病人肺部有胸腔积液，现在，学生们要回答一系列问题：怎样判断胸腔积液是渗出液还是漏出液？如果要做胸腔穿刺，有哪些适应证？如果是渗出液，提示哪些疾病？如果是漏出液，提示哪些疾病？也就是说，学生必须自学与病情相关的大量知识，才能够完成老师交给的任务。

学生发言的过程中，其他的同学可以补充，也可以对同学的发言提出质疑，当然老师也会不时提问。王薇茜发言时，会受到其他同学的挑战，有的问题她能回答，有的回答不出来，只好"回去再查一查"。

最让学生们感到紧张的，自然是老师的提问。看上去，PBL 教学中老师讲得少、管得少，但事实上，教师在教学中起到主导作用，学生能否掌握应该掌握的知识，全靠老师的掌控。

因此，PBL 教学对教师也同样是一种挑战。传统的课堂上，老师照本宣科，早就熟知的教学过程对教师来说压力并不是非常大。而在 PBL 课程上，教师需要用大量的时间和精力准备教案，由于学生自学中会出现各种各样的问题，教师还必须储备广博的知识来应对学生提问。

自 2007 年以来，医学院在临床医学八年制学生中全面实践 PBL 教学模式，覆盖面涉及基础医学院和各临床医院。在这样的课堂上，同学们感慨说：上 PBL 课很累很紧张，但也很"刺激"，当一个病例被正确"诊断"和"治疗"时，有一种巨大的成就感。

作为一种创新的教学模式，PBL 大大提高了医学生的"实战"能力。

创新基于顶层设计

事实上，早在 20 世纪 80 年代，医学院就开始尝试类似的创新课程。当时担任教务处处长的丘祥兴告诉记者,医学院在 1986 届、1987 届和 1988 届的临床医学专业部分学生中,试行了"以临床问题为引导的基础医学教程(PBC)"和"以问题为引导的临床医学教程(PCMC)"。那个时候,学院就已经紧跟世界医学教学潮流,意识到病例教学的重要性。

PBL 于 1969 年由美国神经病学教授 Barrow 在加拿大麦克马斯特大学医学院率先应用。随后在 20 世纪 70 年代,瑞典林堡大学医学院和英国纽卡斯特大学医学院等相继跟上。目前 PBL 已经在国际医学教育界中甚为流行,有关资料表明,如今在美国 123 所医学院中有 86 所(占 70%)应用这种教学方法进行临床前期教学,而在日本的 80 所医学院中有 75 所不同程度地实施 PBL 教学,比例高达 94%。

"唤醒学生的好奇心,营造积极向上的学习环境,让学生学会学习、主动学习、在学习中创造新的学习,是我们教育的重要目的。"医学院副院长黄钢这样定义教育的目的。PBL 教学正是为了实现这些教学目的而进行的教学改革,这不仅仅是一个教学方法的改革,更重要的是教学理念的变革,是全面提升学生综合能力的具体实践。

除了 PBL,交大医学院多年来创新和实践了多种教学模式,而这些创新,都基于 PRICE 教学理念。

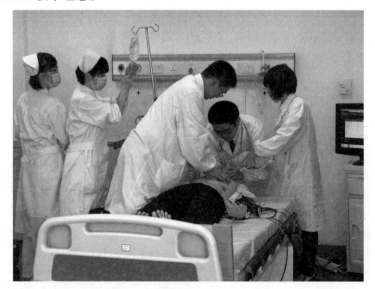

PRICE 理念

PRICE 是指以学生为本,以提升学生综合能力为核心,建构以 PBL(问题导向学习）、RBL（探究为基础）、Integration（课程整合）、CBL（临床案例教学）和 Evaluation（综合评价）为一体的 PRICE 教学体系，实现知识（包括普遍知识与专业知识）、能力（包括临床技能、沟通能力、批评性思维能力、卫生管理能力和终身学习能力）、素质（包括人文素养、职业精神、科学精神、临体决策和群体健康意识）全面发展的目标。

在教学理念方面，该体系主要突出以人为本、以学生为主体、以教师为主导的思想。在课程整合方面，该体系以器官系统为纽带，全面整合基础医学相关课程、基础医学与临床医学相关课程、临床医学相关课程、医学人文与基础医学及临床医学相关课程，实现各课程之间的横向整合与纵向融合。同时，该体系强调理论与实践的结合，要求学生充分利用课程中心、基础医学实验中心及临床医学（或口腔医学、预防医学、护理学等）实训中心的资源，确保基础医学知识得到基础实验的验证、临床医学知识得到临床实践的佐证、预防医学知识得到社区卫生的实证。

有了基于 PRICE 理念的顶层设计，上海交大医学院的教学改革进行得有条不紊。

让医学生看到完整的"人"

在交大医学院的教学改革中，目的直指让学生完整地看待疾病、看待病人，PBL 的目的如此，"器官系统教学"的目的也是如此。

"心脏病人如果进了内科，就接受内科疗法——吃药，装支架；如果进了外科，就用外科疗法——搭桥。"这样的笑话在当今的不少医院是患者的亲身体验。医疗界已经越来越清醒地意识到这样一个现实——现代医学学科分支越来越细化，医学生在学习时完整掌握知识的能力比较差，及至临床见到病人，只能从自己有限的知识视野中处理问题。

传统的医学教学遵循从通识教育到基础医学教育再到临床医学教育的"三段式"过程，比如，有关"心脏"的知识，散落在内科学、外科学、解剖学、病理学、药理学等独立的学科中，学生要花上将近 10 年的时间逐一学习，才能像盲人摸象一样还原心脏本来的面目。

为了突破传统教学的弊端，交大医学院 100 多名老师，历时 10 年摸索出"器官系统教学"方式，这种教学方式是以人体器官为单位，依次学习"心血管系统"，"消化系统"，"神经系统"等。黄钢评价说："器官系统教学的好处在于，让学生按照临床疾病来学习，从病种出发，讲述一个心脏病就把心脏功能、结构、病变等解剖、生理、病理、药理等所有知识串起来了。"

"器官系统教学"是一种全新的教学方式,对教师和学校教学管理提出了挑战。姜叙诚教授是"器官系统教学"的授课老师,同时,作为前任教务处处长,他不仅体会到承担"器官系统教学"课程的辛苦,也深知这一创新也需要教学管理做出改变。

"如果是传统的教学,我只要把自己专业领域的知识研究深、研究透,然后教给学生就行了。而'器官系统教学'要求教师有更加开阔的知识面,讲到一个器官的时候,我不仅要知道自己的专业知识,还要去查相关的知识,比过去教得辛苦很多。"姜叙诚教授说。

围绕一个器官,可能涉及六七位老师的专业,因此,教师们必须在备课阶段就互相沟通,以免教授过程中出现重复和遗漏知识的情况。这个备课的过程被称为"集体备课",在开设"器官系统教学"课程后"集体备课"已经成为常规的教学过程。

作为全新的教学方式,教材也是一个问题。器官系统教学在国外已有多年经验,自从1993年爱丁堡世界医学教育高峰会议推荐了"以器官系统为中心"的模式,它已经在美国、加拿大等国家的医学院中推行。但国外授课不用教材,以讲义为主,配以大量参考书。这样的好处是信息可及时更新,学生阅读大量文献后,思辨能力、自学能力快速发展。

交大医学院从20世纪90年代开始探索"器官系统教学"时,也曾尝试过讲义教学,但因为学生、老师都还没有做好准备,教学质量难以保证。

2008年,"器官系统整合丛书"陆续编成,编写者包括医学院与教学医院中的100多位老师、医生。目前,这套教材也成为国内其他学校探索"器官系统教学"课程的参考。

黄钢认为,器官系统教学更重要的意义在于,在学生心中埋下"循证医学"的种子。"我们现在的医院分科太细是个问题,医生知识结构有缺陷也是问题。由此才会出现'我(医生)会什么治疗,就给你(病人)什么'的笑话,而不是依据病人需要什么来治疗。"黄钢说,循证医学是"用最佳的方法、最优的价格、最尊重病人价值观"的原则,制定治疗方案。而它的前提是,医生得有完备的多学科知识结构。

训练,还是训练

PBL也好,"器官系统教学"也好,尽管学生们在课堂上讨论病例,分析病情,但见到真实的病人、真实的病情,医学生不可能不紧张。特别是医患关系紧张的大背景下,进入临床教学医院实习的医学生,必须要具备一定的临床经验,才能赢得患者和带教医生的信任和支持。

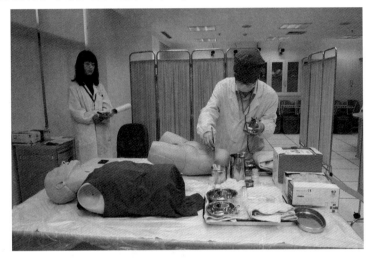

OSCE 考试

　　为了让医学生在学校阶段就接触到真实临床环境,并且学习接近真实情况的临床处理技术,模拟现实的 OSCE 技能考试应运而生。OSCE 是"客观结构化临床考试"(Objective Structured clinical Examination)的简称,这个教学和考试模式由英国邓迪大学的 R.M.Harden 博士建立,要求学生在模拟临床医院的环境下,通过若干站点,完成考试任务,最后由监考老师和标准化病人共同应用评分标准来评判学生。

　　"您哪里不舒服?""我这几天胃口不大好,大便也不正常。"这样的一问一答,出现在 OSCE 的考场上,考生面对的是一位模拟的标准化病人,标准化病人经过训练,他们能够准确地描述自己的"病情",而且可以严格按照要求与考生交流,而不会为考生提供暗示。

　　这样的问诊,只是考试的其中一个环节,接下来,根据抽签的情况,考生还要处理内科学、外科学,妇产科学或者儿科学的相关试题,如果考生抽到内科学题目,除了问诊,还包括口试、腹部体检、腰穿、胸穿/腹穿、读图读片、病史书写等项目。监考老师通过监控镜头,对学生的操作进行评分。

　　当然,考试中的体检、腰穿等操作,都是在模拟人的身体上进行的,这些价格不菲的模拟人,可以模拟各种疾病和伤情。在交大医学院的 OSCE 考试专用场地记者看到,各种模拟人摆放在教室里,实验室老师已经准备好了手术器械,为接下来的学生练习做准备。

在模拟的手术室里,模拟病人身上有烧伤、骨伤……"病人"的伤处惨不忍睹。对于像记者这样从未受过专业训练的外行来说,光是目睹这样的伤情,已经需要勇气,而从未进入临床的医学生们,需要在克服恐惧之后,结合所学知识和日常的训练,完成操作。这是他们将课本知识运用到实际操作中的第一步,也是一名学生成为医生的最初一步。

交大医学院自2004年开始推行OSCE模式,只有在经过严格的OSCE考试后,医学生才有资格到临床教学医院在老师的带领下见到真正的病人。

医学教育有别于其他教育的地方在于,医学生在未来的职业中面对的是病患,因此,在成为医生之前,他们不仅需要储备知识,还需要大量的训练。经过多年探索,医学院建立起了从课堂教学到实训设备教学、标准化病人教学、模拟医疗场景教学,再到临床环境与真实病人教学的系统化实践教学模式,并于2009年推行了医学生进入临床工作的"准入"制度——学生在实习前,都需要通过相应的基本技能考试,否则就不能作为实习医生"上岗"。

这一系列举措,都是为了让医学生在接触真正的病患之前,在能力、心理上进行充分的准备,增加工作信心,也保障医疗安全。

创新不止步

交大医学院从未停止过在教学模式上的探索,所有的改革都只为一个目的——培养合格的医生。因此,只要是有利于培养合格医生的教学方式,医学院勇敢尝试,学习中外医学院校培养的先进做法和宝贵经验,充实教学模式。

在学制探索上,从2005年开始,交大医学院成为全国首批八年一贯制试点院校之一,这种旨在培养精英医学人才的学制,从招生阶段开始就对学生"高标准、严要求",教学过程中,更是让学生接受严格的训练。

作为知识更新非常迅速的学科,医学教学还需要时时掌握最新的国际资讯,保持与国外同行的交流,为了做到这一点,医学院从本科阶段,就为学生营造国际化环境,给学生提供国际交流的机会,让他们成为国际化的人才。

医学院"海外游学"项目始于20世纪80年代初,刚开始时只是面对法文班同学,人数也只有每年1—2名。近些年,学院在向国际化方向发展中,这个项目有了很大的发展,特别是近5年来,无论是项目数量、游学内容、资金支持等多方面都有了很大的提升。

目前，交大医学院与 27 所海外及港台院校共建 35 个项目，合作国家从法国扩展到美国、澳大利亚、瑞典、日本等。游学内容不再局限于临床见习，还涉及课程、科研、护理实习等。参与的学生人数从 2007 年的 70 名增加到 2010 年的 228 名，覆盖了 28.1% 的在校学生。

一位在美国 Nebraska 大学医学院学习 3 个月的学生感慨："也许中国学生是最刻苦用功的，但是在海外学习的过程中，你会深深地为美国医学生的勤奋自律所折服。"这种比较中得来的体验，更能帮助学生们明确学习的目的，激发更强的学习动力和主动学习的积极性。

张艳萍认为，"海外游学"并不是希望学生真正能在海外学习到多少具体的知识与技术，更多的是希望学生能在海外多看看，多听听，反观自身能有新的认识，对医学专业能有更好的忠诚度，对自己未来的医学道路能有更明晰的自我设计。

包括"海外游学"项目在内，国际化办学思路渗透到了学院医学人才培养的各个方面。越来越多的国际知名医学大家走进医学院的大门讲学，越来越多的 PI 人才被引进到医学院。

交大医学院是一所以培养精英医学人才为最终目标的高校，在这样的宗旨之下，学院不断探索有利于精英医学人才培养的教学方式，从未停止在教学改革上的尝试。

上海交通大学党委书记马德秀评价：在学校英才教育战略的整体框架下，学校对医学学科点建设、研究生招生指标、国际化办学、八年制高层次医学人才培养、通识教育等给予倾斜，构建了以引领性卓越医学教育为目标，"少而精、厚基础、高层次、国际化"的卓越医学人才培养体系。

（原文刊载于《医源》2012 年第 5 期）

以"医学梦"助力"中国梦"

习近平总书记提出的"中国梦"受到了社会各界的高度关注和广泛赞誉。"中国梦"是国家的梦、民族的梦,也是每个中国人的梦。实现"中国梦"必须走中国道路,必须弘扬中国精神,必须凝聚中国力量,改革创新,真抓实干,切实落实。上海交通大学医学院把实现"中国梦"不断推向深入,用"中国梦"引领"一流医学院"的梦想,不断增强全体师生医务员工都是"梦之队"成员的角色意识和自觉意识,汇聚铸就"中国梦"的正能量。

以"医学梦"助力"中国梦",必须弘扬中国精神所内蕴的以改革创新为核心的时代精神,牢固树立"创新是最重要动力"思想,深化体制机制创新。要进一步增强忧患意识、机遇意识和创新意识,拓宽工作思路,研究改革对策,破解发展难题,谋求发展的最大红利。加强上海交通大学医学院事业改革发展的顶层设计和系统布局,稳步推进和落实医学院发展战略规划的各项决议。以优化管理体系为重点,以提高统筹协调性和服务效能为突破口,深入推进现代大学制度建设。创新体制机制,突破医疗、教学、科研之间的壁垒,理顺院本部、附属单位之间的关系,扎实推进各项改革工作。

以"医学梦"助力"中国梦",必须牢固树立"发展是第一要务"思想和"人才是第一资源"思想,持续推进以提升质量为核心的内涵式发展。大力整合学科优势,前瞻性谋划学科发展,着力提升学科核心竞争力。深入落实转化医学理念,积极推进"转化医学项目""985工程""211工程"、市教委"085工程"等重大项目的超前布局与建设工作。完善激励机制,加强科研管理,提高科研产出效率和成果转化率。加强基地平台建设,探索协同创新发展模式,巩固科学研究成果,保持科研重大重点项目发展良好态势。加强国家临床重点专科和医学院临床专病诊治中心建设,推进中国医院发展研究院的重点工作。重点推进与国际一流医学院校和科研机构的实质性合作,切实提高医学院的国际化办学水平。坚持人才强院主战略,大力培育尊重人才、珍惜人才、宽容人才、使人才充分发挥作用的校园文化,扎实推进医学院人才高地建设,打造一支兼具临床和科研能力的卓越医学人才队伍。

以"医学梦"筑就"中国梦",必须加强基于转化医学的卓越医学教育体系建设,大力培养卓越医学人才。一是要坚定信念,牢固树立"中国梦·医学梦"职业理想。围绕"中国梦"与医务人员的责任,开展多种形式的主题活动,以典型传递正能量,引导学生养成良好的医风医德;创新医学生课程体系,加强人文课程建设,教育学生常怀医者仁爱之心,享受从医路上的快乐,强化医学人文情怀。二是要构筑载体,深入开展"中国梦·医学梦"教育活动。运用网络平台"易班"和微博、微信、手机报等新媒体,号召各基层党团支部生活围绕"中国梦·医学梦"主题,广泛开展各类主题活动,营造投身"中国梦"的良好氛围。拓展实践载体,依托拥有12家三级附属医院、核定床位12000余张的临床资源优势,为医学生开展临床实践搭建良好的平台,引导医学生服务国家健康战略,以重大医学和健康问题为导向,切实践行"把学术论文写在人民健康事业的篇章上,写在疾病的正确诊断率,特别是治愈率上"的理念。三是落实保障,切实发挥"中国梦·医学梦"引领作用。研究和制定统一工作方案,对在校医学生、青年教师和医务青年分类引导,形成以"中国梦"引领"医学梦"的长效工作机制。

　　上海交通大学医学院正以"中国梦"鼓舞斗志,塑造精神,不断增强全体师生医务员工的利益共同体意识和命运共同体意识,切实提高创新驱动、推进改革的干劲,同心共筑"中国梦·医学梦"。

（本文作者:孙大麟;原文刊载于《医源》2013年第3期）

医学院的"温度"

2008年7月,上海交通大学与上海第二医科大学两校合并三周年之际,孙大麟从赵佩琪手中接过上海交通大学党委副书记、医学院党委书记一职,直到2015年11月由于年龄原因卸任。

1978年,孙大麟成为恢复高考后的第二批学子,来到原上海第二医学院。在医学院系统37年,从学生到医生,从医院一把手再到学院掌门人,他对如何传承"博极医源,精勤不倦"的医学院精神,如何在综合性大学办好医学院,有着自己独到的见地与思考。

除了业内熟知的"两个遵循",即遵循综合性大学发展规律、遵循医学学科特殊规律的基础上的"部市共建"的发展模式,孙大麟认为关键还是在融合交大"饮水思源,爱国荣校"精神的同时,坚持医学院特有的文化,那是根植于每个医学院人骨髓的海纳百川、博采众长的包容胸怀;健康所系、性命相托的责任意识;追求卓越、敢为最先的创新精神;注重实践、求真进取的务实作风。

这样的医学院才是有"温度"的,才担得起人类健康使命的重责!

人才培养:脉脉的医学温情

作为高等院校,人才培养始终是第一位的责任,在百多年办学历史和60多年建校经历中,医学院以"博极医源,精勤不倦"的学院精神作为指引,把培养能看病、会看病的卓越医生作为核心目标。"在当前生物——医学——社会模式下,所谓卓越就是不但拥有高超的医疗技术,还要有贴合病人需求的医学温情。"孙大麟如是说,"医学是一个以有生命、有心理活动、有情感的人为对象的自然科学与人文科学相互渗透的综合学科。作为未来的医务工作者,医学生需要从进入医学殿堂那刻起就心怀仁爱和悲悯之心,体悟'医乃仁术'的本质,使病人始终心怀安全感。"

做有"温度"的人,去从事有"温度"的事业,懂得尊重病人、理解病人、关爱病人;懂得敬畏历史、敬畏科学、敬畏生命;愿意无私奉献、甘于付出、肯于吃苦,这是交大医学院人永远不会变更的初心。

孙大麟提到,自两校合并10年来,医学院在办学上享有了更大的政策优势,在财政资源上也得到了更多的支持,学科交叉整合的空间不断延伸,教学资源不断丰富,生源质量迅速提高,生源结构日趋完善,形成了更有利于培养高级复合型医学人才的外部环境。因此,医学院以"卓越医学创新人才"培养体系建设为抓手,着力培养具有"厚基础、强实践、重转化、塑规范、融国际"特色的卓越医学创新人才,做了以下6项尝试,即通过完善医学专业设置,推进系统整合式课程教学改革,创新医学教育教学方法,加强医学教学基地与平台建设,强化师资培养与学生发展机制,健全教学质量保障体系等。

　　10年来,医学院一方面依照医学生培养规律和国际化办学特点,以职业素养和临床能力培养为主线,整合式课程改革为突破口,采用基于问题的学习(PBL)模式,提升教学质量,加强医学生临床操作能力和思维能力培养;研究生教育中注重创新精神和实践能力的培养,着力培养高素质专门人才和拔尖创新人才;在上海率先实行对附属医院住院医师规范化培训工作的统一管理,形成了院校教育与毕业后教育的有机衔接;吸引了一大批优秀临床教师积极参与教育教学改革,积极探索"卓越医学教育"体系建设。另一方面从医学院丰富的文化资源中汲取能量,以生动的故事教育人、以高尚的情操感染人,培养有着脉脉医学温情的未来医生。出台了《上海交通大学医学院2010—2020年文化建设规划》,并初步形成了以"医源"系列丛书为载体,以院史馆为基地,以品牌讲座为依托,以同伴教育为形式,以仪式教育为抓手,"读、说、演、学"立体化的文化育人模式,不但诞生了以王振义院士为原型的原创话剧《清贫的牡丹》,而且形成了班导师、辅导员双师联动机制,使得医学生在成长的道路上能够坚定踏实地走好每一步,也使得医学文化和精神在医学生中不断扩大影响、发扬传承。

科学研究:冷静与热情之间

　　随着人民生活水平的日益提高,生活方式的变化和人口寿命的延长导致了疾病谱的变化,心脑血管疾病、肿瘤等慢性疾病已成为威胁城市人群健康的主要卫生问题;同时,新发传染病、环境污染引发的健康问题等也成为社会关注的重要公共卫生问题。2012年8月,卫生部组织数百名专家讨论,最终形成"健康中国2020"战略研究报告,在十八届五中全会公报中,建设"健康中国"上升为国家战略。《上海中长期科学和技术发展规划纲要》(2006—2020)也提出了实施健康上海的"引领工程",并提出把上海建成亚洲生命健康科技和产业重镇的目标。孙大麟一针见血地指出,医学院已经注意到了其中蕴藏着极大的发展机遇。

　　围绕学科专业等内涵建设,医学院编制完成了《2008—2020年发展定位规划纲要》。其宗旨就是要瞄准国际医学发展和医学人才培养趋势,结合国家战略和上海市医学发展规划来提升学科和人才队伍建设水平。具体来说,就是要以学科调整和学科建设为切入点,结合新一轮"211 工程"启动、落实"985 工程""085 工程"等重大规划,做好医学院各学科的"扶需、扶特、扶强"定位,充分发挥重点学科的带动、辐射作用,实现多学科交叉、整合,形成"构建大平台,组建大团队,争取大项目,形成大成果"的新的发展思路,从而提升学科综合竞争力,造就一支高素质、高水平的人才队伍,促进交大医学院又好又快发展。

孙大麟表示,10 年来,医学院通过"211 工程""985 程"和"085 工程"建设、"高原高峰"学科建设计划等项目,进一步凝练学科方向,完善学科分级管理模式和考核机制,重视发挥学科带头人作用,基本形成了较为完整的高等医学学科体系,建设了一批全国领先的优势学科和特色研究方向。医学科学研究院和转化医学研究院两个科技创新平台迅速崛起,有效带动基础医学与临床医学的整合与发展。以两校合并为契机,医工、医理、医管等领域的交叉融合初显成效。坚持面向国家重大战略需求、面向国际学术前沿的理念,完善科技管理体制和机制,培育出了一大批标志性成果。特别是近几年,医学院获国家自然科学基金项目总数、国家科技进步奖数、医学学科 SCI 收录论文数在全国医学院校名列前茅,其中最突出的是王振义院士荣获了 2010 年度国家最高科学技术奖。

但在漂亮的科研成绩单面前,孙大麟始终强调医学和研究来不得半点的虚假和浮夸,求真务实、诚实守信是最起码的道德底线。他说:"科学研究固然要勇于创新、敢于突破,但更应该看淡名利、拒绝短视,这些年来,我们大力提倡求真务实、严谨自律的治学态度和学术精神,坚决反对思想浮躁、急功近利、抄袭剽窃等不良风气。"因此通过完善交大医学院"学术道德规范"体系,加强学术委员会、学术道德委员会的建设,建立学术诚信档案,加大对违反学术道德行为的教育和惩处力度,坚决制止学术不端行为,医学院希望科研工作者始终保持创新的热情和务实的冷静。

社会服务:百分百沸腾

"高等院校服务社会的功能往往通过培养优秀的学生、诞生创新的成果来体现,然而医学院校的特殊性使得我们不但拥有这两点,而且能够通过附属医院直接为人民的健康和国家卫生事业的发展做出贡献。"作为拥有附属医院最多的医学院校之一,孙大麟的话语中满是自豪。

合并 10 年来,医学院不仅在临床医疗资源规模上得到了大幅度的增长,服务水平也有了明显的提升。2012—2014 年,医学院系统医疗单位门急诊总量8579 万人次,出院病人总量 214.6 万人次,住院手术病人总量 135.91 万人次,2014 年实际开放床位数为 17437 张。目前,医学院系统共获批 74 个国家临床重点专科,数量占上海市国家级临床重点专科总数的 54%,共获国家卫生部约3.66 亿元的资金支持。为了进一步推进临床学科的整合,自 2009 年 1 月起,医学院先后成立了 39 个专病诊治中心。在新的运作机制推动下,部分专病诊治中心的品牌知名度得到提升、学术影响力不断扩大、诊断治疗水平迅速提高,形成了良好的社会辐射效应。

"精湛的医疗技术、优质的医疗服务是医院赖以生存和发展的基础。具有强烈的时代感和行业特色的医院文化品牌,能增强医护员工的凝聚力,把医护员工的思想观念和价值观念统一到医院发展目标上来,变成整体、自己的行动,进而全面提高服务品质。"孙大麟如此评价各附属医院近年来不断改善医疗服务设施、稳步提高医疗服务质量、持续提升医疗服务水平的做法,他指出,正是以医学院的"大平台""大格局"理念为指导,打破了医院之间的围墙,不断整合优势资源,合并 10 年来,医学院系统医疗单位的社会声望和影响力都有了进一步的扩大。

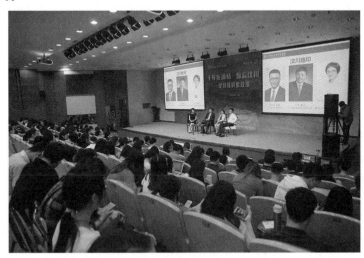

难忘汶川思政课

孙大麟指出,在主动对接国家和地方医疗卫生发展战略需要,配合国家与上海市推进医药卫生体制改革的研究和试点工作,积极参与上海市公立医院改革的同时,医学院还发扬一脉相承的志愿服务的文化和传统,全情投入,贡献力量。比如积极参与了 2008 年汶川大地震等抗震救灾和灾后重建工作,第一时间向上海市政府、市卫生局发出"请战书",先后派出多批医疗队奔赴灾区,涌现了许多可歌可泣的感人事迹,并组织各附属医院接受灾区伤员,精心组织、积极救治。又比如,积极参与特奥会、奥运会和世博会等大型活动的保障工作,多家附属医院作为"世博"医疗保障指定医院,圆满完成了"世博"期间医疗保障和救治的艰巨任务;在防控"非典""禽流感""手足口病"以及多起突发公共事件的过程中,充分发扬救死扶伤的人道主义精神和无私奉献精神,履行了医务工作者的神圣使命;组织优秀医务人员参与援外医疗服务,通过援疆、援藏、援滇等形式支持中西部地区医疗卫生事业发展等。

"健康所系,性命相托","为祖国医药事业的发展和人类身心健康奋斗终生",这是每一位医学生在踏入医学殿堂的那一刻许下的郑重承诺,也是每一个医学院人坚定不移的理想信念。做有"温度"的人,去从事有"温度"的事业,懂得尊重病人、理解病人、关爱病人;懂得敬畏历史、敬畏科学、敬畏生命;愿意无私奉献、甘于付出、肯于吃苦,这是交大医学院人永远不会变更的初心。孙大麟说,日月忽其不淹兮,春与秋其代序,愿交大医学院始终保有它的"温度"!

（本文作者:闵建颖、杨静;原文刊载于《医源》2015 年第 5 期）

探索中国特色、世界一流生命医学学科发展道路

以创建世界一流大学为目标的上海交通大学,建设强大的生命医学学科,并作为核心关键学科之一,既是综合性大学学科布局的需要,更是服务国计民生、推进人类健康的使命所在。

博极医源数十载,精勤不倦数春秋。2005年,上海交大与上海第二医科大学强强合并。这10年,对上海交大学院而言,是一篇勇攀高峰的奋斗史、成果不凡的发展史。10年来,我们充分发挥"部市共建""部部共建"体制优势,形成多方支持、共促发展的办学格局。在全体上海交大人的共同努力下,在交大多学科的协同推动下,医学院学科建设和科研水平不断提升;在教育部一级学科评估中,临床医学连续两次位列第一,基础医学从第九跃升到第三;医学院在承担国家自然科学基金、973、863等国家重大项目、发表高水平论文、获国家大奖等方面,数量持续增加,水平不断提高。10年来,人才梯队建设成绩显著:涌现出以国家最高科技奖得主王振义院士为代表的一大批优秀科学家,仅2015年就新增3名两院院士。10年来,医学人才培养质量不断提高:八年制医学教学体系逐步完善,医学培养模式改革深入推进。特别是医学院生源质量和博士生数量全面提升。10年来,国际合作蔚然成风:已与13个国家和地区30多所知名医学院开展教学和科研合作。约50%的医学本科生参加海外科研和临床实习交流。10年来,医疗服务内涵不断拓展:成为国内附属医院最多、医疗水平最高的大学之一,医疗服务数量和质量均在上海领先、居全国前列。这10年,上海交大向国家、向上海交出了一份满意的答卷,医学院真正从"地方队"成了"国家队"。

回顾10年历程,可以自豪地说,成功走出了综合性大学医学院发展的新路径,这一选择为中国高等教育改革发展探索了新模式,提供了新经验。

紧紧咬住"两个一流"的发展目标,坚持用一流标准引领发展,用科学发展凝聚人心。高举发展大旗,明确把建设"两个一流"(世界一流大学和一流医学院)作为共同奋斗目标,将全校师生医务员工凝聚到上水平、创一流的发展轨道上。医学院发展的定位和目标发生了根本改变,始终坚持面向国际科技前沿、面向国家重大战略需求。按照创建世界一流的要求,完善医学院发展战略规划,调整和制定促进学科交叉的各项政策,修订提高各类学术标准、职称评聘标准、人才引进标准等。为加快一流医学院建设,学校专门成立由主要领导担任

组长的医工结合领导小组，全面推进学科整合重组，完善布局建设，大大激发广大师生医务员工的创新活力。按照"国家急需，世界一流"的要求，对标国际，立足中国，聚焦创新，审时度势，致力机制体制创新。围绕生命医学未来发展，前瞻性地布局生物医学工程学院、系统生物医学研究院、Med-X 研究院、Bio-X 中心等平台，集聚优秀创新人才，汇聚多学科协同发展。特别是在个性化医学、可预测性医学蓬勃发展的新时期，学校高瞻远瞩、超前谋划，将转化医学作为生命医学学科的发展重点，利用雄厚的临床资源和研究实力，利用校本部在生物信息和生物医学大数据、在推进理工科技术转化方面的优势，建立起一个集疾病预防、临床服务、科学研究为一体的转化医学体系。此举得到国家和上海市大力支持，建设总投入达 13 亿元。转化医学国家重大科技基础设施获批，成为国家在转化医学"1+4"战略布局中最重要的基地，是学校医学发展形成制高点的重要一步。这些以前不敢想的目标，我们达到甚至超越了；这些以前不敢做的事情，我们做成了。

始终贯彻"两个遵循"的方针，积极探索综合性大学建设高水平医学院的新模式。医学既是自然科学，也是人文社会科学，医学生培养既需要知识，又需要临床，具有高度特殊性。坚持按规律办事，明确提出要遵循医学学科的特殊规律，保持医学教育和学科建设的完整性，激发办学积极性。同时遵循综合性大学的发展规律，办学过程中我们深刻认识到，办一流的综合性大学，才能支撑一流的医学院；同样，只有一流的生命医学学科，才能形成一流综合性大学的核心竞争力。在发展模式上，坚持渐进式改革，稳步推进机构融合与办学资源整合；保持医、教、研、管体系的相对完整性，包括原来上海交大附属的 6 家医院在内的全部附属医院归口医学院管理，依托附属医院数量多、实力强的优势，积极推进高水平基础医学和临床医学研究，确保医学教育科研与临床应用的紧密结合。在体制机制创新上，发挥上海交大多学科综合和强大的理工科优势，大力推进医工、医理、医管、医文等学科交叉和生命医学领域协同发展。相继设立以临床需求为导向的"医工（理）交叉基金"，目前，学校每年支持 3000 多万元，加上附属医院配套，总投入达到近 5000 万元。通过 8 年坚持不懈，不同的学科从陌生到了解，不同领域的人才从携手合作到共同产生重要成果，大家用共同的事业、共同的价值取向、共同的发展目标，紧紧团结在一起，产生了一加一大于二的重大效应，这是最大的比较优势。在人才培养上，探索了一系列新做法，医学院学生通识教育全部交由学校统筹，按照综合性大学课程设置，使他们接收到更全面的自然科学、人文社会科学熏陶；通过整合基础课，使基础医学、临床医学、预防医学、护理学等学科成为人才培养的有机整体，保持医学教育完整性；以逐步完善八年制医学教学体系为契机，深入推进医学培养模式变革，不断提高人才培养质量。

上海交大的发展始终与国家和民族振兴紧密相连。祝愿交大人继续发扬求真务实、努力拼搏、敢为人先、与日俱进的精神品格，加快走中国特色、世界一流大学之路！期待医学院以超凡的勇气和智慧，率先成为世界一流，铸就新的辉煌！

坚持把价值认同作为事业发展的重要保证，稳步推进大学文化深度融合。实现价值认同与文化融合是合并成功的关键。10 年来，始终把加强价值认同和精神文化引领作为融合发展的重要任务。研究制定大学文化建设规划，把医学院"博极医源，精勤不倦"等核心文化要素吸收融合到交大精神文化体系中。积极推进校本部和医学院干部交流和挂职任职；完成《上海交大报》与《医学院报》的整合；通过医学沙龙、党支部共建、统战沙龙、工会联席会议等形式，促进思想交流。让"交大是全体交大人的交大，医学院是全体交大人的医学院"等理念深入人心。医学院的跨越式发展正是得益于全体教职医务员工和学生凝心聚力、真抓实干、团结奋进。

站在新的历史起点上，医学院将努力形成发展新动力。在此我想表达三个愿望。

第一，把创新摆在医学院发展全局的核心位置，加大改革力度。在体制机制创新方面，从"单项改革"转向更加注重"综合改革"。对医学院发展中卡脖子的问题深入分析，运用综合的、辩证的思维推进改革，坚持综合施策、整体推进；继续发挥综合性大学办医学院的优势，打破传统办学定势，保持思想的敏锐性和改革的持续性，激发办学活力动力。在科技创新方面，变"比画、模仿、追赶"为"先发、引领、突破"。深刻认识即将出现的世界新一轮科技革命和产业变革与我国经济社会快速发展形成千载难逢的历史性交汇。生物技术蓬勃之势给生命医学带来新契机。期待医学院整合资源、集中优势，真正涌现一批出类拔萃、原创性、可转化的重大科研成果，实现具有先发优势的引领性突破，为国家创新驱动发展做出不可替代的贡献。

第二，把人才培养作为医学院工作的重中之重，探索创新人才培养模式。培养高素质人才是高校的第一要务，特别是要注重为未来培养人才。期待医学院加大医、教、研协同育人医学教育体系的改革，加强课程体系、教学方法、教学管理和专业建设的系统性，深化与世界一流医学院和医疗机构的合作，让医学生获得更开阔的国际视野、更活跃的创新思维、更深厚的综合素养、更扎实的实践能力,使卓越医学人才培养的特色和溢出效应更加突出,把医学院打造成为输送和汇聚一流医学人才的高地。

第三,主动适应全面建成小康社会新的目标要求,充分利用转化医学平台,不断提高社会服务水平。未来推进"健康中国"建设,特别是全面实施二孩政策、快速且深度的老龄化进程、慢性疾病高发等不容忽视的现状,我国生物医药、高水平仿制药、基因组学、医疗器械、儿童医学、健康养老等大健康产业空间巨大。医学研究成果的关键是能否服务经济社会发展实际需求,能否在临床上解决实际问题,能否真正造福百姓。期待通过转化医学平台,努力探索一个致力于克服基础研究与临床和公共卫生应用失衡的医学发展新模式,在从事基础医学发现的研究者和了解患者需求的医生之间建立起有效联系,打通研究成果从实验室到病床应用的"生命线",以精湛医术和高水平医疗服务赢得老百姓赞誉。

上海交大的发展始终与国家和民族振兴紧密相连。翻开新的篇章,祝愿全体交大人继续发扬求真务实、努力拼搏、敢为人先、与日俱进的精神品格,加快走中国特色、世界一流大学之路。期待医学院以超凡的勇气和智慧,在所有学科中率先成为世界一流,铸就新的辉煌!

(本文作者:马德秀;原文刊载于《医源》2015 年第 5 期)

教医术　育仁心　存敬畏

　　近年来,上海交大医学院正积极探索具有中国特色的医学教育规律和医学人才成长规律,对接国家战略的导向性与服务社会的前瞻性,并结合现代医学发展需求,进一步深化高等医学教育改革,将医学教育的规律性和医学院临床优势的独特性相结合,加快医学教育规模、层次、类型的调整,优化人才培养结构。

　　上海交大医学院以卓越医学创新人才培养为目标,强化以综合能力培养和综合教学评价为核心的"厚基础、强实践、重转化、塑规范、融国际"的交大医学"精品化"教育特色。

　　从原本53门基础课程和临床课程,到如今全面推行八大系统整合式课程;从原本一门课一个老师从头讲到尾,到如今一门系统整合式课程由七八个老师分模块轮流上课;从教授医学生临床知识为主,到培养学生综合应用医学知识对临床病例进行分析的能力……作为全国首个探索器官系统整合式课程的医学院,上海交大医学院从2005年起在临床医学试行八年制、2014年在临床医学推广五年制。今年,又成为全国首个在所有专业中全面推广系统整合式课程的医学院。

　　上海交大医学院一直走在教学改革的前沿,不断推进"以器官系统为主线,淡化学科,融形态与功能、基础与临床、医学与人文为一体"的系统整合式课程体系建设。这样的课程调整是以疾病为主线、以问题为引导,从以学生价值为各科的医学教学模式走向以患者价值为中心的医疗服务体系。自2008年起,上海交大"器官系统整合丛书"陆续编成,目前这套教材也成为国内其他学校探索"器官系统教学"的课程参考。

　　经过10年的探索与推广,上海交大医学院教务处处长富冀枫说,根据学生毕业后综合素质表现,经过系统整合式课程学习的学生发现问题和解决问题的能力、批判性思维的能力、团队协作的能力、创新的能力、科研的能力等都比较突出。

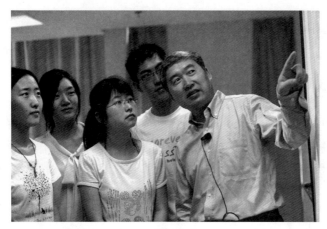

课堂教学

课堂成了诊断室:"我们的使命就是找出病因"

"如果一个病人突然失血性休克,该如何进行急救?"

"补液。""吸氧。""补血。""补碱。"……

在上海交大医学院一节普通的课上,老师通过引导式提问的教学方式,让学生们展开了讨论。随即老师又根据学生们的回答,进一步启发:"补碱真的适合每一个病人吗? 对凝血功能异常的病人,补血时又应该注意点什么?"2012 级临床医学八年制学生蔡玲莉回想起课前所做的预习:"如果病人血容量性的酸中毒的话,不可轻易补碱,否则会加重病情……"

这样通过临床问题及实践为导向、器官系统为主线的教学模式,已经成为上海交大医学院教学的新常态,以系统为主线,淡化学科,融合基础与临床、医学与人文的跨学科教学模式,打破了原有传统医学课程割裂、重复的传统学科教学设置,将医学基础与临床、医学与人文、理论与实践有机整合前后贯通。

"我们现在的课程是以人体的八大系统展开,这样的整合式课程能让我一下子进入'诊断'式思维过程,比如我在上心血管系统整合课程时,老师会提出各种病人可能出现的症状,然而再根据病因进行各个模块的学习。"蔡玲莉说,"一门整合式课程大概有七八个老师根据其专业模块来讲授,这样的课程不仅有启发和思考性,而且更加有逻辑性。"

从基础到临床,医学生以往要把医学书上的知识点变成看病救人的诊断,所要走的学医之路非常漫长,而上海交大医学院所持续推进课程改革和教材建设，完善以课程、教材、教学团队为核心的整合式教学模式，基于 PRICE 理念以学生为本，让医学生们能够从学习阶段就开始以临床实践思维进行学习，并通过 PBL（基于问题解决的学习方式）、RBL（基于研究的学习方式）、ICOS（器官系统整合式课程）、CBL（以临床实践为基础的学习）、E（系统综合考评体系），以及 TBL（基于团队的学习方式）、CBL（基于案例的学习方式）、CAL（电脑辅助的学习方式）等学生参与式学习方法，强化形成性评价以提高学生自主学习的能力。

事实上，系统整合式课程不仅对学生的学习提出了更高的要求，也对教师的授课提出了全面的改革要求。上海交通大学医学院细胞生物学教授易静担任"分子细胞组织"这门课的首席教师，这门全新的课程由此前医学院的生化、细胞生物学、生理学、组织学这 4 门课组成。"我们减少了几个学科的重复内容，打通课程体系间的内容，这将帮助学生更全面地理解人体、思考医学问题。"易静说。

上海交大医学院的系统整合式课程依托骨干教师教学激励计划，让有创新能力的教师与有创新精神的学生密切互动、教学相长，促进教学改革，全面提高教学质量。临床教师教学激励计划，加强了基础与临床的相互渗透，提高了临床教师在前期系统整合式课程教学中的参与度，同时进一步发挥其在后期临床教学中的主体作用。此外，上海交大医学院所编写的国内首套系统整合教学新教材，还将在全国范围内推广，使之成为该领域具有权威性的国家级示范规划教材。

本科阶段深入科研一线："我们见证医学的奇迹"

上海交大医学院在全面推进系统整合式课程的过程中，已经将 PBL、CBL、RBL 融入整个教学改革中，着力培养学生解决问题的能力、团队精神、科研能力。

卓越创新型医学人才的培养注重本科教学中科研能力的培养。上海交大医学院开展探究性实验、学生在科学家指导下在重点实验室进行医学生科研能力提升项目、科研轮训、大学生创新实验和海外知名大学实验室科研体验课程等，以此不断提升医学生的科研能力。

973 首席科学家、东方学者、特聘教授、学院院长、临床主任医师、海归科研新秀……这些学术科研的"大牛"都是上海交大医学院的班导师，他们既是学生思想引领、专业导航、创新激励的教师，又是启发学生科研的领路人。

上海交大医学院 2015 级硕士研究生张永兴早在本科阶段，就跟着他的导师上海第一人民医院骨科赵庆华副主任医师做科研,"我和同学每周都要去一次医院的实验室,进行各种材料的测试。"张永兴说,"本科的时候,我就对骨科比较感兴趣,班导师就鼓励我可以进入实验室尝试着做一些课题。"于是赵庆华根据本科生的实际情况,给了一个科研的大范围,张永兴便和同学一起确定了课题内容:自体脐带间充质干细胞复合纳米锶磷灰石纤维多孔钛支架构建新型腰椎融合器的实验研究。

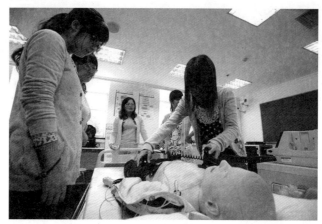

模拟教学

"医院不仅是治病救人的地方,更是见证医学不断发展、创造奇迹的地方。"张永兴和他的同学一起反复对新材料进行各种测试,经过各种比较论证,该材料的融合性非常好,于是张永兴便对导师提议说进行动物实验,而赵庆华却建议张永兴先做个预实验。张永兴发现自己所切片的新材料太大根本无法进行实验,与导师进行沟通后重新调整,实验非常成功,该研究获得了交大医学院第六期大学生创新题(国家级)以及上海"科创杯"三等奖。

"人们总说医生是个'吃老本'的工作,但实际上如今的医学科研日新月异,医生的科研工作正是为了带给病患更好的治疗以及更多生命的希望。"经过这段科研经历,张永兴对科研不仅有了了解,还产生了浓厚的兴趣,在完成本科学业后他选择读研究生继续深造。张永兴说不少同学也在本科阶段获得很多科研的机会,这让他们在本科毕业后都不约而同地选择继续深造。

上海交大医学院不少基础学科的教师也加入了学生科研引领的队伍,如易静教授曾成立八年制学生细胞生物学兴趣小组,在晚间向学生开放实验室,以此鼓励学生多尝试科研。

此外,为培养医学生合作学习的能力,上海交大医学院普遍采用 CBL 及

RBL 等教学方法,教师根据学生的学习成绩、学习方式、性格特点、成长背景等对学生进行分组,并引导学生完成探索性的思考题、拓展性的训练题、比较性的分析题、多步骤的操作题,这对于团队意识培养有很大作用。

经过系统整合式课程、RBL 训练后,医学生的研究能力明显得到了提升。据了解,目前上海交大医学院 70%－80% 的本科生毕业生后选择了继续深造,由此可见,越来越多的医学生把自己定位在临床与科研兼顾的科研型医生。

从吸引种子到准入制度:"我们对生命始终存有敬畏"

医学生学制长,课业重,再加上医患冲突的过度渲染,使得人们对当前医疗环境存有疑虑,在医学招生遇冷的舆论中交大医学院的招生情况却逆势上扬。仅以上海市招生为例,近三年来交大医学院的录取分数线分别高于一本线 60、49、54 分,虽然稍有起伏,但总体还是向上趋势,2015 年位列在沪招生医学院校第一。在全国范围内,医学院也取得了非常好的成绩,2015 年在招生的 30 个省市中,5 省市高考录取分列综合性大学前 5 位,22 省市高考录取分列综合性大学前 8 位,27 省市高考录取分列综合性大学前 10 位。

这一切首先得益于 2005 年两校合并伊始,医学院和校本部就分列代码单独招生,初衷是希望让那些真正想学医,对医学有浓厚兴趣的学生进来,这样专业思想才会稳定。近年来,通过稳步推进本科生源质量保障体系,不断健全招生工作机制和监督机制,不断加大招生宣传手段,医学院为培养未来医生医生吸引了优秀的种子。

2011 年,交大医学院开始举办中学生夏令营,随后又开设了重点中学"医学教育创新班",2014 年由医学生组成的"医学梦想助跑团"前往苏浙沪的高中展开"医学梦想演讲",各类生动有趣的活动均旨在让更多的高中生了解医学,热爱医学,未来投身医学事业。2013 级临床八年制法文班的李俊杰是"医学梦想助跑团"的学生组负责人,连续两年的活动组织,他对进行宣讲的知名高中的学生学医热情印象深刻,"我们每次讲座现场都能吸引几十名学生,而且都有意向学医,这让我们很感动。我们希望通过自己的亲身经历,呈现真实的医学教育,即便最终没有学医,也希望他们对医学、对医生少些误解。"

种子有了保障,医学院在新生入学后也始终注重强化专业意识、激发学习兴趣与主动性,让医学生临床思维能力的培养贯穿于整个医学教育,培养和提高综合运用知识解决临床问题的能力。此外,医学人文教育贯穿始终,上海交大医学院正探索构建融医学形态与功能、基础与临床、人文与医学为一体的综合培养模式,实现本科教育中知识传授、能力培养和人格养成的有机融合,采用整合课程模式促进基础医学各学科间以及基础医学与临床医学学科间的有机整合。

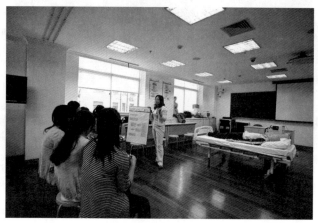

OSCE 考试

除了严把入口,注重过程质量控制,交大医学院也同样重视学生的考核关口。自 2004 年开始推行客观结构化临床考试(OSCE)模式,只有在经过严格的 OSCE 考试后,医学生才有资格到临床教学医院,在老师的带领下见到真正的病人。为了能让医学生在学校阶段就接触到真实临床环境,并且学习接近真实情况的临床处理技术,模拟现实的 OSCE 要求学生在模拟临床医院的环境下通过若干站点,完成考试任务,最后由监考老师和标准化病人共同应用评分系统来评价学生。

医学生在成为医生的过程中,不仅需要大量的知识储备,还需要大量的训练。经过多年探索,上海交大医学院建立起了从课堂教学到实训教学、标准化病人教学、模拟医疗场景教学、医患沟通教学,再到临床环境与真实病人教学的系统化实践教学模式。自 2009 年起还推行了学生进入临床工作"准入"制度,也就是医学生在实习前,都需要通过相应的基本技能考试,否则就不能作为实习医生"上岗"。

这一系列的举措,既是让医学生们在踏上工作岗位前进行充分的准备,更是让医学生明白这份工作的特殊性:无论你是工作了几十年技艺精湛的老医生,还是初出茅庐的菜鸟医生,每天在工作中面对每一个病人时,都要带着从医学院里培养的那份对生命的敬畏之心。

(本文作者:荀澄敏;原文刊载于《医源》2015 年第 5 期)

在医教协同中提高育人质量

　　具有悠久办学历史的上海交通大学医学院,在国内外享有崇高的声誉,是医学人才培养的摇篮。根据 ESI 全球医学学科排名,交大医学院临床医学位居全国第一。依托临床优势,在长期的医学教育实践中,医学院形成了重视临床教学、凸显临床育人、遵循医教协同、力求改革创新的教学传统和特色,着力培养"厚基础、强实践、重转化、塑规范、融国际"的卓越医学创新人才。

早期接触临床:开启医学生职业生涯第一道门

　　在交大医学院,每一个新生入学第一天,都要参加神圣庄严的白袍仪式,穿上白大褂,举起右手,郑重宣读"医学生誓言",象征着身份的转变。但"健康所系,性命相托"八个字背后的分量,对于初入医学大门刚刚进阶的大一学生来说,还未能真正感受与体悟到。

　　为使基础学习阶段的低年级医学生尽早进入职业角色,加强专业认知,逐渐了解医院、了解医生职业的内涵,提高对医学的兴趣,培养医学生人文关怀的特质和主动获取知识、技能的能力,从而坚定医学志向,增强医学的使命感和责任感,"早期接触临床"课程应运而生,成为医学生培养的一道重要环节。所谓"早期接触临床"课程,即在基础医学学习期间,安排学生到附属医院的相关科室见习、观摩,帮助学生尽早熟悉专业和职业特点。从 2006 年 7 月,在原上海交通大学和原上海第二医科大学强强合并后招收的首批临床医学八年一贯制59 名学生中正式开展"早期接触临床"课程,拉开交大医学院"早接"课程的序幕,到今年 7 月 345 名学生分 35 组,分为两个批次进入 12 家附属医院进行见习,9 年来,"早接"课程实践始终坚守"接触临床不断线"的理念,加强基础医学与临床医学之间的有机结合,从最初在八年制中推行逐步延伸至五年制,做到在临床专业学生中全覆盖、常态化。

　　尽管"早接"课程通常都安排在医学生大一暑假开展,为期只有一至两周,但这段看似短暂的时间却为医学生度身定制了丰富多元的课程内容,如通过导医、科室轮转让学生熟悉医院运行情况,了解医院各科室诊疗范围和各部门职责,参与简单的医疗工作,锻炼学生的沟通技巧及应变能力;通过观摩医生问诊、访谈优秀医生与患者,培养学生对未来医生职业素质的感性认识;通过量体温、测血压、包扎、消毒等简单的实践操作,提高医学生动手能力;另外在接触某些临床专业术语的过程中促使学生主动查阅资料进行初步的临床知识学习,提高主动学习的意识和能力。

"早期接触临床实践的时间虽短,但我们的收获却不少,我们对医院、对医务工作者、对患者以及医疗这一特殊的服务行业有了切身的体会,这是我们在课堂里学不到的。我们认识到——要成为一名合格的医生,还有很多要学习、要掌握的东西,'健康所系,性命相托',我们的路还很漫长,还需要付出很多努力才能成为一名德才兼备的好医生;同时也深刻领悟到要想病人之所想,急病人之所急,一切为了病人,让病人舒心、放心、开心。"2006级临床医学八年制学生祝华婧在总结自己参与"早期接触临床"的体会时感触深刻。的确,"早期接触临床"对于基础学习阶段的低年级医学生,是一次全新的学习体验,开启了他们职业生涯的第一道门。在真实的医疗环境中,他们切身体会到自己角色的转换,并且通过对临床病例的接触,认识到他们所学的理论知识与实际应用间的相关性。通过亲身接触患者,参与整个病史的采集、体检到最后的诊疗等一系列过程,再结合课堂理论学习,使他们学习的能力和积极性得到更大的提高。同时,"早期接触临床"也教会医学生如何将理论知识融入实践中,它给学生构建了一个框架,通过这个框架来解释一些临床的操作,给学生展示了专业的医师如何看待与患者之间的关系,帮助他们建立临床思维模式,在医学教育的早期帮助学生培养了医患沟通的能力,建立对患者的人文关怀意识。

临床基层实习:探索医学教学联盟体

医学生有一种生活叫实习。关于实习,交大医学院2009级临床医学五年制学生孙清磊曾写过一本《实习医生日记》,2010级临床医学五年制学生陈基施展画过一本漫画集《闪闪的实习日子》,成为医学生对实习生活的真实写照和经典描摹。实习,是每一个医学生学业生涯中必经的阶段,当穿上一袭白褂,穿梭在医院科室之间,这种来自职业的使命感与价值感才会更深刻。

上海交通大学医学院作为医学人才培养的高地,有着一流的生源。培养这些优秀学生成为既能仰望星空又能脚踏实地的医学人才,需要接触不同等级的医院、多样化的病种、不同教学特点的临床医学实践,全面了解中国现在的医疗环境和医疗特点。同时,医学作为一门实践科学,医术必然建立在医技水平之上,技艺的日臻完善需要大量的"实践"过程,需要时间的历练与经验的积累。临床实习是医学教育的重要组成部分,是将系统的理论知识和基本技能应用到临床实际的一个转折过程,是一个再学习和提高的过程。

为了进一步强化临床医学专业学生的临床实践能力,提高临床教学质量,同时为了给医学生增加实习和操作机会,增加常见病多发病的实习诊治能力,也希望通过郊县/基层医院实习,可以给予医学生相对独立处理疾病的实习阶段,提供医学生到医生的过渡期,助力医学生顺利从一名实习医师转型为能够独立执业的医师,2014年初起上海交通大学医学院开展了临床医学五年制专业学生基层医院实习工作,并制订了《临床医学五年制学生进入教学基地实习方案》,第一批临床医学专业学生于当年5—6月正式进入教学基地实习,每个学生基层医院的实习时间为4周。瑞金医院北院、卢湾区中心医院与瑞金临床医学院,仁济医院南院、同仁医院与仁济临床医学院,崇明区中心医院、苏州九龙医院与新华临床医学院,第三人民医院(现九院北院)与九院临床医学院,市六医院东院与六院临床医学院,松江区中心医院与一院临床医学院分别结成6个医学教学联盟,以联盟体的形式承担临床医学五年制基层实习带教工作。

"在骨科实习的这两周,通过每天早上的读片学习,我进一步掌握了X线的读片技巧,同时对CT、MRI等的读片能力得到了进一步提升。通过每天的查房带教,我进一步了解了丹毒、开放性损伤、腰椎骨折等病种。通过门诊、小讲课等多种形式丰富了学习的途径。同时,骨科给予了我许多操作的机会,跟手术、换药、拆线、做支具等均锻炼了我的实践操作能力,非常难得。而且在二级医院有更多的机会与病人面对面沟通交流,对我们正确处理医患关系很有帮助。这段基层实习经历使我受益匪浅,收获颇丰,这是我学医的乐趣所在",2009级临床医学五年制学生周颖对于自己基层实习的经历如是评价。两年多的教学实践,临床医学五年制基层实习工作得到了来自临床医学院、教学基地和医学生的良好反响,增加了医学生动手操作的机会,提高了医学生独立处理病人的能力,帮助医学生运用书本上学到的知识解决常见病、地方病和多发病,对医学生的能力提高产生了帮助。

模拟平台结合教学病区:提高临床教学质量的重磅举措

在上海交通大学医学院东院的主行政楼——科教楼里,有一个特殊的楼层。这里,俨然就是一个"模拟医院",整个层面使用面积约600平方米左右,规划了多个临床学科和不同功能的临床实践教学环境,包括综合技能训练室、内科、外科、妇儿技能训练室、急救技能训练室、ICU、模拟手术室、8间模拟临床诊疗室(OSCE考试间)和监控室等,引进了国际最先进的simMAN 3G模拟教学系统,以及中高档仿真模拟医学设备,医疗设备达到了医院临床水准,甚至还配备有"病人"(全自动模拟人、各类医学模型、标准化病人)。这里,就是上海交通大学医学院国家级临床技能实验教学示范中心所在,用于临床医学(内、外、妇、儿)、急救、危重病、麻醉等综合模拟教学、训练以及继续教育如住院医师规范化培训考核等。中心下设6个临床实训分中心,包括临床、口腔、护理、检验专业,分布在各附属医院。目前中心已开设"临床实训课程(内、外、妇、儿)""临床实习前技能培训(内、外、妇、儿)""临床基本操作技能""临床输血学""实验诊断""医学实验技术""危重病医学""基础生命支持""成人高级生命支持""儿科高级生命支持"等模拟实训课程,大大提高医学生的动手机会和反复训练的过程,为床边实习打基础。对于模拟实训课程,医学院曾经做过一项调查,调查结果显示90%以上的学生对模拟教学课程兴趣浓厚,总体评价良好。学生普遍反映临床操作能力、临床思维能力、交流合作能力得到提高,临床专业知识、临床实践能力、职业综合素质得到协调发展。

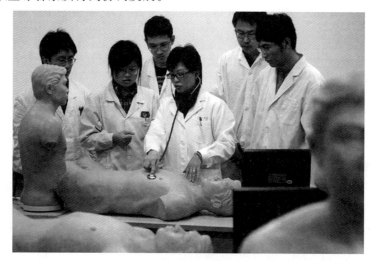

临床实训中心

每年交大医学院组织的 OSCE 考试都在实训中心进行。"您哪里不舒服?""我这几天胃口不大好,排便也不正常。"这样的一问一答在 OSCE 考场中很多见,除了问诊,考生还要进行体检、读图读片、腰穿等操作。身临其境的场景,"真枪实弹"的演练,全面评估学生的综合技能,锤炼和提升了学生的业务操作技能和人文素养,同时也检验了医学教育管理及人才培养的水平。

医学教育有别于其他教育的地方在于,医学生在未来的职业中面对的是病患,因此,在成为医生之前,他们不仅需要储备知识,还需要大量的训练。经过多年探索,医学院建立起了从课堂教学到实训设备教学、标准化病人教学、模拟医疗场景教学,再到临床环境与真实病人教学的系统化实践教学模式。

在稳步推进模拟实训平台建设的基础上,医学院同时积极致力于临床教学病区建设。临床教学病区是临床教学基地的"细胞组织",是最为重要的临床教学质量保障单位,而选树一批富有特色、卓有成效的示范病区,对于以点带面带动全院临床教学工作、全面提升临床教学质量具有重要意义。

目前医学院的 26 个临床教学示范病区覆盖了承担医学生本科教学任务的全部附属医院,各病区结合自身特点和学生需求,开展特色教学。如瑞金医院普外三病区积极探索实习带教制度化管理,形成了分专题主任查房、系列小讲课、辅教园地、临床操作强化训练考核、临床操作 DV 比赛、实习医师学术活动和出科汇报等制度,增强了学生的学习积极性、提高了实习效果,营造了病区良好的教学氛围,获得实习学生、普外科、瑞金临床医学院教师的普遍好评。再如仁济医院消化内科在教学内容方面既有单病种的介绍,如炎症性肠病,又有整合课程的尝试,如消化疾病与上腹部疼痛、黄疸的诊断与鉴别诊断等,发挥学生的主观能动性;同时采用教学小讲课、病例讨论、基本技能指导、医学人文教育、English morning talk、英语教学查房等灵活多样的教学方式开展教学,高度重视双语教学和医学专业英语的培训。这些改革措施取得了良好效果,学生对消化科常见疾病的诊断和治疗能力得到较大提高,不管是出科的量表主观评价、病例分析客观评价还是 OSCE 考试中与消化相关的内容都获得好成绩,不仅学生喜欢在消化科实习,教学督导也认为消化科教师教学具有热情,能点燃学生们的激情。在整个教学过程中学生积极参与,教师和学生热烈互动,能让学生在最短的时间内接受消化知识的重点、难点。

住院医师培训:从"规范化"到"软实力"提升

医学教育的改革发展、医药卫生体制的改革如何满足人民群众日益增长的医疗服务需求,始终是医学教育面临的重大问题。作为贯彻落实国家医改方案的基础性工作之一,2010 年,上海在全市范围内建立了"行业内社会人"的住院医师规范化培训制度,构建"统一标准、统一平台、统一考核"的毕业后教育模式,即医学生毕业后要经过 3 年的住院医师培训,方可被医疗机构聘用作为临床医生(硕、博士生可根据其临床能力相应减少 1—2 年的培训时间)。此项制度作为医学专业毕业生完成院校教育后、继续接受以提高临床能力为主的系统的、规范的培训,旨在加强实用人才的培养,提高临床医师队伍的整体素质和医疗整体的服务质量,同时,也成为培养一名合格的临床医生的必经之路。

随后,在全市遴选的首批 39 家实施住院医师规范化培训的医院中,上海交通大学医学院附属瑞金医院、仁济医院、新华医院、第九人民医院、第一人民医院、第六人民医院、第三人民医院、儿童医学中心、儿童医院、精神卫生中心、国际和平妇幼保健院的 22 个学科的 98 个基地被认定为上海市住院医师规范化培训基地,占全市基地总数的 34.5%。每年招录住院医师 800 多名,2010 年到 2014 年共招录住院医师 4006 名,占全市招录总人数的 38%,培训总量在医学院校中排名第一。

"我们开展住院医师规范化培训,不仅仅是为了响应卫计委、市政府的号召,更重要的是要收到实际的效果,要在这个过程中服务于市民更高要求的医疗需要,改善城市的医疗服务水平、提升医学生的临床技能与素养,引领医疗卫生改革的方向。"对于交大医学院多年来住院医师规范化培训制度的实践,学校抱持这样一种理念和思路。在此过程中,为充分发挥医学教学资源优势,令不同培训医院的住院医师获得"同质化"的培训,医学院着手建设集理论教学、临床思维能力培养、临床基本技能训练、临床考核于一体的住院医师规范化培训公共教学与考核平台,为住院医师规范化培训工作服务,保证培训质量。同时,不断细化培养、考核、评估内容,入口、出口双管齐下,加强受训人员的全程监控,建立全面的质量评估及考评制度,对培训质量及组织管理水平进行评估、检查,对培训基地也进行各种"打分",不断完善培训基地建设。

从先行先试,到走在前列,再到示范引领,交大医学院住院医师规范化培训制度始终行进在探索与创新之路上,为高水平医学人才的培养贡献力量。

(本文作者:游佳琳;原文刊载于《医源》2015 年第 5 期)

立德树人　杏林育才

"问渠那得清如许,为有源头活水来。"近年来,上海交通大学医学院遵循医学教育和医学人才成长规律,围绕立德树人根本任务,坚持育人为本、德育为先、能力为重、全面发展,不断深化学生工作内涵,加强育人队伍建设,提升育人工作水平,全方位服务学生成长成才。一系列新举措、新探索,开创了医学院学生思想政治教育工作新局面。

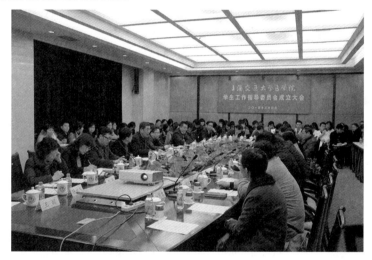

学生工作指导委员会成立大会

从"大部制"到"大教育",改革始终在路上

2014年,对于上海交通大学医学院学生工作来说,可谓是"深改元年"。这一年,经过顶层设计,全盘布局,医学院在院本部正式成立了学生工作指导委员会(简称"学指委"),推行学生工作"大部制",打通融合本科生、研究生思想政治教育工作,集学生思想政治教育与品格培养、学生管理与服务、学生素质拓展与能力发展等工作职能为一体,迈出了学生工作体制改革大刀阔斧的第一步。

为更好地对接院本部"学指委"工作,更好地构建"一体化"管理体系,充分发挥总揽全局、整合资源、合力育人、协同创新等方面的优势,发挥附属单位教育管理联动作用,2014年,在对附属医院、培养单位展开充分调研的基础上,医学院又出台了《上海交通大学医学院关于进一步加强附属医院学生教育教学管理工作的实施意见》,对附属医院学生教育教学管理工作做了明确要求和规定,提出构建医学"大教育"管理模式,形成全员育人、全方位育人、全过程育人新格局,迈出了学生工作体制改革趁热打铁的第二步。

班导师＋辅导员,1＋1＞2

在交大医学院学生身边,有这样两支思政育人队伍——班导师和辅导员,他们各有所长,各尽其职,又双向联动,相互协作,用自身的言行和付出共同践行着"为师之道"。

2010年下半年,医学院在全体本科学生中推行班导师工作机制,由医、教、研、管各个领域的带头人担任医学生班导师,直接、全程参与医学本科生培养,创新思想政治教育工作模式。班导师的独特之处,可概括为以其之"有"补学生之"无",以其之"擅"补学生之"缺",以其之"甚"补学生之"需"。他们以自身为桥梁,打破科研与教学的壁垒,解决"学什么,怎么学"的重大问题,以自身丰富的科研经历激发学生对科研的兴趣,培养创新的思维,更重要的是培育严谨的科学精神。卓越的综合素质使班导师可以充分地发挥思想上的引领作用,化解医学生对于学业、职业乃至未来的种种迷茫。诚如班导师糜军所说:"班导师,行导向、引领之责,担传道、解惑之任,不可不慎重,我不期望从学术上为他们指点江山,也不妄图让他们的心灵引发翻天覆地的变革,我所做的,便是尽我所能,让他们的前行之路更为明晰,更为坦荡。"

与此同时,医学院还有一支政治过硬、业务精湛的辅导员队伍,他们以文化育人、服务育人和网络育人为抓手,坚持以社会主义核心价值体系引领医学生,提升思想政治教育的内涵。他们"辅之以情,导之以心",积极践行"矢志忠诚、立德树人、敬业爱生、明理笃行"的核心价值取向,从易班网络周记,到开辟微信专栏,再到创新形势政策课程,医学院辅导员不断增强思想政治教育工作的感染力、吸引力和创造力,将学生工作做得有声有色、卓有成效。

学医路上,有班导师与辅导员共同保驾护航,医学院的学生感叹:"班导师是强大的精神榜样,如巍峨高山提供学生精神的指引,辅导员则是亲切的良师益友,如涓涓细流滋润着学生的心田。"

仪式教育，传承医脉文化

在交大医学院，解剖课都有一个简短的开课仪式，所有的学生向遗体鞠躬致敬，默哀 30 秒。老师会告诉学生，本学期这具遗体就是"大体老师"，为同学们"服务"，想要成为好医生，就要像对待真正的病人一样对待遗体。

对医学生来说，这场"入学洗礼"很震撼。"你仿佛听到他们的温暖嘱托，'宁可在我的身上错割千刀，都不要在病人身上割错一刀'，感谢他们，让我们走近人体精微的细节，感动生命的精妙与完美。"2013 级临床医学八年制法语班学生陈露说。许多医学生都这样说："将来某天，当我们真正做到'除人类之病痛，助健康之完美'，就是对'无言良师'最好的尊重。"这样的缅怀仪式，对于医学生而言是一次珍贵的医学教育，告诉学生尊重生命、善待生命。

医学生的仪式教育是以医学行业的相关仪式对医学生进行的教育。上海交通大学医学院将医学生入学、入科、教学、授奖、毕业等作为重要的教育契机，通过五项特殊而具有重要意义的医学仪式——授袍仪式、授帽仪式、缅怀仪式、感恩仪式、宣誓仪式，挖掘仪式背后蕴涵的深刻的教育元素。仪式教育让医学生身临其境，投入其情，在仪式中强烈感受到特定精神文化和内心深处自我要求的召唤，从而获得心理体验，在思想情感上得到陶冶，并被仪式的庄重情境折服，产生一种认同感、使命感和自豪感。

构建"网格化"学生心理健康关怀体系

上海交通大学医学院保健科底楼的心理咨询中心，一方小小的天地，干净整洁，静谧温馨。医学院有一支专兼职结合的心理咨询师队伍，2005 年开始，在确保 2 名专职心理咨询师、6 名以上兼职心理咨询师的编制以外，还组建了"心理专家督导组"和"学生心理观察员"两支队伍。

一直以来，上海交通大学医学院积极致力于构建"网格化"学生心理健康关怀体系，促进医学生心身的和谐发展、健康成长。所谓"网格化"学生心理健康关怀体系，即采取 1＋2＋3＋4 模式，一个核心环节——生命与人格教育为核心；两项基础工作——个人心理品质和职业心理素质培养为基础；三级网格体系——医学院一、二级院系/班级/学生群组、学生个人为依托；四方共同参与——学校、学生、家庭、社会共同参与为合力模式。网格化管理在信息获取上的效率，体现出对系统动态更好的预判和前瞻能力，从而为危机的早期干预、主动解决创造了条件。网格资源也得以直接面向干预对象,减少了因中间环节传递造成的延搁,发挥了网格中信息处理及时完备的特点。

另外,医学院通过开设医学人文导读、组建"生命与人格"学生巡讲团等形式开展朋辈互助的生命人格教育,通过"同伴教学"的形式,使大学生认识到自己的生理、心理变化,以及由此带来的人格发展和生命价值意义等命题。

(本文作者:游佳琳;原文刊载于《医源》2015 年第 5 期)

立德树人守初心　春风化雨育杏林

——上海交通大学医学院学生工作综述

　　上海交通大学医学院学生工作指导委员会全面贯彻落实十八大和十八届三中、四中、五中、六中全会，深入学习习近平总书记在全国高校思想政治工作会议上的讲话精神，依据学校和学院的工作部署和要求，坚持围绕立德树人根本任务，以"卓越医学创新人才"为培养目标，遵循医学教育规律、思想政治工作规律和学生成长规律，在思想引领、学术成长、全面发展、服务保障和队伍建设等学生工作的重点领域，下功夫，补短板，求实效，锐意创新，久久为功，努力开创上海交通大学医学院思想政治教育的崭新局面。

加强思想引领，着力提升学生价值追求

　　"培养什么样的人、如何培养人以及为谁培养人"是高校教育的根本问题。依托学生工作党委，学指委始终将理想信念教育放在首位，以学生党建为引领，统筹推进"两学一做"常态化。在从严从实规范党员发展、强化党员再教育的基础上，借助"青春献白袍"主题党课、党史校史知识竞赛、寻访优秀老党员、"本研计划"交流互动、"党小服"网络宣传等渠道，多措并举，激发基层党组织活力，使学生党员在校园中的先锋模范作用得以充分彰显、充分发挥、充分辐射。

　　结合医学教育特点，遵循医学生成长轨迹，以体验式育人方式启迪医学专业精神文化及医学生内心深处自我要求，将理想信念、医学人文、爱国荣校、职业精神、专业认同等教育一以贯之。深化"五项仪式教育，传承大医精神"系列主题教育，即"白袍起航"授袍仪式、"明灯之誓"授帽仪式、"青春誓言"宣誓仪式、"无言礼赞"缅怀仪式、"沐浴春晖"感恩仪式等，挖掘仪式蕴涵的深刻教育元素，培育医学生社会责任感及时代使命感。以培育医学生学术精神为目标，开展医学职业教育，搭建互动交流平台，共享医者仁心感悟，凝结医路敬业精神。以榜样力量和朋辈教育等方式，精进医德医术，培育匠心志趣。加强人文教育，注重人文情怀，塑造知识与文化并举、科学与人文通融的氛围。毕业季继续以"交医印记"为主题，开展毕业生风采展示、党员离校教育、经验分享交流、向母校献计献策、师徒合影、三行情诗、毕业晚会等主题活动，在毕业生中传递梦想、责任、感恩、传承等精神。迎新季以"医路启航"为主题，开展"医者仁心，不忘初

心"主题活动,了解医学院历史,了解院史中医学大家,唱院歌、明院训,强化校训、校史、校歌育人功能。凝练"医路万里、法治护航"法治教育品牌,开展医学法治教育"三年三进"活动,着力推进法治教育,培育法治精神,感受法律尊严。

助力学术成长,积极倡导优良学习风尚

提高人才培养质量是高等院校的核心任务。学指委积极响应学校号召,聚焦学生学业的疑难杂症,回应学生成长的现实需求,吹响"学在交大,行在交医"的嘹亮号角。

以阵地建设为基础,实现医学院闵行校区学业分享中心的顺利揭牌和全面建设,为新生积极转变角色,主动适应大学学习按下快进键;以教师领航为核心,构筑"燕子姐姐学业指导工作室"、整合课程导学讲座、专业课程师生恳谈会等辅导平台,引导学业困难学生从"山重水复疑无路"迈向"柳暗花明又一村"。以朋辈教育为重要方式,举办"学长热线"活动、加强学习委员队伍建设、定期开展学术讨论,充分发挥学长和学生干部在学业帮扶中的积极作用。以正面激励为导向,评选"学术之星"、开展"学风领航"和诚信迎考教育活动,在学生群体中选树典型标杆,宣扬求真务实的严谨学风。此外,学指委还注重挖掘"医帆起航"大学生创新实践大赛、基础医学实验设计大赛等各类学术竞赛在启迪学术志趣,锻炼科研思维方面的潜在价值,形成"以赛促学,以学辅赛"的良性机制。

聚焦全面发展,努力拓宽思政育人阵地

95后大学生思维活跃、个性鲜明、视野广阔,他们既为校园带来蓬勃朝气,也对高校思想政治工作提出了新要求。学指委聚焦学生的全面发展,因事而化、因时而进、因势而新,不断加快第二课堂的活力建设,不断深化学生工作的内涵创新,不断推进思想政治教育的阵地延伸。

由交医大学堂、原创医疗话剧、"大医时间"讲座、"医路·沿途"系列分享会等活动构筑起的校园文化矩阵,专业特色鲜明,学生喜闻乐见,教育意义深远,既唱响了社会主义先进文化的主旋律,又弘扬了精勤不倦的大医精神,更传播了昂扬向上的青春正能量。学指委针对不同培养阶段的医学生,分类指导,精心策划,有力组织,定期开展社会实践和志愿服务工作,实现人格养成与能力培养的双提升。以服务学生为切入,以思想引领、教育教学、生活服务、文化娱乐为重点,以有效增强对学生的亲和力和吸引力为抓手,积极提升医学院网络思想政治教育的能力与水平,构建网络思政育人新模式;利用易班平台开展主题

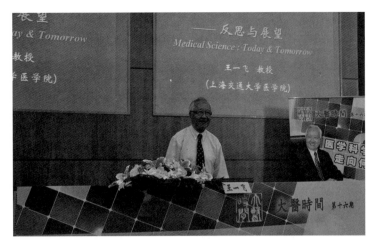

"大医时间"讲座

教育活动,传递身边的正能量,提升学生内在素质,促进师生进一步确立人生目标。围绕师生关注的时事政治、热点话题和实际问题,交医学工、易爱医、懿言懿行等微信公众号,积极发声,凝聚合力,将缕缕春风送入学生的心田。

强化服务保障,贯彻落实以人为本理念

服务保障是学生成长成才的基石。学指委始终秉持以人为本的理念,把资助事务工作、心理健康教育、生活园区建设和职场就业指导作为工作着力点,构建全方位服务保障网络,将"围绕学生、关照学生、服务学生"落实落细。

统筹各类奖助学资源,创新实践"TRUST"资助体系,将技术探索、社会资源、游学支持、系统建设、志愿服务相结合,实现了精准帮困、资助育人的目标愿景。协调推进心理健康教育的课程体系、咨询渠道和保障机制建设,促进学生身心和谐发展,为校园安全稳定提供有力支持。把生活园区的"家文化"建设摆在重要位置,营造安全、有序、温暖的生活环境。以生涯工作坊、系列讲座和联合招聘会为突破口,组织开展毕业生质量跟踪调查,整合优质资源,架接合作桥梁,畅通人才渠道,推动就业指导工作多样化、制度化、协同化发展。

注重队伍建设,不断提高工作的科学化水平

学指委始终高度重视加强自身的队伍建设,一方面坚持"科学化管理、专业

化培养、多样化发展"的原则,专兼职结合夯实队伍基础,另一方面坚持全员育人、全过程育人、全方位育人,创新构建"双师联动"的协同工作机制,凝练形成以"选拔性培训""选修性培训""必修性培训"和"兴趣性培训"的"四维培训"格局,分类培育,个性指导,助推辅导员向高层次、专业型、全面型和特长型发展。借助辅导员队伍建设月、专项工作室、国际化交流、"导研计划"等契机,不断增强工作队伍的育人自觉、科研自觉和学习自觉,营造"领导干部有使命感、行政人员有成就感、基层辅导员有幸福感"的积极氛围。

立德树人守初心,春风化雨育杏林。乘着全国高校思想政治工作会议的春风,上海交通大学医学院学指委将进一步凝聚最大共识,增强发展动力,破除瓶颈难题,推动学生工作体制改革迈上新台阶,以建立具有交大医学院特色的思政育人体系为愿景,为上海交通大学医学院争创"世界一流医学院"贡献力量。

(本文作者:江森;原文刊载于《医源》2017 年第 1 期)

追寻大医脚步　激昂青春梦想

——构建全景式医学新生人文教育体系

　　上海交通大学医学院新生身边有着这样一群人,他们为医学新生的求医之路保驾护航。大音希声,大象无形,是他们在医学新生的心里埋下了大医的种子,感受到医路的漫长与坎坷,体悟到坚守和信念的力量;杏林春早,厚积薄发,医学路上少不了名医学者的激励与分享,是他们的坚持与奉献让医学新生看到了前景和希望;立志学医,且行且吟,奋战在临床和科研第一线的青年导师们,用细心陪伴和满满的正能量指引帮助新生明晰专业目标,了解将要从事的医疗卫生事业。

　　10 级临床八年制 1 班王凯旋表示:翻阅大医的人生,激励涌动的生命。蓦然间发现,其实自己的生活学习已经被"大医时间"影响和改变了许多。王振义院士的讲座"在医学的大道上茁壮成长"第一次在我的心里埋下了大医的种子。时光匆匆,大一飞逝。大医们潜移默化地影响了我的每分每秒,不知不觉已完成医学生的转变。

　　16 级临床五年制口腔班朱诚表示:这堂课教会我如何去传承医生这份职业的尊严,使我开始思考我想成为怎样的一名牙医,尽管方向和老师不同,但我相信这份信念不论何时何地都能使整个医疗体系,甚至整个社会,渐入佳境。

　　14 级临床五年制 1 班祝文童表示:培养医学生的人文精神并不是简单的口号,而是迫在眉睫的艰巨任务,我们是中国医学的未来,我们身上责任很重,在未来的漫漫学医之路上,我真心地希望我与我的伙伴们能谨记自己当初的医学梦想,与肩上的责任,通过自己的努力去唤醒医学,践行理想。

　　要成为大医良医的渴望在尚还懵懂的医学新生心中播种、生根、发芽,终将成长为参天大树……

　　培养高素质卓越医学人才,满足社会对优质医疗服务的人才需求,是医学高等教育的历史使命。医学是科学的,也是人文的,医学人文教育的落实需要教育观念的转变和实际的教育改革,需要将教育真正落实到"人的教育",这也是"以人为本"的体现。上海交通大学医学院新生教育本着以人为本的教育理念,针对医学新生构建全景式医学人文教育体系,着力医学新生需求与特点,帮助医学新生尽快适应大学学习和生活,完成角色转变,尽早适应医学生身份,理解医学生独特的综合素质要求。在此基础上建立良好专业理解,明晰发展前景,理清职业规划,逐步建立医学人文思想。鼓励学生树立成为卓越医学人才的理想,为医学事业发展而有志于学医。

大医传承,无怨无悔医学路

医生和教师的表率是根植于医学生内心的种子。医学人文教育的一个目的就是帮助医学生建立正确的职业认知,提高职业认同,坚定医学职业的信念。医学院在多年的培养实践中,深刻认识到理想抱负对于引领大学生成长的重要性,楷模和偶像对青年大学生立志成才的巨大激励作用。"大一,医之始者,致远而好学;大医,医之圣者,源博而精诚。大医时间,聆听大医教诲,成就大医气象。"这既是"大医时间"讲座的宗旨,也是"大医时间"幕后组织者的追求。

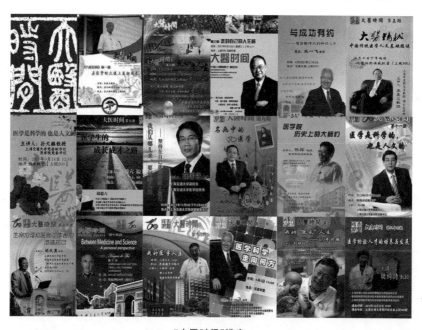

"大医时间"讲座

"大医时间"讲座自 2010 年 10 月创办以来,每学期举办 2—3 期,通过讲座、座谈等形式,引导医学新生形成对医学专业、职业生涯的正确认识,学会自我规划和自身管理,激励他们从大学一年级开始立志全面培养自身的专业水平、人文素养,为成为一名合格的人民医生做好准备。

"大医时间"讲座邀请德艺双馨的医学家、医学科学家、医学教育家,与医学新生分享成长经验和感悟,畅谈理想与未来。截至目前共举办 32 期,王振义院士、曾溢韬院士、戴尅戎院士、邱蔚六院士、陈国强院士、张志愿院士、王一飞教授、孙大麟教授、胡庆澧教授、王鸿利教授、黄钢教授、李其忠教授、刘锦纷教授、郑民华教授、孙锟教授,以及法国巴黎第七大学科学院最年轻的院士戴宇阁 Hugues de The 教授等都曾先后做客"大医时间",给一年级的医学新生带来了一场场精神大餐。

讲座面向上海交通大学医学院闵行校区所有全日制本科一年级新生,截至目前累计参与人数超过 3000 人。在举办各期讲座活动时,始终坚持对内建立品牌,对外树立形象的原则,针对每期讲座进行了全程录像,制作视频供网上点播,定期编辑成册、形成刊物。根据讲座录音整理已汇编的专刊有"大一·大医"大医时间专刊,"大一·大医"迎新专刊等刊物,共计印发 2500 余册。上海教育新闻网曾报道"大医时间"讲座,国家卫生部机关报——《健康报》在其"人文论坛"专栏中全文编发"大医时间"讲座。

为了更好地了解医学院新生对各类活动的评价满意度和效果认可,针对上海交通大学医学院 2013、2014 级全体闵行校区本科新生进行问卷调查。通过调查结果显示医学人文类讲座("大医时间""医学生职业生涯规划"讲座等)深受广大学生欢迎,在促进学生专业认知上起到了积极的影响作用,帮助医学生建立了正确的职业认知,提高职业认同,坚定职业的信念。调研中同学们也纷纷写下了自己的收获与感触。感触中很多学生从迷茫到坚定,认为通过聆听"大医时间"讲座讲给了他们希望和勇气,也解开了心中的疑惑,让他们更清楚地明白了如何用信念、坚守和热爱来走完自己的医学之路。

名家解惑,立德立信医者心

医学院利用现有教育资源,充分发挥与综合大学合并的优势,形成医学、自然科学、工程技术、人文社会科学并存的全方位教育结构。合并后在通识教育理念指导下,深入研究和探讨医学人文教育的进一步发展,逐步提高人文医学类课程在通识教育阶段占总学时的比例。2006 年起医学院针对临床八年制新生开设医学人文类讲座课程,随着课程建设的不断完善和成熟,医学人文类课程教育在通识教育阶段由最初占总学时 10% 左右,上升到目前占学年总学时 20% 左右的比例。覆盖面也从最初的针对临床八年制学生,扩展到针对全体临床专业学生。

2015 年起,整合多年经验,汇集各方资源,医学院针对新生开设"医学生职业生涯规划"课程,在通识教育阶段开始培养医学生的医学职业角色认同感而设立,充分利用医学院各临床医院优秀的师资力量,邀请在医学科研研究、医务工作一线的优秀老师、专家讲述自己的成长历程、最新的研究课题、医学热点问题等,从各个角度开拓学生的视野,满足学生成长需求。该讲座面向临床医学五年制学生开设,临床八年制同学可以自主选听。

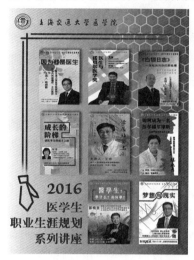

医学生职业生涯规划讲座

医学生职业生涯规划课程至今已举办 30 讲,通过实践逐步规范建立医学人文教育课程体系的层次性、针对性和系统性,教学内容和考核上充分关注医学生人文精神的体验、内化和具体行为表现。根据医学专业的分校区、分阶段学习的特点,医学院闵行校区在医学通识教育阶段通过各种途径加强医学人文教育,着力培养医学新生的医学职业认同感和归属感,激发医学新生内在学习动力。医学教育通识阶段以知识学习为重点,在此阶段应更注重培养学生的医学人文精神、医学人文态度、医学人文知识和能力,帮助学生明确专业认知,启迪学生创造性思维以及培养学生表达思想、交流观点的能力。

而医学实践教育中,早期接触临床教学是临床教学中关键的环节,医院是临床教学的基地,也是对医学生进行人文素质教育最理想的场所,如何更好地发挥早期接触临床教育对医学生人文素养的提升,是奠定医学生良好职业发展的基础。2007 年临床医学专业八年制开始"早期接触临床"学习,2012 年推广到全部临床专业,使临床专业的医学生在临床医学知识学习之前,通过接触的形式进行实践,逐渐了解医院、了解医生职业的内涵,提高医学生对医学的兴趣,培养医学生所具有人文关怀的特质和主动获取知识、技能的能力,增强"健康所系,性命相托"的使命感和责任性。

导师引领,渐行渐近医学梦

医学院本科新生,除临床医学五年制(英文)、临床医学八年制(法文)两个班级外,均在交大闵行校区进行为期半年或一年的通识教育学习。在综合性大学进行通识教育阶段的学习,有可取之处,但是缺点也非常明显。最大的不足是医学氛围欠缺,尤其是在受到各种媒体负面新闻的冲击后,对专业前景产生很大的迷惘。辅导员尽其所能做思想工作,但结果显示,在专业性引导方面,辅导员缺乏权威性而没有说服力。借鉴班导师工作经验,结合医学新生的特点提出新生导师工作设想,面向各学院和附属医院,请一线优秀专业教师和医生,指导后期对口班级。通过分享其成长经验及工作经历,对学生进行专业思想引领。该方案的实施得到各部门的大力支持,从2013级学生开始,聘请了首届14位新生导师,与辅导员优势互补,实现"双师联动",在学生刚步入大学至关重要的第一年,在生活适应、学习适应、专业认知和职业规划等方面进行影响与指导,加强学科认识,稳定专业思想,汲取前进动力,坚定医学志向,为以后的医学道路奠定基石。

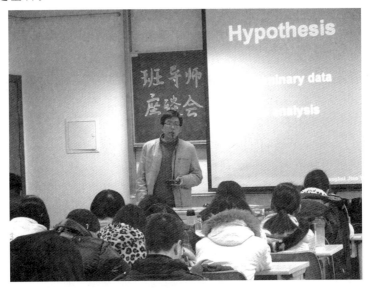

班导师座谈会

从2013年开始启动的新生导师工作,迄今为止已有4年。4年来得到各学院和附属医院的大力支持,共计推荐来自医疗一线的优秀医生和教学一线的教师63人次担任新生班级的新生导师(2013级的13个班级共14位,2014级12个班级共14位,2015级16个班级共17位,2016级17个班级共18位),其中有6位连续3年担任相应班级的新生导师。

各位老师在担任新生导师的期间,在繁忙的医、教、研、管工作之余,牺牲休息时间,勤勤恳恳投入到新生导师工作中,展现特长、挖掘资源,带领班级同学开展类型丰富的专业相关活动,每学期基本都能完成与学生见面交流2次以上的工作任务。

2013级临床医学五年制6班新生导师汪方老师,上海市第一人民医院骨科医生。在担任新生导师期间,以"懿德杯"比赛为契机,鼓励学生早期接触科研,参与课题"双源CT图像的优化"的研究。同时,在汪方老师课题研究的基础上同学们进行了广泛的调研与数据收集,出色地完成"上海市松江区严重创伤救治的现状调查"的暑期社会实践项目,并获得校级奖项。

2014级临床医学五年制5班的新生导师干耀恺来自附属第九人民医院骨科,指导学生开展主题为"骨科专业特殊部位、应力位摄片支架设计制造"的课题研究。班级同学分成小组分头设计特殊体位的摄片支架和应力位支架,并3D打印建模支架及申请专利。

2015级临床医学八年制6班的新生导师汤静老师来自第一人民医院临床药学科,发挥自己专业优势,指导班级走进上海市第一人民医院的健康小屋内,针对民众开展了抗生素相关的医学科普宣讲活动。通过医学科普宣讲,不但锻炼了学生搜集、整理、归纳医学资料的能力,学生们也有机会与病患及其家属近距离接触,交流沟通,从而增进医学生与病人的相互了解,对于今后医学生从医生涯的展开有着很重要的积极意义。

从2014级学生开始,新生导师活动纳入了班导师文化创建项目中,各班级在新生导师的带领下,参与课题研究的兴趣更浓了。2014级所有班级两个学期共申报文化创建项目13项,2015级各班级两个学期共申报项目28项并顺利结题。除了积极申报班级文化创建项目,新生导师也积极参与指导学生暑期社会实践,其中13级新生导师有7人指导暑期社会实践,14级有5位导师参与,15级有8位导师参与并取得非常好的效果,2个项目获得校级三等奖,1个项目获得院级奖项。

在新生导师实施三周年之际,针对此项工作面向2013—2015级三届学生进行了一次全面调研。根据调研,总体上三届同学对于新生导师的工作是认可的,并且有较高的满意度,并且新生导师制在帮助同学提高专业认知度、认同感、职业规划上起到了积极的影响作用。

笃肩负之责,谱青春之章,漫漫医路任重道远

《关于加强和改进新形势下高校思想政治工作意见》指出,坚持贯穿结合融入、落细落小落实,把社会主义核心价值观,体现到教书育人全过程,引导师生准确理解和把握社会主义核心价值观的深刻内涵和实践要求,发挥榜样群体的

示范引领作用,树立正确的世界观、人生观、价值观。

构建全景式医学人文教育体系,要始终坚持全员全过程全方位育人,把思想价值引领贯穿教育教学全过程和各环节。结合学院特点与专业特色,秉承学院传统,始终努力营造团结向上、锐意进取、无私奉献的校园文化与学术氛围。在一次次活动中汲取经验、收获成长,并以志愿服务、暑期社会实践、班级风采大赛、讲座等为载体,为医学新生搭建快乐成长的舞台,构建医学人文环境。

经历了几年的摸索,"大医时间"系列讲座、医学生职业生涯规划系列讲座、新生导师制度已经逐步形成体系。医学生的人文素养如何,不仅意味着我国医学事业的发展水平,而且能折射出整个民族的文明程度,高校医学人文素养教育要以国家宏观政策为导向,以高校管理与考评制度为保障,不断了解学生的需求,从更广阔的视角来诠释医学和医生职业,从更深层次激发医学生职业认同,促进医学生人文素质养成的自觉性,从而树立崇高人生理想和最大限度实现自我价值。

(本文作者:王雨晨;原文刊载于《医源》2017 年第 1 期)

建设一流医学院，培养有灵魂的卓越医学创新人才

医学院仅仅是转述医学知识给万千青年学子吗？一座医学院之于所处的城市、所在的国家，意味着什么？历经百余年春华秋实、六十五载风雨征程，上海交通大学医学院努力思考、回答这个命题。

最近的上海交大医学院喜事连连，继 2015 年陈国强当选中国科学院院士、宁光和张志愿当选中国工程院院士，2016 年引进中国科学院院士谭蔚泓后，2017 年 11 月 28 日，上海交大医学院再添一名院士——中国科学院公布 2017 年新增院士名单，附属国际和平妇幼保健院院长黄荷凤光荣位列 61 人新院士名单。

迄今，上海交大医学院拥有"两院"院士 17 人，如此密度，全国医学院校少见。

都说学医又变热了，在上海交大医学院，已率先体会到优秀学子的报考热情。2017 年，上海交大医学院在沪本科批次录取分数比自主招生控制线整整高出 65 分，录取分数名列上海市各高校第三位，名列全国近 700 所在沪招生一本高校第六位。在全国 30 个招生省市内，上海交大医学院有 6 个录取分数线进入前五，其中新疆排第三，四川、福建、青海排第四，山东、江苏排第五，进入前十名的多达 27 个省市。

再看最新公布的 2017 年度国家自然科学基金项目情况，上海交大医学院斩获 615 项，项目数连续第八年位列全国医学院校第一，科研劲头可窥一斑。

数据显示，上海交大医学院及其附属医院构成上海 1/5 的临床服务力量，却处理着上海约半数的临床重大疑难杂症。如此临床医学服务水平与能力的底气，来自强劲的科技创新，来自对医学问题的持续探究，更来自把医学成果写在人民健康上的不懈追求。历经百余年春华秋实、六十余载风雨征程，上海交大医学院始终肩负服务上海、服务国家的使命与担当，书写着一段段医学教育史上的传奇。

家国情怀，一所医学院服务国家的使命与担当

申城寒风渐起，上海交大医学院附属瑞金医院里的一片建筑工地，一番火热景象，国家转化医学中心的主大楼正在这里全力建设中。

这个地标建筑,不仅是上海,更是我国转化医学工作迈出的重要一步。

让写在纸上的论文尽快变成用于临床的新诊治方法,联手攻关危害中国人群健康的重大疾病——花落上海的国家转化医学中心就肩负这样的使命。

中心又称转化医学国家重大科技基础设施(上海)项目,为上海交通大学和上海交通大学医学院附属瑞金医院共同承担建设。这是继上海光源、国家蛋白质设施落户上海后的又一国家重大科技基础设施,也是我国首个综合性国家级转化医学中心,将聚焦肿瘤、内分泌代谢疾病、心脑血管疾病等危害中国人群健康的重大疾病。

根据规划,国家转化医学中心将率先打造开放、共享的大科学设施平台,推动医学协同创新,成为覆盖上海、辐射长三角、服务全国、与国际相接轨的转化医学研究标杆。

"转化医学"备受中外医学界的关注,怎么做,势必涉及体制、机制突破。全国看上海,世界也在看,上海交大医学院及其附属医院深知使命在肩,义不容辞。

对接国家新一轮医疗卫生体制改革,服务健康中国战略的实施,上海交大医学院始终有敢为人先的勇气与担当。

典型如医学教育改革。以医学教育改革服务医改大局,2010年起,上海交大医学院率先探索推进临床医学专业"5+3"及"5+3+X"学制改革,率先对附属医院住院医师规范化培训实行统一管理,深度参与上海市住院医师规范化培训工作,积极推进住院医师规范化培训与临床医学硕士专业学位教育有效衔接,并试点开展与专科医师规范化培训相结合的临床医学博士专业学位研究生的培养工作。

2017年,上海交大医学院新招录住院医师1057名,占全市招录总数的32.38%,新招录专科医师428名,占全市招录总数的43.45%。2010年以来,上海交大医学院累计招录住院医师7013名、专科医师2242名,实现了院校教育与毕业后教育的有机衔接。

六十余载办学历程,上海交大医学院为社会至少输送了7万名医学人才,他们的身影不仅出现在各大医院,更出现在援藏、援滇、援疆、援非的一批批医疗队里。

从唐山大地震、汶川地震,到SARS、H7N9,交医人还构成了"人群中的最美逆行",每逢大灾大难或重大公共卫生事件,总有这样一批医务人员第一时间奔赴疫区,奔赴祖国最需要的地方,奔赴广大患者的身边。

与祖国同呼吸,与时代共命运,这是交医人的家国情怀,这已深入到交医人的骨髓与基因中。

今天的上海交大医学院已发展成为生命医学领域占据领先地位的"国家队",成为上海交大冲击世界一流的排头兵。

尊重规律,迎来腾飞发展的强强合并"黄金十二年"

这些年来,上海交大医学院持续坚持"人才强院"战略,实行积极、开放、有效的人才政策,以识才的慧眼、爱才的诚意、用才的胆识、容才的雅量、聚才的良方,聚天下英才而用之,努力形成人人渴望成才、人人努力成才、人人皆可成才、人人尽展其才的良好局面,让各类人才的创造活力竞相迸发、聪明才智充分涌流。

如今的上海交大医学院名医荟萃,汇聚起一支包括院士、千人计划、国家杰青、长江学者等在内的具有国际影响力的人才队伍。附属瑞金医院等13家附属医院,活跃着一批响当当的名医大家。他们中的不少医学专家还活跃在世界医学舞台,领衔或参与临床诊断和治疗指南编订,为世界医学界贡献中国智慧、中国方案,发出"中国人的声音"。

骐骥千里,非一日之功。上海交大区学院走到今日,离不开几代人的努力与智慧。正如上海交大医学院院长陈国强院士在2017年新职工入职时所说:选择了上海交大医学院,就选择了努力中追求卓越,选择了正能量,选择了挑战自我。

地处人文荟萃的黄浦腹地,上海交大医学院的前身颇有看头,它由圣约翰大学医学院(1896－1952)、震旦大学医学院(1911－1952)、同德医学院(1918－1952),于1952年全国高等学校院系调整时合并而成,得名"上海第二医学院",1985年更名为上海第二医科大学。

三校合并犹如三江汇流,创校伊始就奠定其"海纳百川、兼容并蓄"的气质与特点,法比派医生、英美派医生和本土医生在这所医学院里并肩行医、同台教学。这一特殊的文化基因在2005年获得一次重要的"再丰富"。

2005年7月,上海交通大学与上海第二医科大学宣告合并,成立了新的由教育部、上海市政府重点共建的上海交通大学医学院,进入"985"高校行列。上海交大医学院也成为当时的卫生部与教育部合作共建的第一批重点高校之一。

今天的上海交大医学院已发展成为生命医学领域占据领先地位的"国家队",成为上海交大冲击世界一流的排头兵。

在 ARWU 世界大学学术排名中,上海交大医学院排名全国第一。在 ES

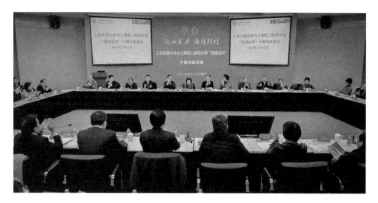

"强强合并"10 周年

全球医学学科排名中,上海交大医学院的七个学科跻身全球研究机构前 1%,其中临床医学学科位列全球前 0.2‰,稳居国内第一。

如何扎根中国大地,立足发展实际,在中国一流综合性大学办好一流医学院,这是新时期中国高等教育改革发展的重要课题。也是两校合并之初,就认真思考并努力答题的一个重要问题。

"医学是自然科学、人文科学、社会科学的统一体,已发展形成包含基础、临床、预防以及医学人文、医学伦理等众多学科的独特而严密的完整体系,这些学科间有着紧密联系的理论基础和逻辑方法。"陈国强院士称,医学学科的特殊性决定了医学教育的整体性。两校合并 12 年来,上海交大医学院充分发挥"部市共建""部部共建"的体制机制优势,遵循综合大学的发展规律和医学学科的特殊规律,既保持医、教、研、管的相对完整性,又不断加强与交大校部的融合,探索实践在综合性大学中发展医学院的模式,为发展赢得空间与机遇。

从 2005 年到 2017 年,强强合并的这 12 年,如今被业内誉为上海交大医学院发展的"黄金十二年"。

两校合并后,上海市对上海交大医学院的行政管理、业务指导、财政拨款等保持不变,努力完善医学学科合作共建的开放联动机制。与此同时,上海交通大学加强对医学院的支持,提出医学院要成为建设一流大学的排头兵,由医学院采用独立招生代码,吸引全国有志于医学事业的优秀高中毕业生。在这种模式下,上海交大医学院凝心聚力,改革创新,取得快速发展。

创新驱动，开启医学发展新篇章

栉风沐雨见肝胆，砥砺奋进续华章。位列中国医学院校第一阵列，并没有让上海交大医学院停止攀登的脚步。

上海交大医学院始终瞄准世界科技前沿，引领原创性科技成果，推进学科内涵发展，探索从教学科研型院校向高水平研究型院校的转变。

一是提升协同创新能力，瞄准国际前沿，加速产生一流科研成果。上海交大医学院正在继续构建和完善临床研究体系与支撑平台，全面提升临床研究能力。上海交大医学院坚持"医学院－附属医院"协同发展，整合丰富临床资源，重点打造一批学术方向明确、学术水平达到世界一流的研究院，进一步提升医学院科学研究与创新服务能力，在助力推动上海亚洲医学中心建设的同时，也带动若干附属医院成为国家级医学中心。

二是推进学科整合，鼓励学科交叉，推动一流学科建设。上海交大医学院以重大医学和健康问题为导向，注重学科建设的战略谋划，紧紧围绕"健康中国"和上海科创中心建设，建立以高峰学科为引领、以高原学科为支撑、以新兴学科为增长点的学科建设体系，形成冲击国际一流水平的高峰高原学科群。上海交大医学院将积极推进临床学科整合，实施"多中心临床研究"计划，完善基础与临床交叉联动发展新模式，围绕若干危害人类健康的慢性复杂性疾病协同攻关，推进建设好转化医学国家重大科技基础设施（上海）。

三是加强研究人才支撑体系建设。上海交大医学院大力推进交大医学院的基础医学院"人才特区"和上海市免疫所"学术特区"建设，在临床医学学科持续实施"双百人"计划，抓好"研究型医师队伍"和"临床专职研究队伍"建设。上海交大医学院将继续激发学科活力，推动科研组织模式创新，形成能解决重大科学问题的项目团队，取得一批具有全球重大影响力的原始性创新成果，在若干国家重大战略需求领域解决一批瓶颈性关键科学问题。

在此期间，上海交大医学院牢牢把握实施"健康中国"的机遇，瞄准提升解决重大疾病和临床疑难杂症的综合实力，努力开拓社会服务新局面。

一是积极推进附属医院临床诊疗和研究能力提升。上海交大医学院对接国家和上海需求，以多中心临床研究项目和专病诊治中心为抓手，切实提高临床研究和科技创新能力，带动医疗服务水平提升。

二是推进附属医院"专科医联体"建设，优化附属医院医疗服务体系。上海交大医学院以医疗信息集成化、智能化和共享平台建设为抓手，不断完善医疗服务体系建设。以专科协作为纽带，组建区域间若干特色专科联盟，不断提升疾病的救治防治能力，持续提能增效临床服务能力，全面服务百姓看病需求。目前，上海交大医学院拥有74个国家临床重点专科项目，占上海市国家级临床重点专科总数的54%，获得3.66亿元建设资金支持。

三是面向医疗卫生国家"智库"建设目标，加快推进医院发展研究院新一轮建设。上海交大医学院整合学院本部、附属医院等在公共医疗政策和医院管理领域的有效资源，积极参与国家公立医院改革理论研究和实践探索，率先开展中国研究型医院的内涵建设和发展规划研究。

上海交大医学院党委书记范先群说，医学院正以实际行动开启医学教育新篇章，加快推进"世界一流、中国特色、上海风格、交医特质"的一流医学院建设，这其中格外注重"三个坚持"，即坚持把医学教育写在祖国大地上，把医学研究写在世界科技前沿上，把医学论文写在人民健康篇章上。

立德树人，激励青年学子把学医理想与国家使命联在一起

青年兴则国家兴，青年强则国家强。中华民族伟大复兴的中国梦终将在一代代青年的接力奋斗中变为现实。

上海交大医学院自办校伊始，始终不忘回答两个问题：到底为谁培养医学人才，到底要培养怎样的人才。

2017年11月15日，上海市卫生和计划生育委员会党委书记、副主任黄红在上海交大闵行校区菁菁堂为2017级医学生讲述上海迈向卓越全球健康城市之路，她以"青年兴则国兴，青年强则国强"勉励在场学子，牢记使命，不忘初心，永远跟党走，为健康中国战略实施贡献自己的一分力量。

这个系列课程有个气势磅礴的名字："健康中国"。

2017年3月，上海交大医学院在全国高校率先开讲思政第一课"健康中国"。组织胚胎学专家、世界卫生组织资深官员王一飞教授作为首讲人，与医学生共话"医学科学走向何方"。

"21世纪的称职好医生，要有一颗爱心、两张处方、三种语言。"一头白发的王一飞气宇轩昂，娓娓道来，他说，"三种语言"说的是，医生既要会说医学专业语言，也要熟知医疗大政，能用政治语言与部门对话，争取有利的卫生政策。医生还要会说大众语言，让百姓听得懂。"两张处方"说的是，医生要从疾病管理过渡到健康管理，比如在对心血管病患者开具前药物的同时，还要开具戒烟限饮、平衡饮食的生活方式处方，预防疾病发展。

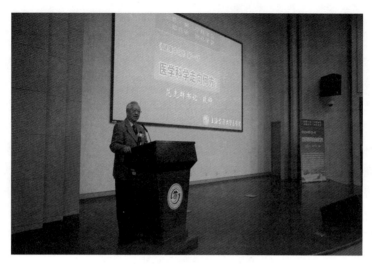

"健康中国"思政第一课

如何探索上海交大医学院特色的育人体系，是这座医学院始终在思考的。

最后，也是最重要的是有"一颗爱心"。王一飞忆及老师董方中"每次出诊前都要仔细整理衣服、领结"，这是对患者的尊重。他至今不忘傅培彬教授的名言，"在患者身上的每个切口、每次打结，就是外科医生的签名"，这是对职业的敬重。

上海交大医学院党委书记范先群负责和主持"健康中国"思政课，他说，对接"健康中国"战略，希望"健康中国"课能成为一个"培养皿"，把医学生培养成对国家发展和社会进步有用的"多能干细胞"，具有爱心、善良和担当，激励学子将医学理想与中国梦紧紧联系在一起，"健康中国"课旨在培养医学生的家国情怀、担当意识，启迪心灵，久久为功，静等花开，为把医学生培养成为医德高尚、医术精湛、德才兼备的临床名医而不懈奋斗。

确实，如何探索上海交大医学院特色的育人体系，是这座医学院始终在思考的。

"不忘初心、牢记使命，上海交大医学院聚焦有灵魂的卓越医学创新人才培养，不断创新医学生培养模式。"范先群说，这些年，上海交大医学院开创全员育人、全方位育人和全过程育人的医学教育新局面，建立"一体化、双联动、三贯通"的思政育人体系，形成了本研互动、线上线下互动、课内课外互动的"一体化"思政工作体系；建立了"班导师"制，与学生辅导员"双师联动"，发挥"思想引领、专业导航、科研启发、创新激励"作用；实施"三段式教学贯通"的一体化管理

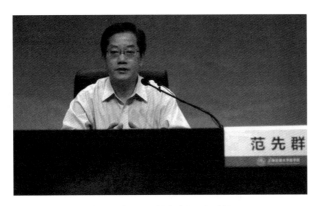

范先群书记上"健康中国"思政课

模式,即通识教育、基础医学教育与临床医学教育贯通。

与此同时,上海交大医学院创新教育教学理念,深化"三前移、三结合、四个不断线"战略,建立卓越医学特色教学体系。深化以医学生综合能力提升为核心的教学模式改革,不断完善以问题为基础的教学、以探究为基础的科研训练、以培养目标为导向的前后期多学科整合课程、以临床实践能力提升为目的的临床案例教学、以形成性评价为主体、多样化考核相结合的综合评价等。落实接触临床前移、医学问题前移、科研训练前移的"三前移"战略,以及人文通识教育与医学教育结合、临床与基础医学教育结合、科研训练与医学实践结合的"三结合"战略。保持基础医学教育不断线,临床医学教育不断线,职业态度与人文教育不断线,科研训练与创新能力培养不断线。

在此过程中,学校亦十分强调一流师资队伍建设,打造卓越医学人才培养支撑体系。比如积极推动"骨干教师教学激励计划"实施,形成"团队牵引,首席负责,全程激励,制度保障、教学督导"的激励措施,把好老师请上讲台,提升"黑板吸引力",推进更加卓越、更具灵魂的医学创新人才培养。

"医学始终是要有温度的。"上海交大医学院院长陈国强说,医学教育涉及教有和医疗两个最为直接的民生问题,一肩担两义,牵系千万家,更何况医学乃"人学",今天的医学生和医教青年的成长成才、医德医术、师德师风,关乎广大人民群众的健康,深悉医学院校肩头沉甸甸的责任和使命。"实践中,我们深切地体会到医学教育的成败在很大程度上决定了健康中国和全面小康目标的实现。因此,我们将继续深入推进卓越医生教育培养计划,加强与卫生计生行业部门的协同,始终坚持立德树人、德能为要,牢固树立'大健康'理念,推进医学教育模式由'治病为中心'向'维护人民群众健康为中心'转变,加快培养高素质的医学人才。"

经多年探索与努力,上海交大医学院已逐步形成"将一批极具创新潜质的学生和极具创新思维的老师汇聚在一起,相互激励、共同超越"的办学理念。

"博极医源,精勤不倦",秉持医学院精神,在建设一流医学院和一流医学学科的征程上,交医人依然在日夜兼程、奋楫前进,勇攀人类医学事业之高峰。

医学院仅仅是转述医学知识给万千青年学子吗? 一座医学院之于所处的城市、所在的国家,意味着什么? 历经百余年春华秋实、六十五载风雨征程,上海交大医学院努力思考、回答这个命题。

（本文作者:唐闻佳;原文刊载于《医源》2017 年第 5 期）

科研硕果累累，这座医学院是怎样做到的？

——上海交大医学院推进"双一流"的探索之路

上海交大医学院已经在向世界顶尖医学院的发展目标发起冲击——2016年，上海交大医学院共有 7 个学科跻身全球研究机构 ESI 学科排名前 1%，其中 4 个学科进入前 1‰，临床医学更是进入前 0.2‰，位列全国第一。

在 2017 年 9 月 21 日教育部官方网站公布世界一流大学和一流学科建设高校及建设学科名单中，上海交大医学院的基础医学、临床医学、口腔医学、药学（与上海交大药学院联合申报）四大学科顺利入选。2017 年度，上海交大医学院共获国家自然科学基金项目 615 项，项目总数和经费总额连续 8 年位居全国医学院校首位。2016 年全年共获省部级以上科技成果奖 40 项，其中，附属第九人民医院李青峰等获国家科技进步二等奖；附属第六人民医院贾伟平获"何梁何利"奖。

先行先试、勇立潮头是上海交大医学院攀登医学事业高峰的"真实写照"。从前些年的"学术特区""人才特区"的超前改革，培育一批国内顶尖的基础医学科研人才；到今天的将基础医学和临床医学研究全面贯通，打造双百人队伍，鼓励医院和临床医生开展多中心临床研究项目，并积极推进系统生物医学协同创新中心、上海市转化医学协同创新中心、脑疾病临床研究中心等平台建设。上海交大医学院在推进"双一流"的建设征途中，正在向着多领域的前沿医学技术进军，不断追求卓越，创造新的发展奇迹。

转变思路，临床资源要变成科研资源

基础研究和临床研究结合是医学事业发展的必然趋势，前些年，上海交大医学院医学科学研究院和转化医学研究所两个科技创新平台的崛起，有效带动了学院基础医学与临床医学的整合与发展。但是从整体而言，过去中国的医学研究对于临床方面的重视程度还是不够的。

在上海交大医学院院长陈国强眼里，临床科研未能得到足够重视的现状是亟须改变的，临床资源是中国医学科研快速崛起的"聚宝盆"。他告诉记者，医学科研一直以来有两种模式，一种是基础生物医学模式，一种是临床医学模式。前者关注的是致病和治病的机理，更多采用基础生物医学的研究途径和方法。

后者则是综合运用医学、流行病学、统计学等多学科的理论与方法,研究疾病的病因、诊断、治疗和预后,着眼于临床诊疗水平的提升和病人生活质量的改善,它强调更多的是临床诊疗过程中,有效且高质量诊疗数据的积累、分析和研究。与基础生物医学研究相比,高质量、前瞻性的临床医学研究耗时周期长、研究要求精细、质量控制难、管理成本高,对患者的依从性和临床医生的专业素养都有较高的要求。我国的临床诊疗领域仍停留在"进口大国"阶段,迄今为止,还鲜有高质量、大样本、多中心的临床研究为国际诊疗指南所采纳,临床医学研究无论从量上还是质上,都还有很大上升和进步空间。

"科技三会"上,习近平总书记号召广大科技工作者要把论文写在祖国的大地上。对于医学科技而言,就是要构建有利于临床医学科研的体制机制,以临床医学研究提升带动基础生物医学研究。在他看来,可以以"研究型医师队伍"和"临床专职科研队伍"建设为突破,充分利用好医学院系统附属医院每年巨量的诊疗人次、各种病例数和疾病类型多、临床研究资源丰富的优势,将临床资源有效地转化为研究资源。各家医疗机构还要鼓励加强团队协作,加快构建全球范围的多中心随机对照临床医学研究协作网络,积极鼓励有基础、有能力的临床医务人员特别是学科带头人申报立项多中心随机对照试验,参与国际多中心临床试验,以此提高上海交大医学院科研水平的进一步突破,更好地对接国家重大战略,为上海建设世界一流的科创中心提供强大的医学技术支撑。

对接临床,"学术特区"全面升级

面向临床,上海交大医学院新一轮的科研工作改革已经开启。

基础医学院、上海市免疫学研究所是上海交大医学院的两个"学术特区",它们全面模仿美国顶尖研究所的开放式科研管理模式,两个学术特区都拥有"人权"和"财权",并致力于营造一种宽松的学术氛围,鼓励科学家进行引领性的原创性研究,不对其做频繁而琐碎的评估,同时,又让个人待遇得到提升,让他们安安心心去做研究。

2011年,基础医学院率先采用了助理PI、由PI组成研究生培养管理委员会、仪器共享制度等国际化管理方法,吸引了大量优秀的医学人才回国工作,这里也成了中国医学科研人员与世界同行竞争的"战场",优秀的科研成果源源不断地涌现。近年来,刘俊岭研究员、王宏林研究员先后获得了国家杰出青年基金的资助,程金科研究员也入选了上海领军人才计划。

2015年,上海市免疫学研究所获得了从人才招聘、薪酬待遇到评价机制、研究生培养、博士后制度等方面的"特权",并且率先引入国际评估的方式,让国际一流的学者为免疫学研究所的团队"把脉",寻找不足,提供发展思路。今天,上海市免疫学研究所成为名副其实的人才高地,短短几年内打造了一支汇聚各级优秀人才的科研队伍,其中引进 PI 中有 11 人入选中组部千人计划/中组部青年千人计划/国家杰出青年(占引进总人数的 65%),1 人入选上海领军人才计划,7 人入选上海高校特聘教授(东方学者)/上海市浦江人才计划。

上海交大医学院副院长陈红专介绍说,目前两个学术特区都已经开始了与临床工作的对接。基础医学院成立了肿瘤、代谢及心血管疾病的临床和基础交叉团队,与附属仁济医院、附属瑞金医院等建立了合作关系,还和附属第一人民医院共建了上海交通大学医学院病理中心。此外,基础医学院与 12 家附属医院的病理科合作,共同建设基础医学院下属的病理学系。上海市免疫学研究所也和上海的国家蛋白质科学中心、附属第一人民医院合作开展了肠道微生态与人体疾病的研究。

2015 年,上海交大医学院共有 2 个学科(临床医学和口腔医学)入选上海市"高峰学科",6 个学科(基础医学、药学、生物学、护理学、公共卫生与预防医学、医学技术)入选"高原学科"。"在上海高校高峰学科——临床医学和口腔医学的建设中,我们试图实行'转型发展',大力驱动临床研究,通过借力我们丰富的临床资源,提升学科、人才、医疗、科研和管理等五位一体的创新能力,推动临床医学的学科建设和附属医院科研工作上新台阶。"陈红专这样说道。

制度创新,"双百人才"全面推动

从临床科研到基础科研,跨越的绝不仅仅是象牙塔和医院之间的围墙,两者的联动要有制度的推动,更要有人才的建设。

上海交通大学医学院认识到,目前既擅长基础研究,又擅长临床研究的人才在中国是很匮乏的,需要借鉴发达国家医学专业人才的培养经验。比如,美国的医学专业人才培养有三种类型:一是专职的科研人才,即 PhD 学位,这些人才毕业后从事医学科研,学制 4 年;二是临床医学人才,即 MD 学位,这些人才毕业后基本从事临床医学工作,学制也是 4 年;三是双学位人才,即 PhD 兼 MD 学位人才,这些人才毕业后既从事医学科研,又从事医学临床服务,学制6 年。

发展的紧迫性倒逼人才的培养,上海交大医学院正在重点打造两支队伍,即"研究型医师队伍"和"临床专职科研队伍"。医学院旗帜鲜明地提出,作为全国拥有最多附属医院的医学院校之一,丰富的临床资源就在眼前,不"利用"就是一种浪费。

临床专职科研队伍,主要是基础研究和应用基础研究人员,他们与医生合作,将重点围绕研究型医生发现的临床现象,凝练科学问题,通过基础研究,在理论上创新,整体提升学术水平。建立临床专职科研队伍的目标,是让研究型医师队伍通过一线的临床研究得到国际认可的循证医学证据,并将其转化为临床诊疗的手段、方法及其相关的卫生政策,直接提升医疗卫生服务水平,同时将其在临床发现的具体问题转化为一批科学问题,再由临床专职研究队伍对这些科学问题进行基础生物医学层面的研究,得到成果以后再转化为临床的应用,从而使医学科技创新形成完整的科研环路。

确定具体的临床科研能力提升的落脚点和着力点之后,交大医学院的人事、学科规划、医管、财务等相关部门和附属医院迅速展开政策研讨和调研,提出了"双百人计划"推进过程中的关键内容—即明确岗位设置、明确遴选程序和条件、明确待遇保障、明确考核激励举措。

医学院先后出台了《上海交通大学医学院高峰学科—临床医学"临床专职科研队伍"建设实施方案》《上海交通大学医学院高峰学科临床医学"研究型医师"队伍建设实施方案》两个文件,并于 2015 年 8 月正式启动"双百人计划"遴选工作。通过两轮评审,共选出"双百人计划"一期人员——研究型医师 36 人,临床专职科研队伍 31 人。医学院还邀请国内相关领域研究专家、北京大学临床研究所常务副所长武阳丰教授等为双百人提供培训。同时,研究制定配套的经费管理等相关文件为"双百人计划"的顺利实施奠定基础。

医学院人事处还建立了"优胜劣汰"的考核机制,对无法达到要求的入选者,进行淘汰,有效地优化临床科研人员结构。如今经过三批选拔,双百人队伍已基本建设完善,而随后的相关考核评估也即将展开。

附属瑞金医院血液科副主任、上海血液学研究所副所长赵维莅教授就是双百人中的佼佼者,她曾当选为首届"中国最美女医师"。2015 年 7 月 20 日,国际著名刊物《自然遗传学》杂志发表了由陈赛娟院士、陈竺院士和赵维莅教授为共同作者的文章,文章刊发了淋巴瘤发病原理和临床预后研究方面获得的重要标志性成果。这项研究表明,中国科学家在淋巴瘤研究领域已经跻身于世界一流行列,并为推动淋巴瘤转化医学的发展做出了重要贡献。

破除围墙，打造"多中心"协同发展

加强团队协作，构建全球范围的多中心随机对照临床医学研究协作网络，是上海交大医学院在科研工作方面的另一个重大举措。

2009 年，美国政府投入了 258 亿美元来建立现代健康信息系统和电子医疗记录。在我国，每家医疗单位每天都采集大量数据，但是，非标准统一的录入系统使信息难以直接有效被大多数研究人员利用。与发达国家的临床录入系统相比较，我国的录入系统，特别是门诊的病例，或缺乏重要信息，或难辨认，各个医院、各个科室的样本库相互封闭，"孤岛化"效应明显。医学院领导班子由此感受到，临床医学研究需要打破医院、地区之间乃至国与国之间的壁垒，应积极鼓励有基础、有能力的临床医务人员特别是学科带头人申报立项多中心随机对照试验，积极参与国际多中心临床试验，从而示范带动临床医学学科的整体发展。

2015 年，上海交大医学院制定了《上海交通大学医学院临床医学高峰学科建设方案》《上海交通大学医学院多中心临床研究项目管理办法（试行）》《多中心临床研究项目实施方案》和《多中心临床研究项目申报指南》。当年就确定了 13 个多中心临床研究项目，2016 年又建立了 16 个多中心临床研究项目。

在多中心临床研究的管理办法中，要求研究团队原则上不少与 5 家以上的合作机构共同参与组成，特别强调要通过同学科不同机构间、不同学科间的交叉或协同合作，突破"医院与医院、科室与科室、临床与基础、临床与公共卫生"等研究机构间的壁垒，最大限度地集合研究资源和临床资源。通过学科间"整合""交叉""协同"，不断提高学科的临床研究能力、成果转化能力、协同创新能力。

此外，在"985"三期已建成的 12 家附属医院 18 个病种生物样本库的基础上，医学院正在建立统一信息系统，用于生物样本信息收集，并实现生物样本信息汇总，规范纳入多中心研究项目生物样本的采集，实现生物样本库科学、高效地共享应用；另一方面，依托各附属医院的医疗信息化平台，建立多中心研究大数据共享平台，对现有医疗数据库进行重构，形成符合多中心研究的新数据库。

陈红专介绍说，希望通过整合后的临床大数据的挖掘及应用，形成一批标志性成果，破解困扰上海以至国内临床研究的难题，在包括疾病发病机制、疾病早期干预、诊断与治疗方案、新技术应用、治疗新药物、医疗器械等领域，形成一批在国内公认的疾病诊疗规范、开发一批国内领先、国际先进的诊疗新技术，在某些疾病的临床规范化诊疗及指南制定方面拥有我们的国际话语权,最终提升医学院临床医学学科在国内的领先地位和国际影响力。

近年来,上海交大医学院还不断推进与美洲、欧洲等地多个国家的交流合作,设立教学、科研和培训中心及项目,深度开展人才培养和医疗合作。

近几年,上海交大医学院在科研上取得的成绩,不仅让国内同行瞩目,也受到了国际同行的盛赞。在一个个奖杯、一篇篇重量级的论文、一项项科研突破的背后,是制度的创新、大胆的探索和突破。未来,上海交大医学院将在更加广园的舞台上,与国内外同行合作,以临床资源上的巨大资源为基础,带领中国的临床科研,再攀高峰。

(本文作者:吴苡婷;原文刊载于《医源》2017 年第 5 期)

変革・超越

点燃学生头脑中的"火把"

——浅谈客观结构化临床考试

"老先生,您哪里不舒服?""我这几天胃口不好,大便也不正常"……这并非是医患之间的门诊问答,而是我院医学生在问诊一名"标准化病人",此乃全新的医学生临床技能统考模式——客观结构化临床考试的一个场景。

随着社会的进步发展、医学模式由生物模式向"生物-心理-社会"模式转变,人民大众对医疗需求和医师的能力素质提出了更高的要求:何谓"合格的医学毕业生"? 他们的考量的标准又是什么? 当今之世,医学生能力标准的考量和确定已成为国际医学教育界的热点,由此进一步促进了医学教学手段和评估方式的改革。在此大背景下,客观结构化临床考试模式对于量化医学生的培养质量有着举足轻重的作用。

所谓"客观结构化临床考试"(Objective Structured Clinical Examination, OSCE),那就是 1975 年由英国邓迪大学的 R.M.Harden 博士建立的一种客观、有序、有组织的考核框架。该形式要求学生在规定的时间内,按顺序依次通过组织者所设定的若干站点,以完成考试任务,最终由监考老师和标准化病人(Standardized Patients,SP)共同应用一个评分标准来判断学生。SP 由非医学人员扮演,是考核单位招募的志愿者,他们经过专业培训,有一定的医学知识,能准确表述"病情",还可以协助教师来评判考生的业务能力。

由于 OSCE 将考试从理论知识转向范围更广的临床技能,同时重视考生与患者的互动,并运用合理科学的评分标准,有效避免了考评者的主观差异,因此该模式在西方医学教育界受到普遍认同并得以广泛应用。在 20 世纪的 70、80年代,OSCE 仅被用作传统笔试的补充,但随着人们对它的价值认识不断地深入,在而后的二三十余年里,这种测试模式已在美国、加拿大、英国和日本等地的医学院校中得到很好的发展,并被国际医学教育界普遍认同为具有公平性、可信度和有效度的评估形式,因此于 20 世纪 90 年代后期,已逐步成为发达国家的医学教育、医师资格考试的一种固定模式。

如今,世界医学教育界实施的 OSCE 考试形式,基本分为长站和短站两种,长站考试时间一般为 15—20 分钟,包括病史采集和体格检查,组织者也可根据需要,安排考生书写简要病史。如果时间充裕,还可以安排考生作较为系统全面的检查。短站考试时间为 7.5—10 分钟,只需学生询问病史。考站的数量可以灵活设置,目前在我国尚未形成统一的 OSCE 考试模式。其考核内容基本包括向标准化病人问诊、在医学模拟人身上操作、临床资料采集分析、文件检索等。

2004 年,在医学院领导及教务处的扶植下,在各临床医学院的支持下,市六临床医学院开始推行 OSCE 模式,2006 年,医学院在本科阶段学生的临床实习出科考试和毕业考试中也采用了 OSCE,2007 年,又以该形式实施了长学制第三阶段学生的毕业临床能力考试。多年来,此项工作在医学院系统始终处在良好发展的状态中。医学院逐步建立了有效管理机制,并培育出一批能够胜任 OSCE 的教师,同时也培养出一批能够胜任内科、外科、妇产科、儿科和精神科的"标准化病人(SP)",供各个附属医院共享使用。

虽说医学院应用 OSCE 稍晚于国内一些医学院校,但在 OSCE 的设计、规模、组织、实施以及研究上也颇具特点,主要包括实习前基本技能考试、实习出科考试、长学制临床技能考试三个阶段。同时还借鉴了一些发达国家的医学教育和医师资格考试形式,探索出新型的技能考试模式,其中包括综合考核学生专业知识、临床技能、交流沟通能力、职业精神、团队精神等,如今这种新型的技能考已在我院各年制临床医学专业学生中全面推行。

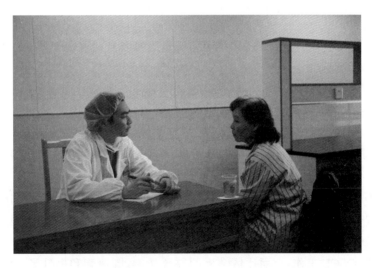

OSCE 技能考试:向标准化病人问诊

在医学院组织的 OSCE 技能考试中,学院根据不同年制的学生,分别设置了问诊、体检、心电图读图、X 线读片、病史书写等 5 个、8 个和 12 个站点。以五年制医学生毕业考试为例：考试共分内外妇儿四大模块进行，学生在正式考试前两天参加抽签，最终确定参加哪一模块的考试。这就意味着，每一个学生在平时必须努力掌握实习大纲所规定的内科学、外科学、妇产科学和儿科学各个病种和操作项目的知识及技能。而每个模块均又分成若干个站点进行，举内科考试为例：8个站点分别是病史问诊（内科）、病史问诊（外科）、口试、腹部体检、腰穿、胸穿/腹穿、读图读片、病史书写，整场考试时间为100分钟。考题是从题库随机抽取，由此可见，无论是参加内科模块的还是外科模块的考生，他们所面对的考题绝非是纯粹的单科内容，而他们所拥有的专业知识也必须是比较完整的，由此达到了全面客观测评一名学生的临床综合能力。

在问诊环节中，考生面对的是标准化病人（SP）。所谓SP即由非医学人员通过培训所扮演的病人角色，他们经过严格的专业培训，具备初步的医学知识，拥有很强的表达能力，能准确表述自己的"病情"，同时又有职业操守，他们始终能按照统一恒定的语境来应对考生的问询，而绝对不会应用暗示性或指导性语言点拨学生，更不会误导学生。

在考生进行病史问诊、体格检查的过程中，学院不仅仅考察了考生的单项临床技能，同时对他们的人文关怀精神、职业素质等予以关注。在问诊和各类操作考站中，主考教师通过标准化的评分表，根据学生表现进行量化打分；监考老师则可借助视频监视系统，了解所有考站的运转情况，并将考试过程录像归档。考场老师则来自各个临床医学院，阅卷老师是经过专题培训的，并将在一个统一的适度标准下进行阅卷。

经过几年来的教学探索，医学院已建立起了从课堂教学到实训设备教学、标准化病人教学、模拟医疗场景教学，再到临床环境与真实病人教学的系统化实践教学模式，并于2009年推行了医学生进入临床工作的"准入"制度——学生在实习前，都需要通过相应的基本技能考试，否则，就不能作为实习医生"上岗"。这一举措，使医学生在接触真正患者前，在能力、心理上进行充分准备，增加了工作信心，也保障了医疗安全。而通过OSCE严把教学出口关，组织本科、长学制毕业统一考试，无论对学生主动提高临床技能、建设良好学风医风；还是授课教师主动改变教学手段、探索先进教学理念都起到了良好的引导作用。

推行OSCE工作，全面评估学生的综合技能，既锤炼和提升了学生的业务操作技能及人文素养，同时也检验了我们医学教育管理及人才培养的水平。这种教学考核模式有利于学生、有利于患者、有利于医学教育本身，更是为建设和谐医院、营造和谐社会作出了有益的实践。

时任医学院副院长黄钢表示，长期以来，多数学生的"学"是以获得应试好成绩为目的;而老师的授课效果则以学生的考试成绩为唯一判断标准,这显然与培养和造就创新型及高素质的人才的办学目的相违背。我们要提升学生获得知识和运用知识的能力、批判思维与探究问题的能力,就必须改革现行的教学方法和考试制度,而 OSCE 正是顺应了这种需求。它注重技能的培养和处理问题能力的评判,它公平公正、科学合理。它倡导学生必须积极主动学习,由此可以客观地反映学生的综合能力以及掌握及运用专业知识的真实水平。与此同时,开展 OSCE 考试模式,其实对老师也是一个挑战,它要求老师摒弃传统的单向灌输模式,在授课中必须有鲜活的临床案例,并辅之启迪性和引导式的问题,点燃学生头脑中的"火把",从而达到培养创新型人才的目的。

(本文作者:张旦昕;原文刊载于《医源》2011 年第 3 期)

借得模拟势　春风入杏林

——交大医学院模拟医学教育工作初探

你是否幻想过会遭遇这样一位病人,当你向他询问病史时,他思路清晰,有问必答,更重要的是他的答案与教科书上的症状描述相差无几。于是你迅速将疾病对号入座,判断出所患何症,该用何法治疗,不禁喜上心头。天下所有病人都是这样就好了,好吧,你清楚地知道这终究是个幻想。

正因为临床中遇到的疾病表现,永远不会如教科书和疾病分类标准中描述得一样,因此从书本到应用的鸿沟必须以实践去跨越。

20世纪90年代美国著名教育学家George Miller以金字塔模型来表示医学生能力进阶要求,这就是在医学教育界甚为出名的"Miller金字塔",它形象地说明了医学生学习过程中由知识积累到临床实践训练的能力发展的各个阶段目标,也从一定程度上指出了临床诊疗思路和操作技能在医学生成才成长中的必要性和重要性。

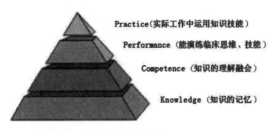

Miller 金字塔

而当前,随着医务人员自身医学伦理素养和病人自我保护意识的不断提高,医学生临床实习操作机会日渐减少。为了平衡临床实习对象骤减和医学生临床实践技能需要这两者之间的矛盾,作为辅助工具的医学模型的重要性逐渐凸显出来。而"模拟医学教育"也正成为全球医学教育领域方兴未艾的教学新模式。由医学院主办的"首届中华临床医学教育与模拟医学教学大会"引起了人们对模拟医学教育这一新兴理念的高度关注。

简而言之,模拟医学教育是一种以"模拟'真实'"进行教学实践的教育方式,倡导以尽可能贴近临床的真实环境和更符合医学伦理学的方式开展教学和考核。利用多种基础解剖示教模型、局部功能性模型、计算机互动模型、虚拟培训系统、生理驱动模拟系统,创设出模拟病人和模拟临床场景。通过建设临床技能模拟实验室、医学模拟中心乃至模拟医院的方式,在医学理论与临床实践之间架设起桥梁,培养医学生敏捷正确的临床思维,全面提高学生的临床综合诊断能力及各项临床操作技能。

模拟教学并不新鲜

模拟医学教育是新兴理念,但在医学教育中引入模拟概念却并不新鲜。比如北宋年间,针灸铜人就成为中医进行人体经络腧穴教学不可缺少的教具。而随着材料学与制造业工艺技术的发展,局部功能性模型在西方医学教学中的应用,降低了医学生掌握人体器官功能的难度,学生可以在没有任何外界压力的情况下,全神贯注地反复进行技能练习。

20世纪中叶,模拟技术在航空、军事等领域广泛应用并取得巨大价值效应,随着医学标准的确立和相关科学技术的发展,模拟训练也在医学领域开出灿烂之花。计算机为基础的模拟病例在1960年第一次被应用;1963年,美国医生Dr.Howard Barrows训练了第一个模拟病人,模仿了多发性硬化截瘫的病史和体格检查。其后现代仿生学和计算机软件技术的飞跃,成就了医学教育领域高端模拟技术的发展。

新世纪前后,模拟医学教育的理念和教学模式传入我国。医学院于2003年起开始购进模拟器械和模具、培养标准化病人、引入模拟教育理念,并设计病例和操作,以此考核即将进入临床的医学生的诊断思路、实践操作能力和人文素养——也即我们熟知的OSCE(Objective Structured Clinical Examination)。可以说,医学院在模拟医学教育领域的实践探索走在了全国医学高校前列。

2009年起,医学院致力于医学实训中心的建设,用选修课的方式向医学生及校外相关领域人员定期开放。之后,正式以选修课的方式每年固定招收200名在校医学生进入实训室接受临床实训培训,教学内容以内外科为主,后又加入了急救培训,目前培训内容还涉及五官科等三级专科的操作训练。

2010年,医学院担任了全国19所临床类示范中心和6所公共卫生类示范中心的临床学科组组长单位,医学院副院长黄钢为组长。模拟医学教研室副主任段宝华表示,借此春风,我院的实训中心进一步扩大规模,扩建后面积将达到1000平方米以上,可以为更多有需要的人提供高质量的模拟训练。

此外2012年年末,由医学院教师主编的全国首套配备详细视频讲解的医学实训系统教材也将出版,这为进一步规范临床操作流程提供了有力的保障,也是医学院在医学模拟教育中取得的阶段性成果。

模拟所得不仅是技术

在美国得克萨斯州，医学生们有一门通过电脑游戏实践学习的课程：在名为"第二生命"的生存游戏中，他们作为新兵被"空投"到一座岛上军事基地。谁是敌人，谁是朋友？他们必须通过快速辨认面部表情，做出相应反应。"读出愤怒、开心、怀疑、紧张等情绪，对士兵的生存很重要。同样的，训练未来医生的脸部表情识别能力，也很重要。我们多年的研究发现，75％的医疗事故是由于医患、医护沟通不畅导致。游戏在潜移默化中鼓励医务人员启动更积极、更主动的医护和医患关系，进而保障患者安全。"玛丽·E.曼西尼教授是德州名灵顿大学护理学院副院长，这款游戏是该校刚刚研发并投入教学的。在业内，曼西尼更为人熟知的头衔是医学模拟教育协会主席，这是全球最大的模拟医学教育组织。

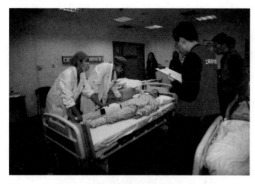

模拟临床环境考试

与国外相比，我们的模拟更多的还是停留在技术操作的层面。比如医学院的学生在进入临床实践之前，都要先经历一个模拟临床环境的考试：从第一关问病史，第二关体格检查，第三关根据病史、查体及提供的检查结果，决定进行何种操作，可能是胸腔穿刺，也可能是插胃管、留置导尿、缝合拆线、深静脉置管等。然而在这种应用客观标准来打分评测的 OSCE 考试中，我们也在引入涉及人文关怀的指标，比如冬天进行体格检查时，能够将听诊器先捂热再贴于病人身上，或者进行病史问诊时能有有利于双方建立良好关系的语言应用，都会成为加分的亮点。

可以说，模拟医学教育通过提供课程学习、提供模具和模拟场景等"真实"的操作机会，其目的不仅是使医学生尽早适应熟悉操作流程，同时也能使医学生尽早进入职业身份，体认职业责任。

模拟为了更安全的医疗

附属仁济医院急诊病区，救护车送来一位已经没有呼吸心跳的病人，刚进入临床的 2007 级临床医学八年制学生倪其泓随着上级医生来到病人身边，便被家属拽住手臂苦苦哀求。简单的体格检查后，上级医生根据病情判断，要求在一旁的倪其泓为病人做 CPR，即心肺复苏术。从未在真正的病人身上实践过 CPR 的倪其泓顿时有些慌乱，家属的哭闹一声声砸在耳膜上，更增添了这种压迫和紧张感。但病情就是号令，容不得多想，深吸一口气，虽来不及回想课本上的标准过程，但曾在模拟人身上反复练习过 CPR 的他，自然地做出了标准的胸外按压动作——"一手手掌根部压于胸骨体位于剑突上 5cm 左右，另一手手指相交按于此手之上"，"胸外按压频率至少 100 次/分钟"，"胸外按压深度至少 5cm"……与此同时，上级医生镇静而迅速地进行其他急救措施。倪其泓专注于自己掌心的力量和频率，期盼着心电图上死板僵硬的直线能够出现波动。十几分钟过去，突然，心电监护上出现了一个 QRS 波，紧接着，一个，两个，三个……终于连成了自主心律！那一瞬间，家属们相拥着喜极而泣。掌心下是病人温热的皮肤和波动的心跳，倪其泓觉得世界又重新变得丰富可感起来，长舒了一口气，蓦地发现自己汗湿重衫。

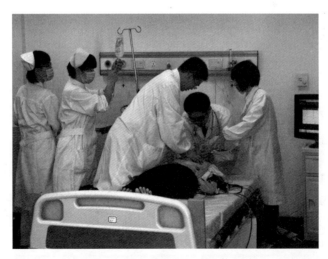

心肺复苏术

急救完成后，上级医生微笑着肯定了他，家属含泪感谢了他，医生悬壶济世、治病救人的神圣感第一次降临到这个小"医生"身上，将行医作为事业的真实感也涌上心头。回想起这段故事，倪其泓总是感慨模拟训练太有必要了。当初学习 CPR，课本上给出了非常详尽准确的描述和阐释，老师也一遍遍提醒注意事项和动作要领。但如果仅仅是看到、听到这些知识，那么面对病人的需要和上级医生的指令时，就需要时间来回忆操作程序，慌乱之中，难免出现动作不熟练、不规范，而一再地迟疑，也更容易带来意外和难以预估的后果。所幸的是，理论学习后，倪其泓还有在模拟人身上反复训练动作和记忆动作要领的机会，使得动手操作并非完全陌生的尝试，而是成为具备一定底气的重复。

"外科医生并没有任何理由在病人身上进行练习。"这是美国 Mayo 医学中心的 Mayo 兄弟提出的一个理想化理念，这个理念背后，有强大的模拟医学设备支持。他们做过一个实验，在没有接受过虚拟实训的学生和接受过的学生中分别进行模拟宫颈开口检查（临床中妇产科产前检查宫颈开口大小以判断是否临产，通常临产宫颈开口为 4cm），没有接受过虚拟实训的学生，完全正确的人数只占总人数的 8%，误差 1cm 以内的学生为 30%；但是经过虚拟实训的学生，正确率已经达到 60%，误差 1cm 以内的更是高达 90%。

医学实践中许多基本操作其实一旦身体力行地练习过，就可以迅速掌握。除了这些可以通过模拟进行学习，还有一些因为繁杂精细的步骤而显得难以掌握的临床操作，也可以通过模拟强化练习，熟能生巧。比如抢救病人时常要借助深静脉置管快速输液，局部麻醉后探到静脉，将穿刺针扎入静脉，保证回血畅通，经导丝放入，取出穿刺针留下导丝，再扩皮，再顺着导丝放入导管，取出导丝后进一步固定、连接、输液……这其中涉及林林总总的医疗用具的使用规范，和无菌操作的细节要求。如果让医学生在临床上直接进行此类操作，结果恐怕不容乐观，安全的医疗环境更是无从谈起。

其实，模拟医学教育的对象并不仅限于医学生。附属瑞金医院外科四病区住院总医师乐飞在 2011 年上海市住院医生大赛中获得了第三名的好成绩。他的赛前训练就是在瑞金临床医学院的实训中心里进行的，虚拟手术室、虚拟 ICU 等齐全的设施，使得临床中涉及的常用手术操作基本都可以在虚拟实训中进行加强，这为低年资医生的成长提供了有力支持。最大限度避免因为慌乱和紧张在临床工作中出现不必要的失误，帮助他们克服心理障碍和恐惧感。而随着模拟技术日益的完善，有经验的医生也可以通过虚拟实训进行一些日常工作中罕见的疑难杂症的治疗训练，使临床工作更加得心应手。

可以说，模拟医学教育的兴盛是弥补现代社会背景下临床实践不足的一种有效手段，我们借此培养更多优秀的医学生、医生，最终目的是为了营造更加安全、有利于医患双方的医疗环境。我们依赖并重视模拟医学,因为我们的工具越是锋利,我们与病魔战斗也将更有力量!

模拟替代不了真实

然而在为医学模拟教育的发展欣喜之时,我们不禁也产生一些疑问:标准病人能够模拟真实的病人吗？虚拟手术室和真实的手术室真的一模一样吗？模拟医学训练是否可以代替现实中的临床实践？

朱燕华,附属瑞金医院消化内科住院医生。每年1月份她都会迎来一批新进入临床实习的医学生。"虽然学过理论知识,经过模拟训练,也考过OSCE,但很多医学生的操作能力还是不足以应对临床实际工作中的一些情况。"她说,"有时候需要抽动脉血气,同学却因为没有实际操作过而难以成功,反复几次后就失去了上级医生的信任而不再有机会尝试,这样既无法进步又打击了同学们的自信；有的时候需要同学向病人和家属解释需要签字保证的文件,同学也会因为不了解细节而掠过解释的过程,往往造成一些不必要的误会。"她坦言:"现在的模拟训练虽在一定程度上能达到提高医学生操作技能的目的,但因为模具的使用寿命限制、操作机会有限或者标准化病人无法完全重现医患真实沟通时的情境,都致使临床实践中问题仍层出不穷。不是每一个医学生都能通过严格意义上的真实环境考验。"

医学生在实际临床工作中遇到的情况远比模拟或者虚拟的实训要复杂得多,尽管二者的流程和细节要求是一致的,但是战场和操场毕竟不同。夹杂着人文关怀、医患关系、伦理道德的临床工作,完全依赖于虚拟世界必然会出现问题。"模拟教学并不能代替临床实践,但当医学生的实践机会受到种种限制,它却是眼下医学教育的有效补充。"时任医学院副院长黄钢教授也如是说。

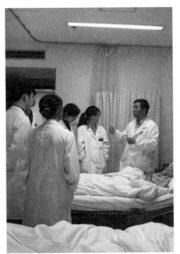

模拟医治教学

模拟医学教学手段的引入及应用将促进医学教育改革,推动医学实践质量有效提升,同时提高学生的学习兴趣,改变原有教学模式,调动学生学习积极性。这已经成为医学教育工作者的共识,但黄钢也语重心长地提道:"通过学生扮演'医生'或'病人'或'家属'等,不仅要在模拟器械上进行技能训练,还可以模拟医患场景,融入沟通交流及人文关怀的理念与实践,并创造团队合作的氛围。因此,模拟医学教学不仅仅是模拟设备的引入和医技的练习,更多的是受伤观念与博爱情怀的培养,是患者的就医安全与医患沟通能力的提升,是团队合作与综合处理临床问题的水平提高。"总之,黄钢强调,模拟医学教学是由学生"知"向"做"的转变,也是培养学生由掌握技能向提升能力转化的关键环节,最终要教会学生对病人的尊重和敬畏。

所以,纵观全球模拟医学趋势,我们在学习借鉴、开创自身模拟医学新天地的同时,也必须清楚,模拟医学教育不能仅仅停留在技术的模拟上,技术终究是手段,医学教育的最终目的不仅仅是培养医技高超的医生。因此通过模拟,通过更早、更多、更规范的演练,使医学生、医生增强和保持医疗实践能力,从而使他们能够更好、更全面、更踏实地一步步成长成才,德医双馨,这才是模拟医学教育的现实意义和核心价值所在。

因此,无须把模拟医学神圣化,因为最终,我们仍需着眼真正的实践和实效。

(本文作者:陈翀、沈瑞楠、张硕、杨静;原文刊载于《医源》2012 年第 4 期)

做好医疗"供给侧"改革

——上海交大医学院医教协同打造医学教育新模式

上海交大医学院通过顶层设计,依托 7 个临床医学院和 13 家附属医院,深化医教协同,实施学校和医院一体化资源统筹,实施基础教师与临床教师联动育人、交互授课,辅以骨干教师教学激励计划的机制创新予以制度保障,逐步构建了有灵魂的卓越医学创新人才培养体系。

这两天,上海交大医学院 2014 级临床医学八年制法文班的王圣明在内科学的 PBL(Problem-Based learning,问题为导向的学习)课堂中,接触了一个主动脉夹层的案例,心梗状态的心电图会有什么不一样的曲线? 除此之外心电图还能传递什么疾病信号? 这让他爱上了心电图读片。都是医生的父母对此大为惊奇,临床都没上过几次就直接读心电图了? 王圣明自豪地告诉父母,在医学院现有的基础—临床不断线的教育新模式下,其实一年前他在基础医学学习阶段就已经上过心电图的理论课和实战讲解课了。

这只是上海交大医学院医学教育改革的一个小小缩影,针对医学院校院校教育中基础课程与临床脱节,医学教育体系缺乏整体性、系统性和连续性的现状,近年来,上海交大医学院通过顶层设计,依托 7 个临床医学院和 13 家附属医院,深化医教协同,实施学校和医院一体化资源统筹,实施基础教师与临床教师联动育人、交互授课,辅以骨干教师教学激励计划的机制创新予以制度保障,逐步构建了有灵魂的卓越医学创新人才培养体系。

更好的医疗,从医学教育改革开始

2017 年 7 月 10 日,教育部、国家卫生计生委、中医药局联合召开了全国医学教育改革发展工作会议,7 月 11 日国务院办公厅印发了《深化医教协同进一步推进医学教育改革与发展的意见》。新中国成立以来,国务院副总理出席医学教育改革发展工作会议,这是第一次;新中国成立以来,以国务院办公厅名义专门就医学教育改革发展这一专项任务出台文件,作出专门部署,这是第一次,可以说这在我国医学教育改革发展进程中是史无前例的,具有里程碑式意义。

正是在这次会议上,作为全国唯一的综合性大学医学院(部)代表,上海交大医学院院长陈国强院士应邀做了题为《遵循规律创新发展 深化综合性大学医学院发展模式》的交流发言,交流中不但介绍了医学院充分发挥"部市共建""部部共建"的体制机制优势,始终遵循综合大学的发展规律和医学学科的特殊规律,积极探索实践在综合性大学中发展医学院的经验,更是着重介绍了医学院在深化医教协同、校院联动构建有灵魂的卓越医学创新人才培养体系的有益尝试。

医药卫生事业关系亿万人民的健康,关系千家万户的幸福,是重大民生问题。深化医药卫生体制改革,加快医药卫生事业发展,是全面建设小康社会和构建社会主义和谐社会的一项重大任务。特别是随着《"健康中国2030"规划纲要》的公布,健康更是成为关系国计民生的重大课题,陈国强一针见血地说,医学院校作为医药卫生事业的人才输出端、创新发动机,必须积极参与到深化改革事业和健康中国建设事业的大潮中,做好医疗"供给侧"改革的文章,发挥关键作用。

2017年,作为上海交大医学院全国排名前列的临床医学和口腔医学专业,录取分数线继续呈现攀升的局面,在沪招生的本科批次临床八年制本博连读专业的最低录取分数,比全市本科自主招生控分线高了65分,再创历年新高,其他80%省份录取线都高出当地一本线的150分以上,例如:福建、四川、内蒙古等,有的省市还高出200分以上,如陕西、新疆、青海等。上海交大医学院副院长胡翊群表示,越来越多优秀高中生乐于从医,而瞄准培养"有灵魂的卓越医学创新人才"的目标,上海交大医学院清晰地认识到要培养卓越的学生,首先老师必须是卓越的,而老师的卓越首先源自科学研究和医疗实践。

因此,学院大力发展医学科技创新和医疗实践,要用最新科研成果和临床新技术服务医学人才培养,请德才兼备的名医大家上讲台、下临床、带实验、练技能,全方位投入到医学教育中,在言传身教中提升医学生的人文素养和道德情怀。经过多年探索实践,上海交大医学院已逐步形成了"将一批今天优秀、极具创新潜质的学生和不断超越自己、极具创新思维的优秀老师在一起相互激励,共同超越,使我们的学生更加优秀,使我们的老师更加卓越,产生使学生和老师都终身受益的创新能力和智慧"的办学理念。

在这个理念指引下,以职业胜任力为导向,上海交大医学院搭建了以"精品化"职业素质教育为主线的医学教育架构,通过推动实施以"团队牵引、首席负责、制度保障、教学督导"为核心的教学激励计划;推进以器官系统为主线,淡化学科,融形态与功能、基础与临床、医学与人文为一体的整合式课程体系建设;与世界一流大学合作,建立联合学院、设置新型专业,培养具有国际视野和国际竞争力的高层次卓越医学创新人才。

同时,上海交大医学院于 2010 年起率先探索和实践临床医学专业"5＋3"及"5＋3＋X"改革,深度参与了住院医师规范化培训工作,积极推进住院医师规范化培训与临床医学硕士专业学位教育有效衔接,并试点开展了与专科医师规范化培训相结合的临床医学博士专业学位研究生的培养工作。

全新医学教育课程体系,让学生爱上学习

2008 年,我国发布了《本科医学教育标准——临床医学专业试行》,揭示了我国医学教育努力未来的方向。随后的系列文件也都在不断强调,医学院校应积极开展纵向或(和)横向综合的课程改革,将课程教学内容进行整理整合。医学课程整合是我国医学教育近期和远期的努力方向和趋势。

事实上,上海交大医学院自 2007 年始就启动了针对临床专业的器官系统整合课程设计,通过"三整合",保证了基础医学教育不断线,临床医学教育不断线,职业态度与人文教育不断线,科研训练和创新能力培养不断线。

"三整合"即基础和临床知识体系整合,建立前期以问题为导向的器官系统整合理论课程,以及基本验证、综合设计和开放探究的阶梯性实验整合课程;基础和临床师资队伍整合,所有课程均强化基础和临床老师合作教学和全过程参与,并于 2008 年起合作出版了我国首套整合课程系列教材;基础和临床教学资源整合,通过整合位于学院和附属医院的国家级临床技能实训总中心、国家级虚拟仿真实验示范中心、上海市实验教学示范中心、各级重点实验室、各级模拟实训分中心、各附属医院教学示范病区等实践教学基地,形成了目标明确、层次分明、系统性的实践教学的体系,并通过建立课程化的、基于探究导向的学习及模拟实训,强化创新实践技能、锻炼临床思维及培养临床技能。

在上海交大医学院,和王圣明一样,临床医学专业的学生得到了和父辈们传统的基础、临床两段式完全不同的学习体验。在基础学科的学习中,学校强调以临床问题为引导,各个系统按照解剖学→胚胎学→组织学→生理学→病理学→病理生理学→影像学→诊断学→药理学的理论进行各学科之间的横向整合,形成从生理到病理再到病理生理机制,最终归结到治疗药物的课程主线,使学生学习时,将结构和功能紧密地联系在一起,实现了宏观和微观的统一,充分让学生系统地认识到正常－异常－治疗原则的过程,并引导学生去思考。

比如说学习泌尿系统时，同学们就会首先学习到泌尿系统的正常结构（宏观和微观的结构，包括解剖学和组织胚胎学），然后了解正常结构时有什么功能（生理）、异常结构是什么（病理、影像、诊断），并学习这样的异常结构是什么导致的（病理生理）以及异常后该怎么办（药理）。而在临床学科的学习中则以疾病机制为引导，对于每一个系统的疾病，甚至同一系统的不同疾病，融合内科学、外科学与其他临床相关学科，影像学、实验诊断、临床病理、流行病学、预防医学、医学心理学等的知识点，进行学科的交叉与渗透，形成有逻辑的知识体系教授。还是以泌尿系统学习为例，学习中老师会要求学生在学习中能够通过疾病的发生机制来进一步思考泌尿系统疾病典型的临床表现，需要做什么检查和辅助检查？怎么去诊断和鉴别诊断？如何治疗？如何预防？以此建立对多学科协作综合医疗模式的认识。

配合这样的整合式教学，上海交大医学院除了主编出版具有中国特色的横向整合课程教材《正常人体学》《疾病学基础》，2010 年起，《消化系统》《泌尿系统》《生殖系统》《免疫系统》《呼吸系统》《血液系统》《内分泌系统》《心血管系统》《神经、精神系统及感觉器官》等一系列医学整合教材陆续面世，这套以人体器官系统为基础的医学整合教材是医学院几十位教授耗时数年共同努力的结晶。同时，生物医学科学导论和实验也都陆续推出了整合课程教材。

除了纸质教材，运用好新媒体也能为课程整合出力。上海交大医学院课程中心一定是医学生们常用网站之一，从踏入这个校园学习专业知识开始，"cc"就深深印刻在每一个学生的脑海里，这是学生获取课程资源、课外资料和提交部分课后作业的重要平台，也是进行虚拟实验来对实验课进行预习的途径。在这个网站里，学生能看到经过汇总的每门课程对应的课程网站的链接，大部分课程网站的点击量过万，外科学课程网站更是以 700 多万次的点击量高居榜首。

在各个课程网站中，医学生们可以找到的教学资源不仅有教学大纲和课件，还有配套的教学录像、微课程、微精品课程、练习题和有深度的思考题，除此之外，一些课程网站内还会留下可靠的参考网站链接与文献，供学有余力以及对这门学科感兴趣的同学深入钻研、拓宽视野，这无疑给大家提供了很多便利和自主提升的空间。这种与新媒体有机结合的多轨教学整合模式充分调动了学生对课程学习的积极性，拓宽了视野，开拓了思维，锻炼与增强了学生的自主学习能力和科研创新能力，真正实体现了数据时代教学效果的提升和教学效率的提高。

"激励计划"，讲台更有吸引力

2014 年，是上海交大医学院积极贯彻落实教育部、国家卫健委共同实施的"卓越医生教育培养计划"的第十年，也是上海交大医学院在临床医学八年制教学中进行整合式改革的第七年。以此为契机，上海交大医学院正式启动了交大医学院骨干教师激励计划试点工作（以下简称"激励计划"）。通过激励计划，上海交大医学院实现了重要体制改革：确立了教学在高校中的中心地位，激发了教师积极性和创新能力；完善了教育教学的各项日常管理机制；全面促进了整合式教学改革；提升了教育教学为本的校园文化品位，为培养具备创新潜质能力的医学生营造良好氛围。

激励计划实施之初，医学院教务处便成立了调研工作小组，听取各方意见，经数十次研讨、协商，确立了"团队牵引、首席负责、全程激励、制度保障"的总体目标。为激励高级职称教师投入本科教学，上海交大医学院设计了首席教师负责制，并由首席教师来牵头，组建一支包含主讲教师、青年教师、科研指导教师以及临床医师等在内的教学团队。

2014 年 12 月到 2015 年 1 月，上海交大医学院在全院范围内公开遴选了 33 个教学团队的首席教师，举办了签约仪式，并和每一位首席教师签署了教学团队建设承诺书。而后，各个教学团队分别进行团队组建，专任教师、临床医生、公共卫生专家踊跃参与教学团队。

2017 年年初，上海交大医学院制定并下发《临床骨干教师教学激励计划实施方案》，增加讲台对临床医生的吸引力，使基础与临床教育能贯穿教学始终，实现"不断线"。根据临床医学专业教学改革需求，重点推进临床整合式教学改革，经临床教学改革委员会专家的多次讨论，结合临床学科的特点，最终组建了循环系统、消化系统、内分泌系统、生殖系统、免疫系统、神经系统、呼吸系统、泌尿系统、运动系统、血液系统等 10 个临床系统整合教学团队，负责临床系统整合课程的设计和实施。

与之前开展的教学队伍建设相比，医学院此番推行的激励计划的又一革新之处，在于对后备力量的培养给予了更高的重视。从教学团队构成的考量，到教师发展中心的成立、青年教师培训、基本功大赛的组织，无不着眼于团队的整体发展和教师的延续性，强调了教学工作在学校发展中的基础作用。

机体防御与免疫教学团队的首席教师陈广洁老师表示，虽然原先参与各个团队的骨干教师队伍能力优秀，有正高、副高和资深中级教师，但其中严重缺乏青年教师,也缺乏 PI(Principal Investigator 课题组长)的参与,队伍中的青年教师又在教学经验和能力或专业背景上有所欠缺。考虑到教师队伍的"断层"现象,在各个教学团队的组建过程中,各位首席教师都特别关注了青年教师和 PI 这两个方面的情况。

团队组建之前,就会对包括青年教师和 PI 在内的各位老师发放教学团队参加的意愿表,以征求参与教学的意愿,并对 PI 中的积极分子进行宣传和动员。如今,已有许多 PI 以授课、前沿讲座、参与指导 RBL 和大创等多种形式参与到教学的各方面,让雄厚的科研优势在教学工作中发挥独特的助力,促进科研与教育共同进步。如机体防御与免疫团队还聘请到了英国伦敦大学学院的 Peter J Delves 教授共同合作,这位经典教科书的主编、具有丰富教学经验的免疫学家也为该团队教学工作的开展增添了一抹不一样的风景。

整合课程的设置对基础和临床的结合也特别做出了强调,为此,各大教学团队的目光也不再局限于基础医学院内或是本学科内的师资力量,而是向临床延伸、向多学科延伸。随着临床专家纷纷受邀加入团队,以及组胚、病理、实验等各团队老师的集体备课,陈广洁表示在团队内部以及不同团队之间都能互相学习和促进的同时,更重要的是为学生呈现的系统课程也变得具体生动又丰富充实。

在后备力量培养方面,上海交大医学院也做了很多努力。除了开展教学培训以及提供教学技能比赛平台外,还为青年教师设立了教学导师,以一对一结对子的方式,以老带新,在集体备课、试讲、教案撰写和 PPT 制作中,面对面地为青年教师提供教学技巧的具体指导;同时还制定了培养计划,青年教师全程参加听课,并撰写教学论文,也有了更多参与教学活动的机会。也许在制度实行之初,部分青年教师会有种被制度牵引不得不为之的被动感觉,但在一段时间后,大家也渐渐被榜样吸引,萌生对教学的兴趣,认识到教学是一件值得投入、值得钻研的事,化被动为主动,完成了思想上一次质的蜕变。2016 年全国高校青年教师教学竞赛一等奖得主、病原生物学教学团队的青年教师刘畅老师就表示,自己作为团队的教学秘书,在接受教学基本功培养之外,还积极参与了教学团队的日常运作工作的组织安排,因为这本身也是对自己大局管理能力的锻炼。

临床教师在医疗、科研之外,还要再增加一个繁重的临床工作的砝码。"激励计划"正是从教学经费和职称晋升两方面予以保障,让三尺讲台重新焕发了吸引力。刘畅认为,在激励计划实施过程中,她深深体会到了学校对教学工作的重视,说到底,学校是培养人的地方,因此不管是从考评、晋升制度还是从提供平台、经费的角度,激励计划的施行都回归了大学"教书育人"的本位理念,营造出了一个良好的教学氛围,向大家传递了"教学为本"的信息,这大大提高了各级教师的教学积极性,也让青年教师能在重重困难中认清自己的本职工作,激励自身成长,共同为学校教学水平的提高贡献力量,使自身能力与培养高水平人才的需求相匹配。而和她同年度参加全国高校青年教师教学竞赛,并获得二等奖的附属瑞金医院普外科医生乐飞的话也代表了临床教师的心声:"我喜欢课堂,喜欢学生,虽然临床上很忙压力很大,但还是愿意投入到教学中,学生在基础课程学习中就能接触临床案例及知识技能,及早激发学生对基础与临床必须有效衔接的认识,有利于日后职业发展。相信教育的力量会改变未来的医生。而且尽管医生临床任务繁重,仅我们医院走上医学院本科生讲台的医生就已有百人规模。"

（本文作者:杨静;原文刊载于《医源》2017 年第 5 期）

老骥伏枥志千里　呕心沥血育新人
——医学院特邀党建组织员工作探索

随着我国高等教育的快速发展和大学生数量的大幅度增长,高校大学生党员数量及其占全国发展党员比例的增长进一步凸显出高校党建的重要责任。新形势下人们思想活动的独立性、选择性、多变性和差异性进一步增强,必然会对大学生的理想信念、价值取向和入党动机等产生影响;高校辅导员队伍的年轻化、专业化建设,也凸显出"新党员发展大学生党员"的一系列问题。15 年来,上海交通大学医学院党委充分利用离退休老同志在理论学识、人生阅历、教育方法和师者风范等方面的专长优势,使他们在大学生发展党员工作中发挥把关、协调、督导、参谋的重要作用,得到上级部门和全院师生的一致好评。

新形势下大学生党建工作的问题与需求

大学生是民族的希望和祖国的未来。虽然当代大学生思想政治状况的主流是积极、健康、向上的,但由于对外开放和市场经济的负面影响,人们思想活动的独立性、选择性、多变性和差异性进一步增强,必然会在大学生的理想信念、价值取向和入党动机等方面有所反映。当前存在着一些大学生政治信仰迷茫、理想信念模糊、价值取向扭曲的现象;一些积极分子入党动机不纯、党的知识不全、党性教育薄弱;一些学生党员党员意识淡化、纪律观念松懈、先锋模范作用不明显;一些学生党组织覆盖面不广、战斗堡垒作用不强等问题。这些问题的存在和蔓延,是大学生思想政治教育工作中不容忽视的严峻挑战,事关培养"社会主义事业合格建设者和可靠接班人"目标的实现。为此,2004 年 3 月中央 16 号文件中明确指出,"要高度重视学生党员发展工作,坚持标准,保证质量,把优秀大学生吸纳到党的队伍中来。对入党积极分子要注重早期培养,加强制度建设,严格发展程序,进行系统的党的知识教育和实践锻炼。对大学生党员要加强党员先进性教育,使他们严格要求自己,提高党性修养,充分发挥在大学生思想政治教育中的骨干带头作用和先锋模范作用。"要"创新学生党支部活动方式,丰富活动内容,增强凝聚力和战斗力,使其成为开展思想政治教育的坚强堡垒"。

特邀党建组织员工作的起源和发展

针对以上现实问题和工作要求,上海交通大学医学院党委高度重视大学生的思想政治教育和党员发展工作。早在 1996 年,医学院就组织了 5 位离休干部担任兼职组织员,参加大学生入党积极分子的教育培养工作,帮助他们启发政治觉悟、端正入党动机、加强党性教育等。这批老同志被大学生们亲切地誉为"党旗下的烛光"。多年来,这支兼职组织员队伍不断延续和发展,年龄结构日益更新,工作范围更加扩大。尤其是中央 16 号文件颁布以后,交大医学院着眼于加强和改进大学生思想政治教育工作,在继承以往优良传统和宝贵经验的基础上,制定了《上海交通大学医学院特邀组织员工作细则》,将兼职组织员进一步规范为"特邀组织员"的名称,2008 年,又进一步将"特邀组织员"的名称规范为"特邀党建组织员",对特邀党建组织员的工作原则、主要职责、聘任条件、聘任管理、制度保障等方面制度化、规范化,并设计了《上海交通大学医学院发展学生党员材料审核会签单》等流程,使大学生思想政治教育和党员发展工作落到实处,从而形成了医学院大学生思想政治教育的"一道亮丽的风景线"和加强大学生党建工作的"一个品牌项目"。

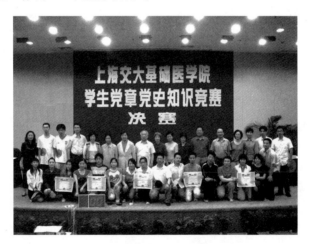

学生党章党史知识竞赛

通过实践探索和经验总结,交大医学院的特邀党建组织员工作形成了比较规范科学的内容与方法。主要包括:

①参加大学生党章学习小组的活动,辅导大学生党章学习,讲解党的知识;

②给入党积极分子上党课,结合专业背景和自身经历,端正入党动机;③配合辅导员在选苗育苗过程中,做好摸底、谈心、材料审阅等工作,加强对入党积极分子的选拔和考察;④按照党章要求,协助党组织严把发展党员"入口关",认真审阅入党材料,督查发展工作程序,保证发展党员的质量;⑤协助做好发展前的谈话工作,通过交流谈心、思想启迪,进一步坚定入党积极分子的理想信念;⑥指导和培训学生辅导员、学生支部书记如何开展大学生思想政治教育、如何把握入党积极分子的思想动态、如何规范大学生的入党程序等工作;⑦发挥全员育人、合力育人的优势,对全院大学生思想政治教育和党建工作中出现的问题和存在的不足建言献策。

特邀党建组织员工作取得显著成效

交大医学院的特邀党建组织员工作,经过多年的实践探索和扎实推进,取得了明显的成效。该项目曾多次获得市教卫党委关工委的"先进集体""先进个人"奖和"课题成果"一等奖。

1. 协助做好大学生的党课教育,成为大学生思想进步的引路人。特邀党建组织员通过指导党章学习小组、为大学生上党课、同入党积极分子、发展对象谈心等工作,加深大学生对党的认识,提高他们的思想觉悟,激发他们的政治热情,由此成为大学生思想进步的引路人。有一位入党积极分子这样写道:"您和蔼慈祥的笑容,您亲切温暖的话语,您的谆谆教导和循循善诱,像春天的使者,引导我们进入这神圣的殿堂!"

2. 大力做好入党前的材料审核,成为党组织发展党员的把关人。近年来,特邀党建组织员审阅学生入党申请书、本人自传、思想汇报、入党志愿书等书面材料8100余份,填写"入党材料审核会签单"300余份;参加学生新党员审批会270余次;参与新党员教育谈话活动240余次,参加学生党支部专题组织活动110多次。通过这些材料审核、谈话谈心、专题指导等活动,特邀党建组织员成为基层党组织发展党员的得力助手。有一位学生辅导员这样感慨道:"他们的孜孜不倦,他们的一丝不苟,让人倍加感动,倍感温馨。他们不愧是'党的忠诚卫士'!"

3. 积极发挥"传帮带"的作用,成为大学生思想政治工作的接力人。近年来,辅导员队伍正朝着年轻化、职业化方向发展。这固然取得了可喜的成绩,但也存在着年轻辅导员在理论素养、人生阅历、工作方法等方面的不足。特邀党建组织员充分发挥他们在理论、阅历、方法等方面的优势,通过对大学生辅导员和党支部书记的悉心指导和系统培训,把自己在大学生思想政治工作中的经验和体会倾囊相授。特邀党建组织员还通过结构调整和年龄优化,使越来越多经验丰富的退休老同志加入这支队伍中来发挥余热,成为大学生思想政治工作一代又一代继承优良传统、传授宝贵经验、不断开拓创新的接力人。

4. 尽心解决大学生的各种困难,成为大学生学习生活的贴心人。特邀党建组织员不仅在思想政治上帮助大学生端正入党动机、增强党性修养,启迪大学生积极进步,而且在学习生活上也给予亲情关怀、悉心指导和无私帮助,成为大学生的良师益友。有一位毕业后在美国深造的学生给特邀组织员的信中写道:"您不仅是我思想的引路人,您还是我生活的启迪者。我的喜悦愿与您分享,我的忧伤也想对您倾诉。真诚感谢您,我最好的'忘年交'朋友!"

（本文作者:叶福林;原文刊载于《医源》2012 年第 1 期）

开给学生的第一张处方

　　"健康所系，性命相托"，为医者最重要的是敬畏生命。所以有人说，医生开给病人的第一张处方应该是关爱。在上海交通大学医学院，医学院开给学生们的第一张处方就是医学人文教育——妙术离不开仁心。

　　在上海交通大学医学院，医学人文教育从来都是"重头戏"，不仅有着百年传承，更在不断地探索发展中。

　　在这里，医学人文教育以及培养医生职业精神，从新生报到那一刻就开始了。踏入上海交大医学院大门，就能看到张涤生院士题写的源于唐代名医孙思邈的"大医精诚"四个大字。无论是院士给本科生讲课，还是医学史、伦理学以及其他人文学科课程的讲授，无不体现着医学院对妙术仁心的塑造。

大医基础，传承之本

　　易静，上海第二医学院 1982 届毕业生，现为上海交大医学院生物化学与分子细胞生物学教授。在回首当年大学生涯时，易静回忆道："我们抢占图书馆座位，却首先一口气读完《当代》《十月》等文艺期刊再拿医学教科书，在记住枯燥的医学名词概念之前，先让思想和感情放纵于张洁、刘心武的小说情境和历史拷问中。我也记得在新红楼的阶梯教室中，我偷偷读完当时内部出版的美国版《世界历史》译本。"

　　这就是二医的学子——学医科而不忘人文。历经"文革"，这样的人文传承并没有断绝。

　　现任上海交大学报（医学版）常务副主编姜叙诚教授，1996 年到二医大工作，2001 年担任基础医学院副院长，2003 年到 2007 年任二医大以及与交大合并后交大医学院的教务处长。姜叙诚告诉记者："我们的生源，一直以来都很好。因为无论是并校前的二医大，还是 2005 年之后的交大医学院，我们的办学不求大但求精，一直以来秉承精英教育的理念，比如今年本科不过招收了 589 名同学。即使并校以后我们仍拥有独立的招生代码。如此一来，我们招收到的学生，大都是立志从医的。"姜叙诚总结出的经验中，尤为让他欣慰的是——新的上海交大医学院仍相对独立，保留有独立的教务处，甚至招生计划可以单列。

作为一所大医、名医辈出的著名学府，其生源质量的保证，才是医学传承与发展的根本保证。

一份《上海交大与上海二医大合并两周年纪念专辑》，显示出并校后本科生源质量明显提高。比如上海 2006 年一志愿报考医学院的学生中，来自示范性高中的学生达到了 50%，比 2005 年增长 20%；比如江苏、福建、河南、安徽和浙江等省的录取分数线和往年相比大幅度提升，录取线都超过 625 分；比如医学院和交大校部一样，可招收保送生和进行自主选拔录取，有更多机会选拔一流生源。医学院本科生目前在闵行校区学习生活一年，能够更多地接受通识教育，与工、理、管、人文等学科学生融为一体，参加丰富多彩的学术和文化活动，开阔视野。

记者了解到，不单在招生上，经历院校合并的交大医学院仍体现着医学生精英教育的特色，在科研、后勤等工作上，院方也为教学工作打下了良好的基础。而在学制设立上，院方首先对学生今后的目标定位有所设定。姜叙诚介绍，当年开设八年制班，计划招收 100 名学生。他们的高考分数都非常高。院方当时需要解决的问题是——这些学生的出路，到底是做医生，还是只做研究？几经分析定位，与学生沟通，甚至为此展开了八次教学大讨论！最终的定位是——做医生，做科研学者型的医生！

人文讲座，特色品牌

上海交大医学院客座教授、美国宾夕法尼亚州大学病理学主任余前春说："医生对生命有着超乎常人的理解与珍惜。一位真正意义上的医师，除了对人类的生物学特征，对解剖学、生理学、病理学、药理学、临床诊断学有着广泛而深刻的理解，还应当对人类的社会学特征，对人文学科有着浓郁的兴趣。"

上海交大医学院的人文教育，使同学们立体地感受人文与医学的关联，充分地浸淫在浓厚的学术与人文氛围中。

今年 3 月 14 日下午，上海交大医学院副院长黄钢教授做客第九期"大医时间"，在闵行校区开讲"名画中的医学"。黄钢从伦勃朗的《拉普教授的解剖课》，讲到伊金斯的杰作《大诊所》，甚至"蒙娜丽莎的微笑"，让同学们感受到艺术、人文与医学的紧密联系。

"大医时间"，是医学院的一大全新的人文教育品牌讲座，是面向一年级新生的一个开放讲授平台。院方将"大医时间"如此定位——"大一，医之始者，致远而好学；大医，医之圣者，源博而精诚。大医时间，聆听大医教诲，成就大医气

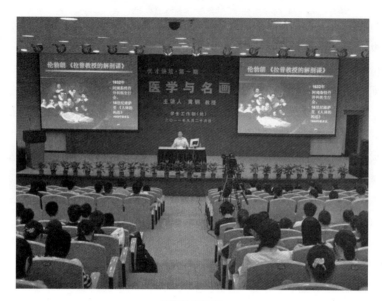

黄钢教授讲座

象。"自 2010 年 10 月开始,"大医时间"已先后邀请了王振义院士、曾溢滔院士、戴尅戎院士和王一飞教授等众多知名学者,与年轻的学子们进行近距离的沟通、交流。

王振义,内科血液学专家,中国工程院院士,法国科学院外籍院士,医学院附属瑞金医院终身教授,2011 年 1 月 14 日获得国家最高科学技术奖。就在王振义院士获奖前夕,他来到交大医学院闵行校区,作为"大医时间"第一期的特邀嘉宾,时年 86 岁的王院士给刚刚踏入医学殿堂的大一新生讲述了自己在医学道路上成长的人生故事。这位 1948 年毕业于交大医学院前身之一震旦大学医学院,获博士学位的老专家,以老校友的身份,向年轻人娓娓道来:"做医生是光荣和有前途的;医生是一个崇高的职业;医生拥有较高的社会地位;医生拥有稳定收入并且奖励优厚;医生充满了爱心,可以享受人间真情;良好服务和医疗会得到病人和社会的肯定和称颂。"这些平易朴实的话语,出自地位崇高的院士,极大地鼓舞了同学们从医的信心。随着一张张王院士与治愈患者的合影展示出来,年过八旬的老专家开始强调从医的奉献与牺牲精神。当王振义说到"给放弃希望的患者送去希望是你最大的荣誉"时,场内掌声不绝。在谈到"合格的医生要具备高尚医德"时,王院士旁征博引,以白求恩、德肋撒修女、试管婴儿之父罗伯特·G.爱德华(Robert G Edwards)等医学前辈的生平事例讲述医德之所在。从 60 多年前自己作为震旦医学生,庄重许下"谨守医师道德""病者当悉心诊治"的毕业誓词,到如今每个交大医学院毕业生都牢记的"健康所系,性命相托""恪守医德,尊师守纪""救死扶伤,不辞艰辛,执着追求"的誓词,王振义让大一新生感受到了医学的传承,以及大医精诚的博大气象。

2011年3月16日,中国工程院院士,骨外科学和骨科生物力学专家、医学院附属第九人民医院老院长戴尅戎,也来到"大医时间"。戴院士勉励医学生"走好自己的科学人生路",然后他带领同学们对时代的发展进行了一次百年回眸,并且深入浅出地阐释了自己对知识的理解。"掌握核心技术胜过千军万马",戴尅戎分析中国制造业"一美元的利润"现象这种"不能自主创新的悲剧",特别强调不管是个人、企业还是国家都应该通过拥有"独门秘籍"来提高自己的竞争力。然后戴院士讲到"成才有三个要素——人生观、兴趣和机遇,这些都与1Q无关,只有心理修炼到位才能确保自身的可持续发展",他不仅鼓励同学们培育人文素养,还教导同学们如何理解竞争、如何面对挫折,这一席话给了医学生们极大的启迪。尽管是医学专业出身,戴院士却对理工科有着很深刻的理解,当他谈到创新与学科交叉时,举出了一些将理工知识创新性地应用在人工关节领域的成功实践案例,引起同学们极大的兴趣。

2011年4月20日,原上海第二医科大学校长、世界卫生组织医学官员、现上海交通大学医学院顾问王一飞,也来到上海交大医学院闵行校区。面对闵行校区众多的大一本科生,自称"老朽"的王一飞教授阐述了他对医学教育改革、大学文化与精神以及创新人才培养等方面的独特理念。"大学的使命在于培养精神""人生的全部学问在于和时间打交道""成功的定位及实现"等诸多论点,让在场同学们对"成功"有了更深刻的认识和体会,更有人由此悟出"医学"二字的真谛。讲座最后,王一飞殷切寄语:"眼界决定境界,思路决定出路,品位决定地位,细节决定成败,共享才能共赢,交流促进发展。从现在开始,朝着目标,迈开坚定的步伐,即使再微小也是通向成功的。"

从各个角度开阔学生的视野,是上海交大医学院"大医时间"讲座的宗旨。院方表示,这个系列讲座将成为医学生们的精神食粮,充分满足医学生对人文素养的追求,培养医学生的创新素质。

培育人文精神,鼓励创新思维是上海交大医学院文化建设的核心内容,近年来,学院举办人文和医学讲座或论坛年均60余场,不仅增设了"大医时间""医源杏坛""优才讲坛"等新培育的讲座品牌,更巩固发展了"懿德讲坛""博雅讲坛""医学人生""21创新论坛"等传统讲座品牌。

朋辈教育,口说医源

"记得去年,也是在 6 月,我收到一封来自山东一名应届考生的信,这名考生高考成绩虽高出一本分数线 60 分,却最终无缘他填报的志愿——交大医学院。事后他给我写了一封信,谈及个人的医学梦想,信中说到:'国家欲发展,国民必有强健之体魄,健全之灵魂。治病救人,乃我学医之初衷。对医之热爱,当始于对生命之敬畏,对生命之珍惜……我敬佩医者,也希望自己能成为他们中的一员,与他们一道改变中国医学的现状'。他说正因为受到交大医学院'博极医源,精勤不倦'的感召,才坚定要走进交大医学院的信念,并表示爱医心切,向医情甚,不甘心与交大失之交臂,不甘心失去人生的理想。"这是医学院院长陈国强教授,在 2012 届学生毕业典礼讲话中,提到的一段真实故事。陈国强表示,当看完这位山东考生言辞恳切、字字铿锵的来信,虽与这名考生素昧平生,但内心却被深深触动,感慨良久。

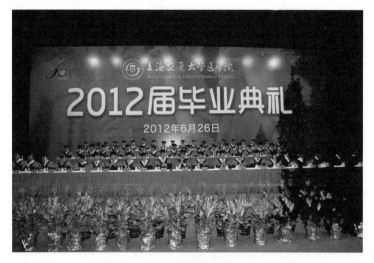

毕业典礼

陈国强禁不住对在座的毕业生们发问:"今天,你是否依然坚持自己的初衷——'选择交大,就是选择责任;选择医学,就是选择奉献'?"

2012 年 9 月 8 日,是上海交大医学院 2012 级新生入学报到的日子,589 名本科新生收到一份特殊的入学礼物——来自 2012 届毕业学长的书信集。而那 36 位写信人,三个月之前正聆听了陈国强在毕业典礼上的讲话。

　　"就读于短学制的同学,请不要觉得自己不重要! 就比如我所就读的检验专业,如果没有检验结果,医生如何证实自己的判断呢? 请热爱你的专业,并且坚定自己是必要的存在吧!"2008 级医学检验班姜文容如此写道。

　　"亲爱的学弟学妹,不要以现在的医生生存现状为借口自暴自弃,学习和掌握医学知识本身的价值可以让任何优厚的待遇黯然失色。这门学问在世界范围内都是至高无上的。"2005 级临床医学七年制学生陈然如此说。

　　看到这些书信,一位来自吉林的学生家长这样说:"我还只看了几篇,但心里已经沉甸甸的,我嘱咐孩子接下来几年一定要好好学习,用我所学,服务社会。学医永远是高尚的职业,不要被社会风气影响。"

　　陈国强曾说,对于大一新生,作为院长自己曾给出这样的思考命题——"我们从哪儿来,要到哪儿去?"陈国强的答案是——"知道自己要做什么,为什么而做,没有什么比明确并坚持自己的人生选择更重要。"

　　陈国强在毕业典礼上的讲话,不仅提及一位山东未录取考生,更提及了中国工程院院士、中国整复外科事业的创始人之一、上海交大医学院终身教授张涤生。陈国强说:"前几天,读到《新民晚报》上张涤生院士的一篇题为《手间荣枯》的杂记,卸去名声、荣誉的光环,90 多岁的老人依然深深眷恋着自己从事七十年之久的外科事业,做了一辈子的医生,为医者的责任与使命已然深埋心间,镌刻脑海,这样一份坚持不禁让我们这些后来者动容与敬仰。"

　　仰望星空,一位位光芒四射的前辈大医,照耀着后来者。2010 年上半年,医学院党委宣传部设立"仰望星空"栏目,为医学生提供零距离接触医学及医学教育界名医大家,聆听他们的成长经历和心路历程的文化育人大平台。这一栏目以《交大报(医学版)》专栏为平台,并在学院主页上设置"仰望星空"专题网,目前已对 30 余位医学领域专家学者做了独家访谈报道,并在此基础上,组织过多次交流互动活动,辐射全院乃至更大范围的医学生和青年大学生。在医学生们的采访对象中,有出身医学世家的遗传研究所副所长曾凡一,也有父母职业与医学毫无关系的瑞金医院终身教授李宏为;有曾经高考落榜选择复读的瑞金医院副院长宁光,也有在选择专业时被调剂到生命科学类的基础医学院生化教研室主任程金科;有工作之后又选择重回医学校园的仁济医院神经外科主任江基尧,也有一路平凡却也一路奋斗的附属第九人民医院院长张志愿……

　　该项目既是名师名医讲述医学人生的展示舞台,也是大学生特别是医学生们感受前辈成功经历、感悟他们人格魅力的育人园地,还是名师名医与普通大学生面对面交流互动的文化讲堂。2009 级营养系学生顾甜恬认为:"仰望星空的采访给了学生记者一个近距离接触名医名家的机会,在深度交谈的过程中,我们了解了前辈们的成长过程、求学经历、高尚情操、人格魅力,以及出色的工作成果。在成长过程中,他们正成为指引我们方向的光亮。"2009 级临床医学五年制学生李冰、2007 级临床医学八年制学生陈狮说:"作为仰望星空的一名小记者、小编辑,我很幸运。每一次采访都像一次旅程,老师们的成长也同样不是一帆风顺,也同样充满了坚持和奋斗,而成功的真谛则在于梦想一直都在且从未停止过追寻的脚步。"

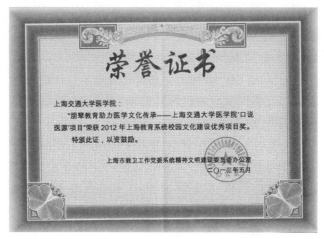

"口说医源"奖状

2012 年,由党委宣传部倡导的"口说医源"项目启动。这是医学院在出版了以 15 名一级教授为主要人物的《医源传奇》一书的基础上,推出以朋辈教育来开展文化育人的一次成功范例。由医学生志愿者组成的"口说医源"主讲小组,经过精心准备,在 2012 年 9 月新学期伊始走上讲台。他们为师兄师姐、师弟师妹们讲述前辈医学名家的故事,以此阐发医学精神,教育、激励医学生,跟随前辈足迹,树立崇高理想,践行医学誓言。结合讲座,党委宣传部还向医学生们赠送《医源传奇》图书,并联合研究生院开展医学生"医源品读"活动等等。对于主讲的医学生们来说,在搜集资料、整理素材、准备讲稿的过程中,他们自己也完成了一次受教育的过程。"口说医源"的主讲人、2011 级临床医学八年制(法文班)的周博文说:"作为口说医源的第一批主讲人,我感到相当的荣幸,一是为自己可以带领同学们进入大医的精神世界,感受他们的精神,他们的品质。二是为自己能成为传播医学院文化的使者感到自豪。"

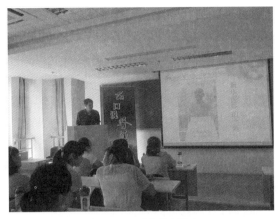

"口说医源"朋辈教育活动

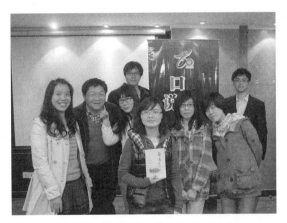

为台湾阳明大学医学生讲述医学前辈故事

让医学院经典的人文故事能口口相传、代代相传,让后来者永远铭记救死扶伤、无私奉献的使命,正是"口说医源"成立的初衷,虽然这一项目还在蹒跚起步,但是已经受到了很多学生的青睐。基础医学院硕士研究生张洁说:"正是因为有了这些前辈们的无畏、坚持、博学、技术精良、勇于创新、精益求精、行医先铸德的高尚品质,上海交通大学医学院才得以发展到今天拥有强大的师资力量、精良的教学水平、与时俱进的教学理念。"

(原文刊载于《医源》2012 年第 5 期)

师　道

——上海交通大学医学院班导师工作机制实践探索

"师者,所以传道、授业、解惑也。""道之所存,师之所存。"自古以来,"师"与"道"二者不可分离,师道精髓被先贤学儒、经典要义所诠释,源远流长,薪火相传。

2010年下半年,为进一步加强和改进大学生思想政治教育工作,以科学发展观统领高校育人工作,以全面提升学生综合素质为核心,建立健全全员育人、全过程育人和全方位育人的长效机制,上海交通大学医学院在学生本科阶段推行班导师工作机制——由学术带头人等科研骨干担任医学生班导师,直接、全程参与医学本科生培养,切实推动科研反哺教学,提高教育教学质量,深化高等教育内涵建设,同时,通过班导师的言传身教、潜移默化培养本科生的科研兴趣、综合能力和创新精神,引领医学生全面成长成才。

队伍篇:以爱之名,师以载道

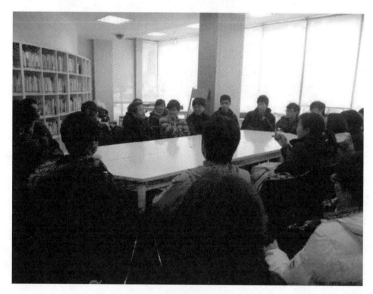

班导师活动

2010年10月,《用爱为学生导航——关于在上海交通大学医学院实施班级导师制的倡议书》在医学院主页发布,发出"关爱为本,做学生的贴心朋友""能力为重,做学生的学业导师""德育为先,做学生的道德表率"的号召,拉开了"班导师"制工作的序幕。倡议书发出不久,上海交通大学副校长、医学院院长、白血病发病学与治疗学基础研究组负责人陈国强率先报名担任班导师。11月3日,陈国强为2009级临床医学五年制三大班的32名学生上课,这堂具有特殊意义的课,不仅是陈国强院长作为班导师的第一课,也是医学院在本科生培养阶段实施班导师制度的第一课,在全院师生中引起强烈反响,获得校内外一致好评。此后短时间内,陆续又有19个课题研究组的科研领军人物踊跃报名,自愿加入班导师队伍行列。11月17日,医学院2009级本科生班导师启动会召开,20位首批聘任的班导师与14个班级进行了配对,标志着医学院班导师制正式全面推行。2011年11月,在医学院党委的高度重视下,在第一年班导师试点工作实践与探索的基础上,又选聘了来自医、教、研、管领域的13位带头人担任2010级本科生班导师,其中不乏连任两批的班导师。目前,自医学院班导师工作机制开展两年以来,班导师队伍的人数已达到32人,班导师成为医学院一支特殊而崭新的学生工作队伍。

在这32位班导师中,有学术地位崇高的973首席科学家、东方学者、上海市特聘教授,有身兼科研、行政要职的学院院长,有医学高等教育研究领域的专家,有临床、教学重任两头挑的主任医师,有年轻出色的70后、80后海归科学家与科研新秀,有带领科研团队参与国家重大课题的PI,他们这一群各自领域的佼佼者,却出于一种共同的发自内心地对教育事业的热爱、对学生的热爱,对医学生人才培养的责任与使命,不慕名利,不计得失,不求回报,在当今世风日趋浮躁的社会,摒弃杂念,秉一颗虔诚的心,怀一份纯粹的爱,义不容辞选择了当一名班导师,投身育人工作,做学生成长的领航人。

制度篇:建章立制,着眼长效

班导师试点工作甫一推出,学院即围绕"一项规范,两项机制,三项建设",构建班导师工作科学化、规范化长效机制,力图做到"有长期规划,有长效管理,有长久理念,有常态内容,有常规平台"。

一项规范,即为确保"班导师"制系统科学地进行,使班导师工作有章可循、有据可依,同时成为可持续发展的长期工作,医学院制定并出台了《上海交通大学医学院学生本科阶段"班导师"工作实施细则》,明确了班导师所扮演的角色——是从事学生思想引领、专业导航、科研启发、创新激励的教师,是大学生学习、生活和健康成长的指导者和引路人,是学生工作不可或缺的重要力量,同时就班导师的选拔、配备、职责和考评等方面做了明确规定与论述,为班导师工作开展提供了具有指导意义的文本规范,成为班导师工作机制的纲领性文件。

两项机制,即工作交流机制与双师联动机制。结合班导师的工作特点和工作要求,定期开展班导师工作交流,交流经验,通报情况,解决问题,促进班导师队伍的工作沟通和交流,保证班导师工作的实际效果。同时班导师和辅导员积极联动,形成合力,保持经常性的沟通和交流,共同关注学生成长与发展,在良好而活跃的班级氛围中引导学生自发制定和实施个人发展目标,当好学生职业发展的参谋。

三项建设,即班导师工作机制的核心内容为:以加强班级文化内涵、提升班级凝聚力为主旨的班级内涵建设,以加强班导师自身修炼为主旨的班导师队伍自身建设与以营造班导师工作氛围为主旨的班导师工作中心、工作室建设三大项,积极倡导教学相长的文化育人理念,并由此促进院风、学风、教风与政风的提升,辐射带动整个校园的氛围。

育人篇:清风拂翳,点亮医途

在两年多的班导师工作实践中,32位班导师分别以班级为单位,以引领为宗旨,深入学生群体,立足班级实际,畅通沟通渠道,拓展工作平台,挖掘学生潜力,参与方案设计,通过与辅导员双师联动,开展了一系列形式多样、内容丰富、氛围活跃的班导师活动。他们以成长成才为主线,发挥思想引领的作用;以实际需求为导向,发挥专业导航的作用;以科研接触为抓手,发挥科研启发的作用;以创新视阈为切入,发挥创新激励的作用,在学院中营建了教学相长、全员育人的良好氛围。

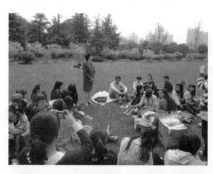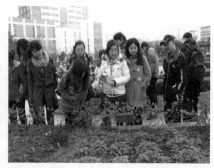

班导师组织活动

每一项方案的设计，每一回活动的开展，每一次互动的交流，凝结着班导师们的心力与思考。他们不断丰富参与教育教学的途径与载体，提高班导师工作成效，有的积极依托网络载体——利用飞信、MSN等即时通信工具、电子邮件和易班(E－CLASS)等网络平台保持师生之间畅通的沟通渠道，如医学院博导、肿瘤遗传学家、黄浦区第一届人大代表、女教师联谊会理事、2010级临床医学八年制班导师黄雷老师，百忙抽空向女儿请教学习使用SNS社交网站后，在人人网上与学生热烈互动，传递对学生的关爱，让学生感觉到班导师并不是遥不可及，而就是班集体中的一员。有的依托活动载体——以班级班会、专题讲座、主题活动、个别咨询等形式，积极生动地开展各项班导师工作，如班导师章雅青老师带领2010级护理班开展的“挥洒青春，传承衣钵”活动，在世纪公园“相约林”认领了一颗名为“i护理”的香樟树，为“爱护理”的谐音，作为护理班全体同学充满青春气息，坚定青春理想的精神象征，鼓励同学们积极进取，为理想奋斗；再如连任2009级、2010级两届班导师的医学院病理生理理系细胞分化与凋亡教育部重点实验室特聘教授、肺癌课题组组长邓炯老师充分结合所带学生专业，以纪念辛亥革命100周年、建党节、院庆六十周年等主题为契机，为班级学生度身设计了参观中医药博物馆、革命史讲座、共绘美丽校园拼图比赛等内容丰富、形式多样、学生喜闻乐见的班级活动，将专业教育、爱国主义教育、爱校荣校教育、责任使命教育等学生思想教育融入活动中，当之无愧地成了医学院与学生接触最多、参与活动最多的班导师。有的依托项目载体——以课题型暑期社会实践、大学生创新性实验等项目为抓手，激发学生的科研兴趣，提升思考能力和动手能力，如2011年暑假，肿瘤分子生物学领域研究专家、医学院PI、班导师糜军老师亲自带领2009级营养班20名学生远赴湘西大山深处开展膳食结构与非感染性老年性疾病的关系的社会调研，成功获取样本1300份，除了可观的样本量，从精神层面上来说这更是一次充满人文关怀、叩击自我灵魂的实践过程，还是一次淬炼意志、品格养成的实践之旅。湘西之行回来后，班级整体的学习风气、学生个体的精神面貌悄然间

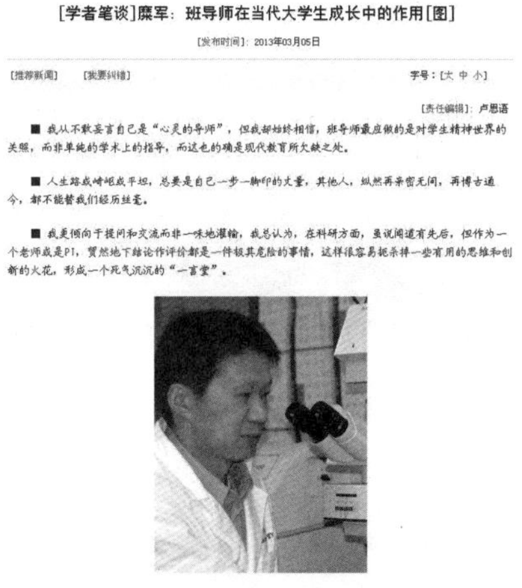
[学者笔谈]糜军：班导师在当代大学生成长中的作用[图]

[发布时间]：2013年03月05日

[推荐新闻]　[我要纠错]　字号：[大 中 小]

[责任编辑]：卢思语

■ 我从不敢妄言自己是“心灵的导师”，但我却始终相信，班导师最应做的是对学生精神世界的关照，而非单纯的学术上的指导，而这也的确是现代教育所欠缺之处。

■ 人生路或崎岖或平坦，总要是自己一步一脚印的丈量，其他人，纵然再亲密无间，再博古通今，都不能替我们经历丝毫。

■ 我更倾向于提问和交流而非一味地灌输，我总认为，在科研方面，虽说闻道有先后，但作为一个老师或是PI，贸然地下结论作评价都是一件极其危险的事情，这样很容易扼杀掉一些有用的思维和创新的火花，形成一个死气沉沉的“一言堂”。

班导师

发生了变化。诚如班导师糜军所说："班导师，行导向、引领之责，担传道、解惑之任，不可不慎重，我不期望从学术上为他们指点江山，也不妄图让他们的心灵发生翻天覆地的变革，我所做的，便是尽我所能，让他们的前行之路更为明晰，更为坦荡。"感念于本次社会实践带给大家刻骨铭心、终生难忘的体悟，学生们与班导师一起将本次行程中的所思所感以文字和照片的形式记录下来并结集成册，由陈国强院长作序，取名《湘味》。2012 年 11 月，附属第一人民医院骨科副主任医师、班导师赵庆华也亲自率队，带领 2010 级临床医学五年制六大班 28 名学生赴山东临沂开展"心系齐鲁，情洒蒙阴"健康咨询志愿服务，将普及医学常识和走进革命老区相结合，将卓越医学生人文精神培养与弘扬红色革命精神相结合，充分发扬了"博极医源，精勤不倦"的医学院精神，让学生的心灵得以升华。再如医学院研究生院副院长、病生教研室副主任、2010 级临床医学五年制四大班班导师刘玮老师在倾听了五年制学生渴望早期接触临床的需求后，甘为默默奉献的护花人，积极奔走联络各家附属医院，尽己所能地为学生创造学习条件，为五年制学生提供了宝贵的早期接触临床的实践学习机会，实践出真知，事实证明，本次早期接触临床的实践项目对学生来说受益匪浅，让他们重新审视了自己的选择，坚定了医学志向，提高了学习动力，更意识到作为一个医生的神圣使命。从学生们书写的《临床手札》中，可以欣喜地看到学生们思想与精神上的成长，从一个医学生迈向一名准医生的质的飞跃，而这，都要归功于刘玮老师。

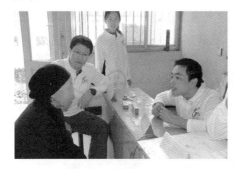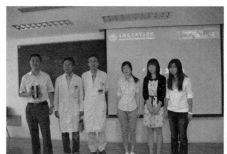

班导师

在上海地方本科院校"十二五"内涵建设项目暨上海交通大学医学院"085工程"建设项目经费的支持下，2012 年班导师工作机制班级文化创建项目申报数达 156 项，全年经费支持达 38 万。项目类型涵盖专业导航、思想引领、兴趣沙龙、志愿服务、早接科研、社会实践、参观考察等，由班导师全程参与设计、指导并亲身参加，以项目带动机制，以机制助推项目。

成效篇：桃李不言，下自成蹊

　　王国维的《人间词话》中提到人生有三重境界，而为师者亦有三重境界，一为完成授课任务的教员，二为学术水平高、师德修养好的教师，三为心中有道的精神导师，以培养出"青甚于蓝"的学生为人生的最高追求，真正全面肩负起教书育人的职责，此乃教师的最高境界。人才培养犹如琢玉，"玉不琢，不成器"，只有经过精心雕琢、耐心打磨，才有可能成为最有风采的玉器。班导师们正如一个个能工巧匠，面对一块块浑然天成的璞玉，取势造型，因材施艺，使之形神兼备，绽放色泽。医学院班导师工作机制自 2010 年下半年推行以来，迄今已两年有余，持一份凝重与审慎态度，重温两年前班导师工作机制试推的初衷，对于当前取得的初步成效，我们深感欣慰。正是在班导师们的倾力付出、广大学生的积极参与以及全院上下的支持下，班导师工作机制这项学院在"十一五"和"十二五"之交推出的创新之举步入正轨，稳步推进，运作良好，成为学院学生工作的重头戏，被逐步打造成为学院人才培养体系的一项品牌工程。两年来，班导师形象已在学院本科生中树立了良好口碑与广泛影响力，班导师工作也得到各大媒体聚焦与关注。为保障班导师工作的系统性与连贯性，为班导师开展育人工作提供固定场所、创造有利环境，两年中医学院先后在院本部、后期临床医学院建立班导师工作中心与班导师工作室，完善硬件配套设施，营建软文化氛围，成为班导师与学生敞开心扉、畅谈理想、思想驰骋的精神家园。

　　2012 年，作为班导师工作实践探索成果之一，由学工部策划主编、由学生主笔的勾勒学生心目中班导师形象的书册——《师道——医学生眼中的班导师》由上海交通大学出版社出版面世，一篇篇文稿以学生的视角、口吻和笔触诉说着平凡却又精彩的班导师故事，力透纸背的是班导师工作对大学生思想政治教育的重要作用，感人心扉的是班导师用心育人、用爱导航、用情感召的集体群像，引人入胜的是班导师们运用不同工作方法开展工作的个体风采。作为班导师工作机制的直接受益对象，学生是最有体会、最有发言权的。"亲其师，信其道"，因

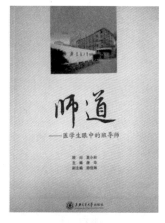

《师道》封面

为对班导师工作机制的切身体会,对班导师们的深厚感情,学生以身边的班导师为原型、以真实故事为蓝本自发创作了微电影《导师》,参加上海市首届大学生微电影节,这部微电影集中展现了班导师的工作风采与育人成效,可谓医学院全体班导师的缩影。"教之道,德为先",班导师以学生为本,尊重学生个体,用自己的一言一行丝丝入微地影响着学生,塑造着学生,每一位班导师的工作实践皆是一个生动鲜活的教育案例,班导师支建明在繁忙的教学、科研之余,心系班级生病学生,亲自为学生熬粥煲汤,送至寝室,其如父亲一般对学生的呵护与关爱在医学院成为一段佳话,传为美谈。2012 年医学院申报的"班导师引领女大学生成长"案例荣获上海女大学生成才教育工作优秀案例,同时医学院班导师项目作为学生培养模式的新探索入选上海交通大学"院系学生成长成才创新试验区"。

曾经"钱学森之问"既出,引发了教育界的反思与省视。这道关于中国教育事业发展、需要整个教育界乃至社会各界共同破解的艰深命题,鞭策着高等教育在杰出人才培养方面要有所作为。而班导师工作机制的推行正是一种努力与尝试。

(本文作者:游佳琳;原文刊载于《医源》2013 年第 1 期)

医工深度融合　共建"两个一流"

2015 年 5 月,最新"QS 世界大学学科排名"正式发布,上海交通大学 7 个学科入选,与北大、清华一起位居大陆高校排名前三。无独有偶,上海市 2014 年大学学科专业排名榜亦于同月发布,上海交通大学排名第一,除了交大的传统优势学科继续高居榜首,临床医学和生物医学工程、护理学、基础医学也名列前茅。

这一年,刚好是上海交通大学与上海第二医科大学强强合并十周年。一流学科是一流大学的主要标志。10 年来,学校始终坚持"两个一流"理念,始终秉承"两个遵循"原则(遵循综合性大学发展规律、遵循医学院办学规律),全校师生医务员工同心同德创事业,一心一意谋发展,实现了强强合并后的"双赢效应",交出了一份令人振奋的出色成绩单。

融入学校规划的未来大战略

2005 年 7 月 18 日,在上海交通大学和上海交大医学学科的发展历史上,都是浓墨重彩的一笔,是里程碑般值得铭记的日子——在教育部和上海市的大力支持下,上海交通大学实现了与上海第二医科大学的强强合并,上海交通大学的"世界一流大学"和"世界一流医学院"建设从此掀开了崭新的篇章。

这一次的强强合并,是教育部和上海市对上海交通大学和第二医科大学未来发展的总体规划,也是上海交通大学和医学学科发展的自身内在要求。上海交通大学领导班子在国内外深入调研的基础上,对未来的医学学科发展趋势做出了判断:21 世纪医学发展,不仅取决于医学本身,而且取决于物理、数学、化学、计算机科学等学科在医学领域的渗透与拓展,医学与其他学科交叉是现代医学发展的必然。

经过充分的调研和论证,上海交通大学在放眼世界与立足实际的结合中,产生了上下一致的共识:现代医学发展中,临床医学越来越依赖基础医学的指导及多学科的整合优势,而临床医学中的新问题、新需求又促进了基础医学本身的发展,让学科整合有了"用武之地"。谁能够最快将这些共识转化为实践,谁就有可能抢占医学发展的制高点,谁就能在医学学科领域取得重大突破。

2005 年 11 月,作为强强合并后的第一个重大举措,上海系统生物医学研究中心在上海交通大学宣告成立，领衔科学家是时任中国科学院副院长的陈竺院士，国际系统生物学之父 Lee Hood 和代谢学之父 Jeremy Nicholson 应邀担任中心的学术顾问。

上海系统生物医学研究中心是我国第一个按照大科学模式构建，集中生物、医学，物理、电子、数学、计算机等不同学科一流人才的、多学科交叉的研究中心，中心技术平台的建设将根据攻克生物医学难题的需求进行发展，依托上海交大的生物纳米技术、微电子、计算和工程技术、新材料和精密机械的研究基础和人才优势，把纳米、信息、材料和机械等领域的研究人员与处于国际前沿的白血病、肝癌、糖尿病、神经退行性疾病和中医药研究的人员组合在这些技术平台上。

2006 年 11 月 25 日，上海交大生农医药交叉融合战略研讨会隆重举行，包括后来出任卫生部部长的陈竺院士、后来出任农业农村部副部长的李家洋院士在内，来自全国相关领域的 16 位院士、近百位专家、学者聚集在上海交通大学，就学校在医工结合领域的优势和不足、目标和定位、重点和战略、特色和规划进行了热烈讨论。大家一致认为，学科的交叉与整合是综合性大学建设中遇到的战略性问题，生农医药领域是交大最具实力的领域之一。

由此，一个融入上海交通大学未来发展的大战略逐渐明晰：要发挥整体效益和综合学科的优势，努力为国家的生命科学、生物技术、医学事业做出更大的贡献，使强强合并后的上海交大真正成为新概念、新科学、新技术和创新研究的源泉。

上海交通大学拥有一百多年悠久历史、有深厚的学科交叉基础，以强大的工科以及具有优势的理科，在国内众多的高等院校中久负盛名；合并后的上海交大医学院在临床与基础医学的研究上具有雄厚的实力。强强联合，使这所百年名校学科建设实现了跨越式发展，医工结合也随之走上一条快车道，学校事业蓬勃发展，医学院也获得了新的生机，强大的生命医学学科成为上海交通大学建设世界一流的重要内容和强大支柱。

立足创新发展的交叉大平台

2005 年 12 月，上海交大"985 二期"项目正式启动，一批科技创新平台应运而生，系统生物医学平台成为 5 个重大创新平台之一，不但打破原有的院系门槛，实施学科大跨度交叉，并且在医工交叉、理工交叉上更加有所突破。"系统生物医学重大科技创新平台"成立不久，即与"系统生物学创始人"美国科学院院士 Leroy Hood 教授领导的"美国系统生物学研究所""代谢组学先行者"Jeremy Nicholson 教授领导的英国帝国理工生化系等国际先进的研究机构建立了密切的合作关系。国内第一个"系统生物医学重点实验室"也经教育部批准,在上海交通大学立项开始建设。

2005 年 11 月 9 日,中加合作、以筛选肿瘤及自身免疫病治疗药物为主的上海－多伦多医药研究中心在中科院上海生命科学研究院与上海交通大学医学院共同组建的健康科学研究所成立。

驶上快车道,总有新动作。在学校的大力支持下,医工结合的项目正受到更多的支持和关注。以建设高水平科研基地为目标,在组织优秀科研团队、整合医工资源基础上,一系列研究机构的成立、学术会议的召开,是顺应科技发展的趋势,也为上海交大的医工结合提供了坚实的支撑,注入了强大的动力,使上海交大医工结合的脚步一步一个台阶地递进,在生物医学与多学科交叉发展的道路上,以更高的起点、更宽的视野,向更高的目标发展。

2006 年 1 月 21 日,上海交通大学举行了一次别开生面的"教授沙龙",大家都风趣地称之为"医工项目相亲会"。来自学校医科和工科的研究人员现场"结对",在全校范围内遴选科研伙伴。这是我国高校内首次通过现场招贤的方式进行医工"联姻"。

学校专门为此次"相亲"征集了 130 个有价值的医工交叉科研项目,并制作了近 100 块展板,各课题组的领衔人将"择偶条件"写得明明白白,有的是需要解决的难题,有的是拟寻觅的合作项目。许多课题组负责人都表示,以往寻找合作伙伴都是通过"私人交流"的方式来完成,局限性很大,成功率不高,学校搭建的平台大大增加了遴选的人数,拓宽了选择范围,"自由恋爱"的结果,自然是成功率大大提高了。

2006 年 6 月 22 日,由上海系统生物医学研究中心与美国 Waters 公司联合建设的中美代谢组学联合实验室在上海交大成立。

2006 年 6 月 29 日,上海交大成功申报了"系统生物医学"和"细胞分化与凋亡"两个教育部重点实验室,以此为契机,学校组织优秀人才队伍,整合优势资源,大力开展医工结合的学科交叉和基地建设,要把实验室建设成高水平科技创新基地,要把实验室朝着建设国家重点实验室的方向不断努力。

2006 年 7 月 10 日,被称为"医工结合典范"的上海交通大学"数字医学研究院"成立,研究院聘请美国国家科学院、美国国家工程院院士钱煦教授担任顾问委员会主任,聘请中国工程院院士、著名解剖学专家钟世镇教授担任顾问,计划在医工结合的基础上,用 3～5 年时间建成三个数字化医学中心(工程中心、临床应用中心、教学中心），一个研发生产基地（数字化放射定向治疗和组织工程人工关节），一个数字化医院。

科研创新，体制先行。学校对医工结合给予了政策性扶持，出台了《关于促进医工结合的若干意见》，从资金、体制、机制等方面给交叉学科更多扶持。学校突破现有学科与科研的组织模式、管理办法和人才培养方式，形成"政策特区""人才特区"；在医工交叉领域，学校为鼓励学科交叉融合，设立研究项目专项经费和专项孵化经费，在考核方式上也改变课题负责人功劳独享的老规矩，而是由参与者共同分享。学校还提出了"弱化指标，促进融合"的具体想法，校领导明确指出，在对传统学科基础上产生的新兴、交叉学科鼓励和支持的同时，更要营造一个宽松、竞争性的环境和氛围，弱化评价指标，以促使新兴、交叉学科的产生和进一步向纵深发展，取得更大成就。

2007 年，上海交通大学设立"医工交叉研究基金"。基金依托学校医学院、理科、工科等学科的优势，促进医学和信息、机械、材料、生命、数学、物理、化学、管理等学科的交叉研究，以国际科学前沿、国家重大需求、解决临床问题为导向，重点聚焦在转化医学、数字化医学、新型生物医用材料、医学影像学、干细胞、创新精密仪器等领域开展创新性的科学研究。

经过多年来的发展，医工基金逐步形成了由医学院及附属医院牵头、校本部参与的合作模式，实现了"医"的需求和"工"的优势的融合。至 2014 年，医工结合基金共组织实施了 6 期，累计受理申请 955 项，资助项目 441 项，项目总经费 6159 万元。医工基金促进了医工融合与交叉学科的发展，取得了一系列成果。

据近年来的有关数据显示，2010 年，医学院共发表 SCIE 论文 1228 篇；2011 年上升至 1527 篇，在 SCI 收录中国医学领域科技论文数量机构排名中，上海交通大学持续保持全国高校第一名的好成绩；2012 年，医学院共获得各级各类科技成果奖 64 项，其中国家科技进步奖 1 项，发表 SCIE 论文 1980 篇；2013 年，医学院获得各类科研项目课题 1589 项，总经费 602 亿元；2014 年获得各类科研项目课题 1650 项，总经费 5.25 亿元，国家自然科学基金项目数和经费总数名列全国医学院校第一；获得各类各级科技成果奖 70 余项，其中国家科技进步奖 2 项。2014 年，根据 ARWU 世界大学学术排名，交大医学院位列全球第 202 名，全国排名第一名；临床医学学科排名位列全球第 280 位，亦为全国第一。临床医学、药理学和毒理学、生物学和生物化学、分子生物学与遗传学、神经科学与行为科学、免疫学等 6 个学科跻身全球研究机构前 1%，其中临床医学学科跻身全球研究机构前 1‰。

大家欣喜地看到,上海交大医学院逐步实现了从教学科研型院校向高水平研究型转变,教学和科研水平显著提升,深度国际学术交流与合作全面加强,多学科交叉出现新亮点,附属医院的研究能力和专病诊治水平大幅提高。另一方面,医学院的加盟对上海交大冲击世界一流大学起到了巨大的推动作用,强大的生命医学学科成为建设一流的重要支柱,多学科交叉增强了学校的核心竞争力,更加前沿和广国的平台夯实了探索国际学术前沿的基础,更加综合的学科布局增强了学校服务国家战略的能力、提高了学校的社会影响力。

面向未来的建设新起点

在"十二五"规划和"985 工程"三期建设中,上海交通大学把转化医学研究作为生命医学学科的新的突破口。

2010 年 7 月,在强强合并五周年之际,上海交通大学转化医学研究院的建设已然拉开了序幕。学校对转化医学非常重视,期望能够在高起点上建设转化医学研究院,利用现有的临床医学和基础医学优势,综合学校其他学科的研究力量,力争在重大疾病的研究和诊治上取得重大突破,打破基础医学与临床医学之间的屏障,真正构建从实验室到病床,把基础研究成果快速转化为临床治疗的新研究体系。

2011 年 1 月,中国工程院院士、上海交通大学医学院附属瑞金医院终身教授、上海血液学研究所名誉所长王振义教授荣获 2010 年度国家最高科学技术奖。王振义院士被国际医学界誉为"癌症诱导分化第一人",是转化医学代表人物。在庆祝王振义院士获得国家最高科学技术奖大会上,上海交通大学转化医学研究院宣布成立,研究院由王振义院士领衔,目标是把转化医学研究院建设成为与世界一流同步、多学科交叉、资源充分整合、具有强大学术竞争力的研究高地,为实现"健康中国"的目标作出不可替代的贡献。

2013 年底,中国第一个转化医学中心获得国家批准筹建。上海转化医学中心落地上海交大医学院附属瑞金医院,占地 6 万平方米,将成为多科交叉合作,创新体制、机制,加速医学成果转化的平台。

上海转化医学中心将是一个面向全国的大平台,它将整合上海交大、复旦、二军大、中科院等上海高校、附属医院,以及科研院所、生物医药企业等开展临床难题联合攻关,推进技术转化应用进程。作为我国首个国家级转化医学中心,上海转化医学中心在建设中还将借助上海交大的理工科优势,并借鉴其"医理""医工"结合的有益探索,承担起探索体制机制改革的任务。

2014 年 3 月,上海交通大学与耶鲁大学联合建设上海交大－耶鲁中心,2014 年 5 月,上海交通大学与悉尼大学联合建设上海交大－悉尼中心,这两个中心都隶属转化医学研究院管理。上海交通大学将更充分地调动现有的临床医学和基础医学优势,综合学校其他学科的研究力量,力争首先在几大类重大疾病的研究和诊治上取得重大突破,打破基础医学与临床医学之间的屏障,真正构建从实验室到病床,把基础研究成果快速转化为临床治疗的新研究体系。

2015 年 11 月 5 日,国务院正式印发了中央全面深化改革领导小组十五次会议审议通过的《统筹推进世界一流大学和一流学科建设总体方案》。继 20 世纪 90 年代中期开始实施"211 工程""985 工程"之后,国家为高等教育深化改革,进一步提升高等院校综合实力和国际影响力,划定了新的时间表和路线图。

10 年的深度融合优势,部市共建的体制优势,医工交叉的学科优势,丰富的临床资源优势,地处上海的区位优势,先行先试的国际化优势,引导着上海交大和上海交大医学院、医学学科正进入新的历史方位,站在更高的起跑线上。

(本文作者:张文清;原文刊载于《医源》2015 年第 5 期)

创国际前沿之新　破人类健康之题

近 10 年,远观世界范围,国际生物医学发展迅猛,取得了很多突破性的进展;近看国内,随着"十一五"和"十二五"科学技术发展规划,国家对科研的投入史无前例。身处这样的时代,上海交通大学医学院抓住机遇,顺应浪潮,对接国家战略,遵循医学院发展的自身规律,以人才为核心、以先进的制度为保障、结合丰富的临床资源、发展交叉学科,取得了不菲的成绩。

根据最新 ARWU 世界大学学术排名,上海交大医学院位列全球医学院第 202 名,排名全国第一。在 ESI 全球医学学科排名中,上海交大医学院临床医学学科位列全球第 280 位,亦位居全国第一。而其临床医学、药理学与毒理学、生物学与生物化学、分子生物学与遗传学、神经科学与行为科学、免疫学等 6 个学科跻身全球研究机构前 1%,其中,临床医学学科跻身全球研究机构前 1‰。不仅如此,近几年上海交大医学院被 SCI 收录的论文数逐年大幅度上升,自 2009 年以来在 SC 收录中国医学领域科技论文数量机构排名中连续五年荣获第一位。

无论科研成果还是优势学科已经在国内医学院中稳居第一方阵,甚至在一些领域已遥遥领先,但是,医学院领导班子感受到的更多是要追赶世界一流医学院的紧迫感。上海交大医学院副院长陈红专教授多年来亲身参与并分管科研、学科等领域的改革,他觉得,"最近这 10 年对生物医学的发展来说可谓'迅猛期',我们出去看看,会惊叹于很多学校学科的快速发展。尽管我们与世界一流医学院之间的距离正在不断缩小,但是仍然要理性地看到,差距还是不小。"类似的观点院长陈国强教授也多次在科研工作总结、动员大会等场合表达,"我们既要看到成绩,更要清醒地看到进道路上的困难和挑战。逆水行舟,一篙不可放缓;滴水穿石,一滴不可弃滞。人才建设和学科发展既是攻坚线,也是持久战。"

或许正是这种时刻警醒的紧张感为交大医学院上上下下注入了改革的动力和魄力,明确了定位,形成"唯有创新才是科学研究之精神"的共识,营造出了创新意识和开拓精神的发展氛围。

"顶天,立地"

两校合并以来,交大区学院抓住"211 工程"和"985 工程"实施的契机,以重点学科为核心,通过整合优势,优化布局,聚焦前沿,大力推进交叉学科与新兴学科建设,构建科技创新平台,完善医学研究基地。近 10 年,上海交大医学院科研总经费逐年稳步增长,科研项目、科研经费及国家重大重点项目承担数在全国医学院校中处于领先地位,获得国家自然科学基金项目数和经费数自 200 年以来也连续居全国医科院校第一。具体来看,科研总经费 2012 年为 65166.4 万元,2013 年为 60295 万元,2014 年为 57029 万元;而获得国家自然科学基金数 2012 年为 490 项,2013 年为 497 项,2014 年为 476 项,2015 年为 537 项。近 10 年上海交大医学院新增"973"和重大研究计划项目数 13 项、新增国家杰出青年科学基金 14 项。在国家发展战略的需求和部市共建的政策支持结合下,近 10 年科研经费的投入不断增加,尤其是近 5 年的投入力度远超之前。

不过,科研经费其实是竞争性的,结合国家战略和人民健康需求,以问题为导向的项目成为学科发展、团队培育、科研创新、育才育人的抓手。陈红专曾用"顶天立地"来比喻交大医学院的科研和学科发展理念。所谓"顶天",是强调创新"有第一没有第二"的高水平,要和国际前沿研究、国家战略挂钩;而所谓"立地",则指发挥自身学科人才优势资源,脚踏实地整合附属医院临床优势资源,切实进行关乎民生的转化医学研究,"其实无论'顶天'还是'立地',最终的落脚点都是一样的,那就是,要解决人类的健康问题。"

在这样的理念下,交大医学院能够结出累累硕果也是水到渠成的。近年通过"211 工程",学科发展到大力推动,医学院建设"医学分子细胞生物学""医学免疫学""病理学与病理生理学""遗传发有与生殖医学""内科学""外科学""儿科学""神经与精神病学""系统整合血液病学""整形外科与组织工程学""口腔医学""疾病功能基因组学"等 12 个重点学科项目。医学院以第一完成单位共获得国家级科技成果奖 24 项,其中,王振义院士荣获 2010 年度国家最高科学技术奖。

学科、基地的平台打造也不断加强。医学院现有国家重点实验室 2 个,国家国际科技合作基地 1 个,国家工程研究中心 1 个,教育部重点实验室 3 个,教育部工程研究中心 1 个,卫生部重点实验室 5 个,上海市重点实验室 20 个。这些重点学科和实验室产出了不少高水平乃至国际前沿的科研成果,引领了相关领域的科研发展。

白血病是严重威胁人类健康的造血系统恶性疾病,治疗以传统化疗为主,副作用大,疗效亟待提高。以陈赛娟院士为例,依托上海交大医学院附属瑞金医院,她领衔负责医学基因组学国家重点实验室、教育部功能基因组学和人类疾病相关基因研究重点实验室、卫生部人类基因组研究重点实验室及上海市人类基因组研究重点实验室,承担国家重大研究计划项目,攻关相关领域。其中,医学基因组学国家重点实验室以髓系白血病为研究对象,率先提出并实施了白血病基因组解剖学计划,揭示了白血病发病的新机制,发现了一批新的白血病生物分子标志和药物靶标,创建了全反式维甲酸与砷剂协同靶向治疗急性早幼粒细胞白血病(APL)的理论技术体系,应用新型协同靶向疗法成功治愈 APL,使之成为第一个可治愈的髓系白血病,并将该思路进一步拓展至其他类型白血病。相关系列原创性研究成果发表于《Nature Genetics》《Science》和《Cancer Cell》等学术杂志,其中 20 篇主要论文影响因子 250 分,他引 1409 次。该项目 2 次入选中国科学十大进展,获授权发明专利 13 项,获国家食品药品监督管理总局(CFDA)I/Ⅱ期和Ⅲ期临床试验批文。项目首创的 APL 协同靶向疗法,被国际学术界誉为"上海方案",并已广泛应用于世界各个血液中心,成为转化医学研究的成功典范,具重大的社会意义和独特的国际学术地位。

像陈赛娟院士这样的案例在交大医学院不在少数。"陈赛娟、陈竺'二陈'的加入带动了医学基因组学的发展,也带动了很多学科。还比如当年曹谊林教授的'973'组织工程项目促进了组织工程、干细胞等一大批相关学科和人才崛起。"陈红专说,"这些学科带头人很多是从我们自己这儿出去的,不仅对学校有很深的感情,这些人才身上的文化沉淀、对国情的了解也非常深刻,所以国到这里无论自身发展还是带动引领的作用都有很好的效果。"

由国家"千人计划"专家张军教授担任首席科学家并依托上海交大医学院附属新华医院组建的环境与儿童健康教育部重点实验室,聚焦于理化和社会环境对儿童生长发育和疾病发生的影响,近年承担多项重大、重点课题,在大型人群出生队列研究,理化环境、社会环境对儿童健康影响的研究,气候变化及意外伤害与儿童健康及其干预等一系列开拓性研究中取得的成绩推动了我国环境与儿童健康领域的研究水平。在人才的聚集效应上,这个实验室汇集了一批优秀中青年科研人员,除张军外,包括美国医学科学院外籍院士沈晓明、上海市"千人计划"专家骆忠诚、国家科学自然基金优秀青年人才江帆和李斐等。实验室是学科交叉结合的产物,将临床医学与预防医学结合、流行病学与基础研究结合,采用多学科交叉结合的理念开展和推进科学研究。实验室的研究理念以疾病谱的变化为导向、以社会效益为研究的目标,从临床实践中选题,通过科学研究制定行业标准,推动政府决策,提高儿童生长发育和健康水平。团队的研究成果分别于 2006 年、2011 年两次获得国家科技进步奖二等奖,儿童疾病预防及干预研究方向入选上海高校一流学科建设计划、儿童保健学及发育行为儿科入选上海市"重中之重"临床重点学科建设项目,2013 年"环境内分泌干扰物对女性生殖功能的影响及其机制"研究列入国家重大科学研究计划项目。

此外,伴随转化医学的兴起,交大医学院将基础与临床结合,通过与附属医院同类学科的优势互补带动学科群发展,也推进了科研实力的整体提升。2014年,医学院完成转化医学国家重大科技基础设施建设项目可行性研究报告,并通过教育部、上海市政府审核,提交国家发改委审批;完成"985 工程"三期科技创新平台——转化医学研究院建设,并通过项目验收;上海高校知识服务平台——转化医学协同创新中心也通过市教委中期检查,获得 3 年持续资助,每年建设经费达 1000 万元。启动了"上海交通大学系统生物医学协同创新中心"的建设,以响应国家"高等学校创新能力提升计划"(即"2011 计划")的重大举措。

制度"逼"人

"科学研究最关键的还是人才。"陈红专感慨地说,"如何吸引人、发展人,一直是交大医学院在探索和努力的一件事。"管理人,最需要和最有效的是合理的制度,近 10 年,医学院在人才结构性调整上做出了许多制度性尝试,其中一些在推行之初甚至因为"走得太超前"而带来争议,但是回过头来看,陈红专认为这些制度都取得了成绩。目前,医学院教职医务员工达 25255 名,高级职称2632 人。其中包括中国科学院院士 2 人、中国工程院院士 13 人、中组部千人计划 9 人、教育部"长江学者"特聘教授 16 人、国家"973"项目首席科学家 15 人和国家杰出青年基金获得者 27 人。

在结构性人才调整的目标下,"引育并举"的路径成为尊重现实又切实有效的路径。"引"即为引进高水平人才,"育"则是发展本土人才。例如,医学院设立"核心人才特别支撑计划",面向海内外公开招聘系主任或学科带头人、资深PI;为增强教师创新意识、创新精神和创新能力,实施教师素质提升工程,开展实施海外名校访学研修计划,10 年来共选拔培养了 7 名医学院优秀学科带头人、22 名 CO-PI、324 名上海市高校优秀青年教师、80 名医学院优秀青年教师,选派了 320 名优秀青年教师赴海外高水平大学及科研机构进行一年以上的合作研究与学术交流。

东方学者、上海交大医学院特聘教授,基础医学院细胞代谢研究组长(PI)童雪梅就是一个引进人才很好的例子。她从美国约翰·霍普金斯大学医学院攻读生物化学博士毕业后,在宾夕法尼亚大学医学院从事肿瘤学博士后研究,10年的美国求学、工作一直从事与疾病相关的基础医学研究。2010年,童雪梅回到国内,作为东方学者,不仅在科研上要做出成果,同时在教学、学科建设和人才培养等方面也有职责。她每年积极承担本科生以及研究生教学共计约40—50课时,并担任生物化学与分子细胞生物学系生物化学课程组组长,负责统筹规划本科生和研究生的全部生物化学课程,参加985工程研究生核心课程建设,研究生—PI课题组轮训教学室建设,还担任班导师,指导了14位临床医学本科生科研实践和3个大学生创新训练计划项目;童雪梅在科研项目申请中也获得丰硕成果,她任"东方学者"岗位期间已发表3篇标注东方学者资助的通讯作者或共同通讯作者SCI论文,5篇通讯作者SCI论文在准备和投稿中。在"东方学者"岗位期间获得多个科研项目经费共计416万元,目前负责1项国家自然科学基金优秀青年科学基金项目、2项国家自然科学基金面上项目、1项教育部"新世纪优秀人才支持计划",作为子课题负责人参与1项科技部重大研究计划等;在学科建设和人才培养上,除通过教学培养优秀的本科生和研究生外,培养8名优秀硕士生和博士生、肿瘤细胞代谢科研骨干4人,正在将细胞代谢课题组建成一流的科研团队。

单纯的引进和培育还不能激发人才潜力,"有时候人是要逼一逼的",陈红专如是说。配合引进人才,交大医学院建立对应的评价新机制,坚持"稳定支撑"和"非升即走"的人才分类考评原则——通过3年期学科主导评估和6年期国际化评估,对于优秀人才纳入"长聘教职支持计划",予以长期稳定支持;对于教学方面表现突出的人才,聘为教授予以长期教职;对于临床合作成效较好的人才,推荐至临床科研机构进行稳定支持;对于考核不合格的人才不再续约。

具体考核是严格、公平、公开甚至是不留情面的。交大学院打破固有模式,建立并不断完善对海外引进人才的聘期考核制度,同时建立由学科带头人主导的机制体制和教授委员会负责制。由学科内教授、研究员组成学科教授委员会,负责制定学科发展方向和管理学科各项事务,拥有人才引进、科学规划、人才培养和财务等学科建设相关方面的决策权。海外引进的PI业绩的综合考评由院士、资深专家和"千人计划"获得者进行,其中包括科研、教学、实验室建设、人才培养等方方面面,专家还对PI的工作状态和其发展趋势进行评价,并对课题组长是否予以继续支持提出建议。根据考核情况,医学院对引进人才的薪酬配套和住房补贴进行调整;针对由于种种原因聘期发展不理想的PI,建立了合理退出机制。医学院对长江学者、东方学者等也进行了聘期考核,逐步完善各类高层次人才的聘期考核制度。这些举措既对在岗的高层次人才起了很好的激励作用,也更合理地配置了医学院的资源,与激励计划课程组配套的管理举措,也在激励计划实施方案的推进中逐步建立和完善。

　　无论引进人才,还是本土成长起来的人才,医学院对其科研和教学的要求都很高。"硕导、博导这不是一种终身的荣誉和头衔,而是一个岗位,有的人名片上印着博导,学生一年见不到几次,这怎么行?!"陈红专介绍,2006 年起,交大医学院对研究生导师实行了新的考核标准,要求导师做教书育人的表率,自己要有科研思路和成果,3 年考评一次,达不到要求的就要给出"黄牌"和"红牌",暂停或失去研究生的招生资格。这项举措当年不仅在医学院引起震动效应,就在国内高校中也是先行先试的。"虽然震动很大,但是马上就起了效果。我们为什么要考核导师? 因为对学生的培养,导师的质量是关键啊!"

（本文作者：易蓉；原文刊载于《医源》2015 年第 5 期）

以点带面打造"满园春色"

——上海交通大学医学院探索科研体制改革创新纪实

创新对于上海交大医学院来说是永不过时的"主题词",在建校初期,医学院就深入推进教学改革,大力开展教学研究,弘扬创新和理性之光。改革开放后,医学院也始终是创新的排头兵:率先开展国际交流,和美国 HOPE 基金会合作建立小儿心血管实验室和上海儿童医学中心;率先实施跨世纪人才工程,推行三级优秀青年教师培养计划,创立破格晋升制度和国内外人才招聘制度;率先开展科研合作新机制,与中科院上海生命科学研究院合作建立国内第一家定位于生物医学转化研究的健康科学研究所。

而如今,"创新"的火花更加绚烂,创新的激情在不断"学术特区""人才特区"为改革抓手的实践中,医学院科研人员和研究生的创新热情被不断释放,整个医学院科研呈现出欣欣向荣的喜人局面。自 2005 年上海交通大学和上海第二医科大学合并以来,上海交大医学院科研总经费逐年稳步增长,科研项目、科研经费及国家重大重点项目承担数在全国医学院校中处于领先地位。

摒弃浮躁 校长的理想

面向国际前沿,面向医学需求强化科技创新,一直是医学院的追求。科技体制的改革一直在进行中,尤其是合并十年来的改革,以"大刀阔斧"形容并不过,正如现任院长陈国强院士曾在医学院研究生开学典礼上这样寄语 1000 多名硕士和博士研究生:"社会上浮躁和功利的气息迟早会过去的,再过 10 年 20年,学术应该也会回归科学本位,到那时候,谁是有准备的人,谁就会脱颖而出。"

作为医学院,最大的使命莫过于为国家培养一流的医学人才,营造一流的科研发展的创新环境。但是要实现这样的梦想,必须要培养一批优秀的教师队伍,如果老师没有创新精神,学生何来创新?

理想的状态是具有创新精神的教师们能够站在国际学术的最前沿,能够建设一流的实验室,能够将国际最新的前沿科研成果第一时间介绍给学子们,能够把学术规范和学术精神传承给学子们。

科研能力必须提高,教学和科研一定要做到"两条腿走路"。新政开始推行,最典型的一条就是"76 后政策",2011 年,医学院的"教授会"力推"1976 年后出生的教师晋升高级职称必须要有海外连续工作一年的经历"。

以点带面,引入国外科研机构的先进管理经验,以"学术特区"为主攻方向的实践也开始拉开帷幕。

拉开帷幕 小白楼的实践

在交大医学院西校区有一幢小白楼,这里是"生物化学与分子细胞生物学系"的所在地。生物化学与分子细胞生物学系是上海交通大学医学院建立后,基于基础医学院/医学科学研究院的学科建设布局建立的第一个系。建立时学校领导层充分考虑生物学在医学和生命科学研究中的重大作用,尝试借鉴国内外一流科研院所的经验,打破原有教研室体制,将分子生物学、细胞生物学的主干力量按照科学研究方向整合。

系主任程金科研究员 2006 年回国,他告诉记者,这里采用的是与国际接轨的管理机制和创新科研制度。首先,系实行主任负责制,他本人承担了本系制度的设计和实施管理的职责。同时,整个系以研究组为运行单位,由研究组长(Principal Investigator,PI)领导研究组,每个 PI 研究组围绕系学科建设目标独立开展科学研究,同时承担教学与系公共管理工作。

青年教师也没被安上玻璃天花板。系里率先采用助理 PI(Junior PI),又称为 Co-PI 的机制,青年教师可申报系里的种子科研基金,在 PI 指导下从事单独的科研工作,系里将给予资金支持。在科研上出类拔萃者则可成为 PI,甚至组建完全独立的科研团队。

在研究生培养上,由 PI 组成系研究生培养管理委员会,并在研究生培养的全程聘请外院专家参与考核和指导。硕士研究生在第一学年完成 3 个研究组轮转,轮转结束后统一汇报并按双向选择的原则选择论文指导导师;在第四学期参加硕转博考核。硕博连读研究生的第六学期及博士研究生的第四学期进行中期考核,也称研究进展报告(Research Progress Report),之后需要毕业预答辩和正式答辩,且论文需要首先接受系内外聘专家的评审。这些培养制度接近国外博士生的培养模式,使培养以严格、有序和递进的方式进行,这一制度也被推广到了研究生的整体培养中。另一个培养措施是研究生的"文献报告会"(Journal Club)活动,每一位研究生精读一定数量的顶级研究论文,经过演讲、提问、回答问题,了解研究动态,开拓科研思路、增加思辨能力、提高创新能力。

与众不同之处还有仪器共享制度,该系在建立之初即借鉴国外经验,设立了系公共技术平台（Core Facility），统一管理仪器和技术人员，提高仪器利用率，提高研究效率，节约成本。系先后设立了电镜、激光扫描共聚焦显微镜、流式细胞仪、蛋白质化学、代谢分析、功能基因组筛选等 6 个平台，除了系内服务，同时为学院内外也提供了优质服务。目前这一经验已经在全校推广。

宽松的学术氛围让科研工作者们如鱼得水。PI 刘俊岭研究员说，每天他在科研上投入时间超过 12 小时，这里的硬件和软件环境都比美国大学强，回国没多久，他就获得上海市"银蛇奖"二等奖和"国家杰出青年基金"资助。

成立近 10 年来，小白楼这个实验田获得了巨大的成功，成了学术氛围浓郁的科研绿洲。这里的夜晚灯火通明，这里不分寒暑，终年无休。这里是科研人员与世界同行竞争的争分夺秒的"战场"，这是成了学子们实现科研梦想的伊甸园。

围绕肿瘤、心血管、代谢性疾病的医学分子与细胞生物学的问题，开展从基因、蛋白质、到细胞或整体等不同水平的交叉与整合性的研究，生物化学与分子细胞生物学系成功申请"上海市高校一流学科建设计划"，并作为主要生物学学科获得"B 类高原计划"资助。在肿瘤方向，以生物化学与分子细胞生物学系为主要单位的"上海市肿瘤微环境与炎症"重点实验室于 2011 年 11 月经上海市科委批准筹建，聚集了系内研究组，凝练"肿瘤微环境与炎症"学科方向，对肿瘤发生发展、调控网络以及干预机制开展研究。生物化学与分子细胞生物学系还与系外、院外其他研究组和临床医院相关科室合作，成立了肿瘤、代谢及心血管疾病的临床和基础交叉团队，先后与仁济医院、瑞金医院、第三人民医院（现九院北院）等建立合作关系，为转化医学和精准医疗提供支撑。

全面接轨　免疫学研究所的崛起

上海市免疫研究所作为我国第一个免疫学研究机构，成立于 1979 年，长期致力于与人类健康、免疫相关疾病的基础科学研究以及临床转化研究，也是医学院科研体制机制改革的第二个学术特区。自 2012 年起，中组部/上海市"千人计划"专家、长江学者讲座教授、上海交通大学"王宽诚"讲席教授苏冰教授担任免疫所新一任所长、学科带头人。这里的改革比小白楼走得更远，完全采用国外科研院所的管理和评价模式。而交出的成绩单也是让人艳羡不已的。在学科原有的研究基础上结合国际免疫学研究的前沿领域，聚焦自身免疫疾病中的免疫调控及信号转导机制、肠道疾病的免疫调控机制和干预新策略、感染性疾病中病原—宿主相互作用机制及其防治策略、新型肿瘤标志物筛选和肿瘤免疫治疗四个方面开展原创性基础研究。研究团队承担多项国家科技部 973 课题、863 课题、国家自然科学基金重点项目等，截止到 2015 年 10 月，研究所 2012 年至 2015 年在研项目总数 74 项，其中国家级 30 项、地方级 35 项、校级 9 项，在研总经费 3004 万元，共发表 SCI 论文 57 篇，申请发明专利 9 项，授权专利 1 项。较之前三年，项目总数增长率为 68.2%（其中国家级项目增长率达 130.8%），项目总经费增长率为 129.6%；SCI 论文数增加率为 58.3%，尤其近年多项研究成果发表在相关领域知名期刊杂志上发表。

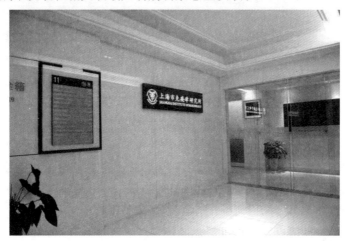

上海市免疫研究所

苏冰当年从耶鲁大学辞去终身教职回国，致力于在国内打造一流的科研机构。他告诉记者，免疫所的科研体制创新体现在三个方面：待遇、环境和国际交流。

人才是科技创新的源动力，在医学院的支持下，近三年来免疫所依托灵活的特区政策广泛吸引一批国际优秀的学科领军人才以及符合学科发展定位和研究重点领域的海外杰出研究人才、优秀青年学者、博士后、博士生加入免疫所。而与以往不同的是，免疫所在人才的引育方面实施与国际化接轨的人才培养制度、柔性的人才流动机制、长聘体制等一系列配套人事制度改革，同时深化科技评价改革，通过建立成熟的、开放的、长效的国际同行评价机制，针对课题组长实施国际化的中期评估及终期考核方案，大力提升研究所的创新能力、实现创新驱动发展。

目前，所内职工总人数已从 2006 年两校合并初期的 39 人发展到 58 人，其中 PI 人数从原先的 5 人增加至 15 人，分别围绕自身免疫性疾病、肠道疾病、感染性疾病和肿瘤相关疾病的免疫调节机制和免疫干预手段开展相关科学研究，根据研究方向的定位，未来希望课题组长规模至少达到 20 人。截至 2015 年底，已入选中组部"千人计划"专家 2 人，长江学者讲座教授 4 人，上海市"千人计划"专家 5 人，中组部"青年千人计划"学者 3 人，上海高校特聘教授（"东方学者"）4 人，上海市浦江人才计划 7 人。最近所内又成功引进来自美国著名 MD 安德森癌症中心的一名优秀学者，成功组建了一支兼具国际化视野及创新活力、结构合理、具有竞争力的人才梯队。

免疫所的管理模式也是全面模仿美国顶尖研究所的开放式科研管理模式。所内没有任何行政干预，也没有任何等级之分，所里的行政完全是服务性质，科研人员是真正的主力军。内部采取公共仪器共享机制，所有学生一律全英文汇报科研进展，所有讲座也是全英文模式。在内部考核中同样采用同行评估模式，鼓励科研工作者们成为各自领域的顶尖科学家。

在学术交流方面，免疫所也是高起点，为师生提供高规格的国际化学术视野。三年来，免疫所与包括美国、法国、英国等 9 个国家以及中国香港、中国台湾等地区在内的近 40 所知名院校、研究机构开展了积极深入的合作交流。多次与国际上著名高等院校、研究机构主办国际/国内学术会议，邀请国内外顶尖专家学者来访并进行学术报告。不出学校大门，师生们就能与世界最顶尖的科学家们进行对话和讨论，这对科研人员来说，无疑有着强大的吸引力。

如今的免疫所在转化医学方面也在全力突破，不仅和瑞金医院开展了肿瘤免疫治疗的合作，还和上海的国家蛋白质科学中心、上海市第一人民医院开展了肠道微生态与人体疾病的研究。一批优秀的科研工作者也在这里茁壮成长，从美国洛克菲勒大学引进的李福彬研究员在较短时间内在免疫所建立了自己的实验室，如今的他已成为上海东方学者，入选中组部青年千人计划、国家自然科学基金优青计划，在从事科研工作的同时，与企业、医院开展了广泛的转化研究。从斯坦福大学引进回来的沈蕾教授在免疫所打造了中国一流的细胞流式平台，得到了国际同行的肯定。

余音缭绕　改革还在行进途中

改革没有终点。2014 年，中国科学院依据"率先行动"计划，依托上海生命科学研究院神经科学研究所，在脑科学领域设立中国科学院脑科学卓越创新中心。经过近两年的筹划与组织，2015 年 4 月 19 日上海交通大学医学院－中国科学院神经科学研究所"脑疾病临床研究中心"正式成立。"脑疾病临床研究中心"旨在联合上海交通大学医学院与中科院神经科学研究所在脑科学研究与脑疾病医疗的优势力量和科研人员,组建目标明确,步骤清晰的联合攻关团队,针对国家和上海市重大创新需求,开展脑疾病诊断治疗的前瞻性重点领域的研发工作,将脑科学研究成果有效地转化应用于脑疾病的诊断和治疗,以期在神经和精神脑疾病诊治手段研发方面取得标志性进展,以提高人口健康水平,缓解社会负担,产生具有全球影响力的成果。

中心根据前期征集专家合作项目建议的基础上重点围绕神经退行性病变机理和早期诊断研究、精神障碍早期诊断/疗效检测指标综合体系研究、脑损伤相关功能障碍的机制与干预研究、脑调控技术和机理研究等四个方面率先启动科研合作项目,组建联合攻关团队,开展基础—临床协同创新的转化研究,以解决脑疾病的早期诊断指标(包括疾病标记物)、新型干预(如针对特定神经环路的干预等)技术研发和临床验证等。新的"学术特区"试点已经起航。

小白楼和免疫所两大学术特区犹如两盏明灯,指引和激励着医学院人推动更大范围、更深层次的改革。一马当先固然值得称赞,但万马奔腾才是医学院人心中最大的梦想。

一份上海交通大学医学院综合改革方案已经出炉,始终遵循医学教育规律、始终坚持医学"精品化"教育特色、始终推进依法治院,总体目标是要建立"以文化激发人才活力,以智慧提升治理水平"为核心的现代大学制度体系,以法治化促使学院管理步入科学化、规范化、民主化、制度化的轨道,深入探索具有"世界一流、中国特色、交大特点、交医特质"的自主发展模式,在培养卓越医学创新人才的办学目标牵引下,以"学术特区""人才特区"建设为突破口,以制度创新与资源配置和整合互为配套,实现优质资源优化整合,形成医、教、研、管全面协调发展且互为支撑的医学大格局,稳居国内医学教育的第一方阵,成为国家医学教育的领先创新实践基地。力争到2020年,在大学治理能力上,围绕"基础与临床""学术与行政""发展与资源""传承与创新"四对关系,破解学术生态系统、师资队伍建设、大学治理体系和人才培养质量等四大领域的深层次问题,建立以改革与创新为新常态的发展模式;在各项工作中建立立体性、前瞻性、开放性的科学思维,充分发挥"部市共建""部部共建"的体制优势,多方支持、共促发展的办学格局,科学合理完善综合性大学办好医学院的新模式;建立有效的医教协同工作机制,实现医教研管的包容式、协同式、可持续式发展;建立科技创新与知识服务的转化协同机制,产出一批具有国际影响力的医学科技原创性新成果;建立具有影响力和辐射力的学科群高地,实现布局合理、覆盖面广、高峰突显、高原崛起的学科布局及健全的学术治理结构和机制,在若干学科方向上达到世界先进水平,成为享有国际声誉的急危重症和疑难杂症的诊治和研究基地;显著改善医学院的办学质量、学术生态、综合实力、国际地位等,在建设一流医学院的发展目标过程中,取得阶段性的重大突破。

相信不久的将来,一个满园春色的国际一流医学领域学高地将在黄浦江畔强势崛起……

(本文作者:吴苡婷;原文刊载于《医源》2015 年第 5 期)

立德树人　聚焦发展
建设具有医学院校特色的辅导员队伍

辅导员是大学生日常思想政治教育和管理的组织者、实施者,是大学生健康成长的指导者和引路人。一直以来,医学院高度重视辅导员队伍建设,遵循"科学化管理、专业化培养、多样化发展"的建设思路,统筹规划,整合力量,多措并举,创新思路,全面提升队伍的素质和能力,推动队伍持续、健康发展,努力构建辅导员队伍工作有活力、干事有平台、发展有保障、事业有追求的良好局面。

共建模式,学科特质,奠定队伍建设总体基础

自 2005 年与上海交通大学两强合并,医学院在发挥"部市共建""部部共建"的体制优势,多方支持、共促发展的办学格局下,不断深化与交大校本部的融合和发展,持续发挥强强联合的优势倍增效应,在探索综合性大学中办好医学教育的发展之路上砥砺奋进。

针对"多校区、分段式""课程多、学制长""类型多、复杂化"及"重实践、社会性"的医学人才培养特点,医学院辅导员队伍在多年的实践探索中逐步形成"属地化分布,双重式管理,前后期衔接,专兼职结合"的总体特征。目前医学院共有专职辅导员 34 名,兼职辅导员 25 名,分布在重庆南路校区、黄浦校区和各附属医院,分别负责医学生前期的思想政治教育及日常班级管理工作和后期的教育管理工作。

凝聚共识,顶层设计,加强队伍建设组织领导

1.党政齐抓共管。医学院党政充分认识辅导员队伍在大学生思想政治教育工作中的重要作用,把辅导员队伍建设列入党政工作的重要议事议程,明确专人分管辅导员队伍建设,通过召开专题工作会议,听取辅导员队伍建设工作汇报,研究加强辅导员队伍建设举措;同时深入辅导员队伍中间,通过个别访谈、午间座谈会等形式,了解辅导员的思想、工作、生活等情况,为辅导员排忧解难,创造良好的工作环境。

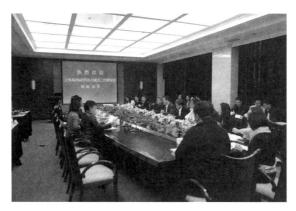

加强辅导员队伍建设

2．制定工作制度。医学院在深入贯彻辅导员队伍建设相关文件精神的基础上，结合自身院情实际，先后出台了《关于进一步加强学生辅导员队伍建设的意见》（沪二医大委〔2005〕12号）、《关于进一步加强辅导员队伍建设的实施细则》（沪交医委〔2006〕28号）等一系列文件规定，明确辅导员的工作目标、工作内容、工作职责、发展方向和职业道路等内容，健全辅导员队伍建设体系，同时制定了《加强辅导员队伍建设十项管理制度》。

3．构建学生工作"大部制"。为了适应当前学生工作面临的新形势，围绕学生成长成才和全面发展，多年来医学院经过深入调研和党委常委会多次研议，于2014年1月正式成立上海交通大学医学院学生工作指导委员会，构建学生工作"大部制"，充分发挥总揽全局、整合资源、合力育人、协同创新等方面的优势。新成立的"学指委"坚持"立德树人，德育为先，学生为本"，打通融合本科生、研究生教育思想政治教育工作，主要承担学生思想政治教育与品格培养、学生管理与服务、学生素质拓展与能力发展的职能。

严格选聘，科学配备，打造思政教育排头尖兵

1．严格选聘标准程序。医学院按照"政治强、业务精、纪律严、作风正"的总体要求，根据"高进、明责、精育、严管、优出"的方针，同时坚持与"人才强院"的总战略相匹配、与"卓越医学创新人才"的培养目标相匹配，坚持把好入口关。严格选聘标准和程序，要求新聘专职辅导员为中共党员，具有硕士以上学位并进行政治素质、业务能力、心理素质等方面的考核，真正把德才兼备、乐于奉献、

热爱大学生思想政治教育事业的人员选聘到辅导员队伍中来。辅导员的选聘工作在医学院党委统一领导下,采取公开招聘的方式进行,并纳入学校正式教师编制。

2. 按照比例配备人员。医学院坚持专职辅导员为主、专兼职相结合的原则,严格按照"本、专科专职辅导员按师生比1∶150、研究生专职辅导员按师生比1∶200"的比例配备配齐辅导员,现有本科生人数共3014人,专职辅导员共28人,师生比1∶88,研究生人数共3435人,专职辅导员6人,师生比1∶137。专职辅导员硕士学位24人,博士在读2人,队伍的性别、年龄、专业、专业技术职务等结构比例趋于合理。

3. 深化矩阵配备模式。医学院负责把学生群体对象管理的辅导员和负责学生工作职能管理的辅导员进行条块结合综合配置,在原有按学生专业、班级、年级配备辅导员的基础上,按工作职能配备党团建设、心理咨询辅导、职业发展指导、学生事务管理等专业化辅导员。此外,学校积极鼓励辅导员参加相关工作领域的资格培训,目前,国家二级心理咨询师的辅导员3人,专职辅导员队伍中有4人承担兼职心理咨询师工作。

专业导向,双线晋升,构筑培养发展上升通道

1. 强化培训,提升辅导员职业能力。为进一步提高辅导员思想政治素质和业务水平,建设一支学习型、研究型的学生工作队伍,医学院于2013年开始构建辅导员"四维培训体系",根据培训内容与性质,将辅导员培训项目分为选拔性培训、选修性培训、必修性培训、兴趣性培训四大类,坚持岗前培训、日常培训、专题培训和骨干培训相结合,校内资源和社会资源相结合。其中,由医学院组织开展的辅导员校内"学分制、模块式"培训涵盖理论政策、国情院情、管理商数、思政教育、心理知识、安全稳定、创新研究、职业发展八大模块。

2. 提供支撑,鼓励辅导员开展研究。为推进医学院学生思想政治教育理论和实践研究,医学院设立辅导员工作研究专项经费,鼓励支持辅导员结合大学生思想政治教育的工作实践和思想政治教育学科的发展开展课题研究,并针对辅导员在各级各类公开刊物上发表的论文进行奖励。同时,组织辅导员积极申报教育部人文社会科学研究专项任务项目(高校思想政治工作)、上海市德育实践研究课题、上海市"阳光计划"、上海交通大学"晨星青年学者奖励计划"、医学院党建研究课题等项目。

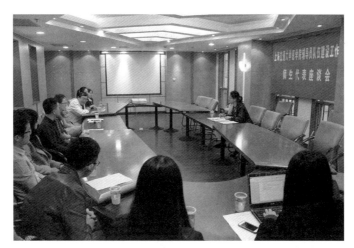

辅导员队伍建设座谈会

3. 注重培养，拓展辅导员发展空间。鼓励辅导员参加国内外访学、研修，支持辅导员参加高层次的国内国际交流、考察和进修深造。2012 年到 2014 年间，共有 8 人次分别赴美国加州大学、宾夕法尼亚大学、法国格勒罗布尔第三大学、加拿大渥太华医学院、英国里丁大学、日本福冈齿科大学、"台湾"阳明大学等境外高校，学习西方高等教育、学生事务管理、医学教学方法等，提升辅导员国际化视野和外语能力水平。同时，鼓励辅导员学历和能力的同步提升，支持辅导员攻读相关学位，目前共有 2 人博士学位在读。此外，将辅导员教学纳入学校教学管理体系中，强化辅导员职业学科体系支撑，支持辅导员承担"形势与政策""就业指导和职业生涯规划""心理健康教育""医疗沟通与职业行为""医患沟通""医学生生涯规划"等公共课程、各类选修课程以及学生党课、团课等教学任务。医学院始终把辅导员队伍作为储备干部的"蓄水池"，深入实施《上海交通大学医学院党政管理干部队伍建设规划（2009—2020 年）》以及《上海交通大学医学院干部教育培训规划（2010 年—2020 年）》等规定，建立辅导员与校内专业教师、党政管理干部的交流机制，通过上下、内外挂职等制度机制，加强辅导员的全面深层培养，优化队伍结构。

4. 落实政策，打通辅导员晋升序列。医学院强化辅导员高校教师与管理干部的双重身份，落实双重待遇，实现双线晋升。健全思想政治教育教师专业技术职务评聘机制，单独设置学生思想政治教育职称序列，做到序列单列、指标单列和评聘单列。辅导员聘任坚持评聘结合、平等竞争、择优聘任、宁缺毋滥的原则，专职辅导员可按助教、讲师、副教授、教授要求评聘思想政治教育学科或其他相关学科的专业技术职务。辅导员应聘副高以下专业技术职务的,由医学院评聘,应聘副高以上专业技术职务的,报送交大校本部,根据《上海交通大学思政教师职务聘任实施办法》由校本部评聘。

完善体系,健全机制,规范考核激励运作执行

1. 加强岗位考核,科学管理辅导员队伍。医学院建立了定性与定量相补充,学生评价、自我评价、同事评价和领导评价相结合,专业化导向与职业化规范相统一的考核指标体系。辅导员岗位考核每年一次,考核的结果列入个人工作档案,作为今后行政和专业技术职务晋升以及评选先进、培训进修等的重要依据。围绕德、能、勤、绩四个方面,对辅导员业务素质、日常教育、专题教育、学风建设、党团建设、班级建设、园区建设、易班建设八个主要方面进行全方位的基本考察,辅之在带班成绩、维稳工作、第一课堂教学、第二课堂指导、职业技能、创新探索、工作研究等八个方面的附加指标加以考察,对辅导员全年工作情况进行综合、客观、全面的量化评定。

2. 完善激励机制,切实保障辅导员队伍。医学院通过提高辅导员带班津贴,设立安全维稳工作津贴、学生园区值班津贴等专项经费来保障辅导员工作待遇。同时,将辅导员考核结果与职称聘任、职务晋升和各类津贴直接挂钩,使考核真正起到激励作用和导向作用。树立典型,表彰先进,加强对优秀辅导员的宣传力度,推荐优秀辅导员申报"上海市辅导员年度人物""上海市育才奖"、校"思政之星"、校"优秀思政教师"等荣誉或选送辅导员骨干高级研修班等。2014 年医学院获批骨干教师教学激励计划试点高校,辅导员队伍被纳入激励范畴。为此,学校专门制定了《上海交通大学医学院"骨干教师教学激励计划"思政育人队伍经费分配暂行规定》,出台激励经费的具体分配方案,该经费从 2015 年开始正式发放。

搭建平台,铸造品牌,形成队伍建设工作特色

1. 术业专攻,推出"辅导员工作站"。为进一步推进辅导员职业化、专业化发展,打造一支"实践-研究型"辅导员队伍,医学院探索建立"辅导员工作站"的模式,设立资助育人为核心的"阳光驿站"、双师联动为核心的"导航驿站"、心理关怀为核心的"心灵驿站"、园区建设为核心的"家园驿站"、就业指导为核心的"生涯驿站",推进学生工作实务操作与理论研究,引导和扶持辅导员结合其

专业优势和工作特色,组建结构合理、特色鲜明的辅导员工作团队。

2.双师联动,建立合力育人工作机制。多年来医学院班导师和辅导员两支育人队伍积极合作,发挥了1+1>2的效应,累计在班级融入、文化建设、职业体验、科学研究、人文讲座、社会实践、志愿服务、体验式培训、参观考察、专业技能等十个方面总共开展170多项活动,在全院上下形成了全员育人的良好氛围。2014年教育部加强和学生思想政治教育工作简报刊发了《交大医学院"双师联动"坚定医学生职业理想》的工作举措。

3.创新思路,鼓励开展个性化思政工作。医学院充分尊重辅导员的个性化发展,鼓励辅导员利用网络阵地开展思政教育,推出易班网络周记,拉近了辅导员与学生之间的距离;针对临床五年制英文专业特点,开展具有特色的英语形势政策课程,增强思想政治教育工作的吸引力和创造力;开设"甦言瑾拾""栀言片语""学说医史"等辅导员个人微信公众号,开辟不同专栏传递辅导员工作心声,加强与学生的互相关注和互动。近年来,医学院涌现出一批学生工作做得有声有色、卓有成效的优秀辅导员典型,获得全国辅导员年度人物提名奖、全国高校辅导员职业技能大赛二等奖、中国卫生思想政治促进会医学教育分会"优秀学生辅导员"、上海市"育才奖"、上海教育年度新闻人物、"唯爱·唯德"首届上海医学类高校优秀资助育人工作者等奖项殊荣。

不谋全局者,不足谋一域。唯其磨砺,始得玉成。上海交通大学医学院将进一步增强战略眼光、政治意识和大局观念,把加强辅导员队伍建设放在更加突出的位置,围绕推动大学生思想政治教育科学化发展,服务大学生成长成才这一中心任务,建设一支高素质、高质量、高水平的具有医学院校特色的辅导员队伍。

（本文作者:唐华、周栋、汤丽、刘天法、游佳琳、闵凤;
原文刊载于《医源》2015年第4期）

立德树人　在青年的心中播下"大医"的种子

——上海交大医学院探索构建全程、全方位育人模式

今天的医学生，就是明天的医务工作者，他们的成长成才、医德医术关乎广大人民群众的健康。培养未来医生的医学院校，在全面落实"立德树人"根本任务中有着沉甸甸的责任和使命担当。

"我想告诉你们，学医这条路是对的，将来一定有光明的前途，如果还有什么经验能分享给大家，那就是要不断学习，活到老，学到老，用你所学造福病患。"2017年9月初的上海交大医学院礼堂，93岁的中国工程院院士王振义的现身，迎来师生热烈"围观"。老人的出现也拉开原创话剧《清贫的牡丹》的序幕。这个上海交大医学院新生独特的"开学第一课"，正是以他70年的从医历程为原型的故事。

《清贫的牡丹》引领学生在医学道路上心无旁骛，为除人类之疾苦不断奋斗。如何把医学信念教育与大学思政教育结合在一起，把学医理想与祖国命运紧紧联系在一起，这些命题一直是上海交大医学院在思考的，《清贫的牡丹》成为最佳的答案。

2012年上海交大医学院建校60年时，《清贫的牡丹》首次登上舞台，震撼了师生与校友。该剧此后成为上海交大医学院新生必看的"开学大戏"。"开学看话剧，思想得引领。"《清贫的牡丹》也成为上海交大医学院独特的思政第一课，创新了思政教育模式，即思政课不只在课堂上讲，也可以在舞台上演。

近几年，上海交大医学院思政教育不断创新，为全国医学院校的思政教育以及全方位育人的探索提供了经典的案例。

医学是自然科学、人文科学、社会学科的有机统一，涉及健康、生命和人，是"大民生"，是"人学"。今天的医学生，就是明天的医务工作者，他们的成长成才、医德医术关乎广大人民群众的健康。培养未来医生的医学院校，在全面落实"立德树人"根本任务中有着沉甸甸的责任和使命担当。

多年来，上海交大医学院始终将思政与医学人文教育紧密结合，提出引导医学生理想信念及价值追求至关重要；医学教育不仅要教科学，更要注重"人学"；培养"胸中有志、心中有责、眼中有爱、手中有才"的未来医学栋梁。为此，上海交大医学院近年不断努力探索构建全程、全方位育人模式，形成极具特色

的医学思政体系。

本科生也有"导师"，大科学家亦师亦友

"培养什么样的人、如何培养人以及为谁培养人"是高校教育的根本问题。进入上海交大医学院，医学生们的求学道路正式启程，上海交大医学院结合医学教育特点，进行一系列改革，将思政教育点滴浸润在医学生成长的全轨迹里。

心怀理想学医逐梦，但是真正开启学习生涯，扑面而来的困惑和压力让许多年轻的医学生一时难以适从。考虑到医学教育的专业性与特殊性，为了尽早提升对医学生的职业生涯引领和专业能力水平，2010 年起，上海交大医学院率先实施"本科生班导师"制度，医学院院长陈国强带头成为上海交大医学院的"班导师"，并开设"陈国强博客"，倡导启动本科生"班导师"工作机制。这项制度聘请医教研管等岗位带头人担任本科医学生班导师，与辅导员形成"双师联动"，全过程、全方位参与医学生思想政治教育工作，共同关注学生全面发展与个性发展。

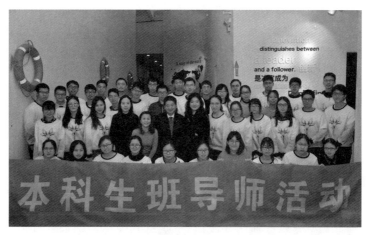

本科生班导师活动

从美国哈佛大学医学院癌症研究中心回国的黄雷是上海交大医学院细胞凋亡与分化国家重点实验室课题组组长，这位科研"大牛"主动请缨担当班导师。她与学生亦师亦友，以自己求学从医经历言传身教，为学生量身定制"走进科研"系列讲座。她真诚关心每个学生，从不缺席任何一次班级活动。她的专业和人格魅力深深影响学生，在她的科研启发和创新激励下，班级所有学生都

申请了"以探究为基础（RBL）"学习项目，近半数人还申请获得了"大学生创新性实验"项目；她也成为班级 9 个学生心中当之无愧的"导师妈妈"。

七年来，班导师的队伍不断壮大，共有 139 位来自医、教、研、管等岗位的名师名家名医以及年轻出色的"80 后"海归等加入班导师行列。瑞金医院妇产科医师许啸声也曾是上海交大医学院法文班的学生，这位爱好烹饪、喜欢写作、擅长执医的"直系"学长成为法文班的班导师。学长导师上岗后，把自己的成长心得分享给学生，并尝试为 31 个学生进行"私人定制"的带教，挖掘个体差异，让每个学生更专注、更有自主兴趣、更准确地去践行学医准则。

班导师与学生辅导员"双师联动"全程参与本科生培养的成效有目共睹，不仅能够实现思想上的引领，还能够发挥专业导航、科研启发和创新激励等重要作用。

现在，班导师制度有了新的延伸。

上海交大医学院绝大多数本科新生均在交大闵行校区进行为期半年或一年通识教育学习，这段时间医学氛围相对欠缺，许多新生对专业前景产生很大的迷惘，此时专业引导更为重要，而辅导员在专业引导方面的作用不明显。

借鉴班导师工作经验，上海交大医学院通过学院和附属医院，邀请一线优秀专业教师和医生担任"新生导师"，指导后期对口班级，通过分享其成长经验及工作经历，对学生进行专业思想引领。这些新生导师同样以"双师联动"的形式，在学生刚步入大学至关重要的第一年，在生活适应、学习适应、专业认知和职业规划等方面进行影响与指导，加强学科认识，稳定专业思想，汲取前进动力，坚定医学志向，为以后的医学道路奠定基石。

另一方面，专业思政队伍的发展在上海交大医学院同样受到重视。学院通过全面实施教学激励计划，注重"专业思政"发展，将以辅导员为主体的思政育人队伍纳入建设范围既有专项经费支持，也有专门制度规范，为专业辅导员团队发展提供了"阳光"和"土壤"。

具体来说，学院制定《上海交通大学医学院思政教师专业技术职务聘任实施办法》，成立思政教师聘任领导小组，对思政教师系列职称进行单独评定；辅导员纳入医学院骨干教师教学激励计划，提高经费保障力度，激励标准不低于医学院整体平均水平；同时，通过选聘退休老干部、老专家、老教师组建特邀党建组织员队伍，为学生言传身教；配合学生党总支，构建"党员答辩制度""党员负责制度"等，提升教育内涵。此外，有较高理论素养和丰富实践经验的党政干部、社科理论界研究人员、劳动模范等"大咖"也被"请进来"，通过专题讲座等形式为医学生带来更多元、丰富的思政教育内容。

以医学专业领域的教师、医生领衔的班导师越来越早、越来越深地参与本科生培养,辅导员队伍也越来越丰富、专业贴心。"双师"联动的"两条腿走路",为医学生迈出成长的每一步注入坚实力量。

创新课程思政,《健康中国》课上认识祖国

课堂作为医学生吸收知识感知内涵的第一平台,同样也是上海交大医学院作出思政教育探索的重要途径。在国家"健康中国"战略规划指导下,医学职业认同感的培养启动于医学新生的通识教育阶段,上海交大医学院充分利用医学院各临床医院优秀的师资力量,从 2015 年开始开设"医学生职业生涯规划"等课程,邀请在医学科研研究、医务工作一线的优秀教师讲述自己的成长历程、最新的研究课题、医学热点问题,从各个角度开拓学生的视野,引导学生坚守医学初心、坚定专业自信,激励医学生将专业学习和人文情怀相结合。

学校通过加强附属医院学生教育教学管理工作,探索通识教育、医德医风教育与专业教有贯通、前期基础与后期临床贯通、科研训练与医学教育贯通,使不同学习阶段的学生培养得以无缝对接,医学院系统"一体化""大思政"理念不断深化。

2017 年,为引导广大医学生深刻领会中央路线、方针、政策,坚定中国特色社会主义的"四个自信",明晰自身所从事行业的责任和使命。上海交大医学院在原有的"医学生职业生涯规划"课程基础上,经过整合,开设了"健康中国"课程思政,由国内顶尖医学教育学家、医学科学家、公共政策学者、医学卫生政策法规专家和临床一线医生组成课程教学团队,涵盖政治、经济、医疗、政策、医改、法治等领域。

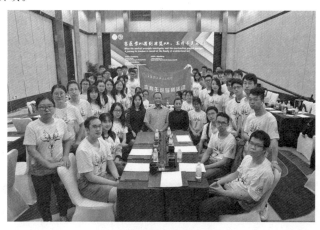

本科生班导师活动

"健康中国"课程通过解读"健康中国"的基本概念,剖析其所处的时代背景,明晰其哲学内涵外延,让学生读懂基本概念;引领学生对医学及医学相关的社会问题、哲学伦理、法律道德、医患关系等问题进行思考,让学生能够从多角度多维度来了解医学学科;在课程中通过带领学生对医学热点问题进行探讨,运用所学知识来提出问题,分析问题,解决问题,培养学生的评判性思维和创新性思维;引导学生将个人发展与国家"健康中国"战略相结合,刻苦学习,认真工作,激发学生投身医药卫生事业的使命感和荣誉感。

2017 年 3 月,著名组织胚胎学专家、上海交大医学院顾问王一飞教授面向医学院研究生和本科生代表 280 余人,以"医学科学走向何方"为题做了"健康中国"的首讲。9 月,作为新学期第一讲,上海交大医学院党委书记范先群教授以"服务'健康中国'的卓越医学创新人才培养"为题,在闵行校区菁菁堂为 2017 级近 600 名本科新生上了一堂生动、精彩、充实的思政课。该课程目前已被列为上海高校课程思政教育教学改革试点项目。范先群表示,希望"健康中国"课程能够成为一个培养皿,把医学生们培养成对国家发展和社会进步有用的"多能干细胞"。

近年,上海交大医学院以课程改革为突破口,推动实施教学激励计划,实行全员育人和全过程育人。"第一课堂"的改革"大刀阔斧",同时,"第二课堂"的"实践育人"功能也不断被强化。让医学生深刻理解疾病、病人和社会的关系,通过服务病人了解社会,是培养卓越医学生的人文情怀,使医学成为"有温度"学科的重要途径。上海交大医学院引导医学生广泛开展社会实践活动,做有理想、有追求,有担当、有作为,有品质、有修养的青年人;将广阔的社会环境作为"第二课堂",增进对中国梦、社会主义核心价值观的认知认同;通过实践活动引领医学生"德才统一""专博结合""知行合一",树立"医者仁心济苍生"的博大胸怀和人文情怀。

丰富校园文化,浸润学生心灵

教师言传身教、传道授业只是教育的一种形式,上海交大医学院的"全方位"育人模式远不止如此。学院改革了学生思政工作体制,成立了学生工作指导委和学生工作党委,建立思与品格培养,素质拓展与能力发展、成长服务与事务管理等平台,形成了本—研互动、线上—线下互动、课内—课外互动的"一体化"思政工作体系。

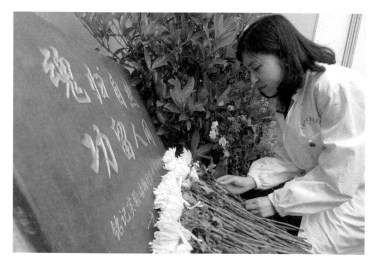

缅怀

　　"无言礼赞"缅怀仪式可谓上海交大医学院最特别的一场仪式教育。在漫长的医学学习中,每个学生都会通过局部解剖学课程完整接触大体老师,也会在无数实验中接受实验动物以生命换来的帮助。这是他们医学生涯中最特别的一刻——一切二维的知识将在此刻真切呈现,再精细的印刷也不能代替真实身体传递的生命精妙;可同时,这也是科学和伦理的冲撞在医学生心中留下痕迹的时刻。

　　为了感激这些大体老师,学校要求学生在解剖课的第一堂和最后一堂课对大体老师默哀致敬,但实际上,学生们在每堂课前都会主动进行这一仪式。每年清明前夕,上海交大医学院都会举行"无言礼赞"追思纪念活动,以表达对"大体老师"的敬意,同时也感恩实验动物的贡献。那几天,一批又一批师生自发地在学校里的慰灵碑前驻足,献上簇簇菊花。

　　有人说,我们的教育缺少仪式感,"无言礼赞"这样的仪式教育,正是上海交大医学院在主题教育上的探索之一。此外,还有"白袍起航""明灯之誓"授帽仪式、"青春誓言"宣誓仪式和"沐浴春晖"感恩仪式等,挖掘仪式蕴涵的深刻教育元素,以体验式育人方式启迪医学专业精神文化及医学生内心深处自我要求,将理想信念、医学人文、爱国荣校、职业精神、专业认同等教育一以贯之,培育医学生社会责任感及时代使命感。

　　95后大学生思维活跃、个性鲜明、视野广阔,他们既为校园带来蓬勃朝气,也对高校思想政治工作提出了新要求。近年,上海交大医学院还以"医源"系列丛书为载体、以院史馆为基地、以品牌讲座为依托、以朋辈教育为形式、以仪式教育为抓手、以王振义院士为人物原型的原创话剧《清贫的牡丹》为载体,构建了"读、说、演、学、行"的全景式医学文化育人模式;此外,不断形成"交医大学堂""医学生涯的苦与乐"等品牌教育活动,营造春风化雨、润物无声的校园文化氛围。

话剧《清贫的牡丹》已经在上海交大医学院上演6年,打动人心的作品已成为医学新生的经典一课。原创大师剧、交医大学堂、"大医时间"讲座、"医路·沿途"系列分享会等活动构筑起了校园文化矩阵,这些丰富的活动专业特色鲜明,学生喜闻乐见,教育意义深远,既唱响了社会主义先进文化的主旋律,又弘扬了精勤不倦的大医精神,更传播了昂扬向上的青春正能量。

服务保障是学生成长成才的基石。上海交大医学院于2014年成立学生工作指导委员会,作为学生工作体制的重大改革与顶层设计,新成立的学指委坚持"立德树人,德育为先,学生为本",围绕学生成长成才全面发展,整体规划和部署医学院学生工作,统筹管理全院本科生、长学制学生、硕博研究生,指导学生工作的实际开展,承担学生思想政治教育与品格培养、学生管理与服务、学生素质拓展与能力发展等工作职能。

近年来,学指委通过资助事务工作、心理健康教育、生活园区建设和职场就业指导构建全方位服务保障网络,关爱医学生成长中的点点滴滴。例如以朋辈教育为重要方式,举办"学长热线"活动,定期开展学术讨论;以教师领航为核心,构筑"燕子姐姐学业指导工作室"、整合课程导学讲座、专业课程师生恳谈会等辅导平台,引导学业困难学生从"山重水复疑无路"迈向"柳暗花明又一村";统筹各类奖助学资源,创新实践"TRUST"资助体系,将技术探索、社会资源、游学支持、系统建设、志愿服务相结合,实现精准帮困、资助育人;推进心理健康教育课程体系、咨询渠道和保障机制建设,促进学生身心和谐发展,为校园安全稳定提供有力支持;以生涯工作坊、系列讲座和联合招聘会为突破口,组织开展毕业生质量跟踪调查,整合优质资源,架接合作桥梁,畅通人才渠道,推动就业指导工作多样化、制度化、协同化发展。

一路走来,上海交大医学院始终保持医学学科体系、医学人才培养体系的整体性,始终坚持立德树人,将培养有灵魂的卓越医学创新人才培养为根本任务,已逐步形成极具特色的全程、全方位育人模式。

医学院,是培养未来医生的地方,上海交大医学院对自己提出了更高的要求:医学院应该是培养"良医"和"大医"的摇篮。优秀的医生不仅医术精湛,更要心怀使命、胸有国家,医学院的教育,就是要在青年的心中播下"大医"的种子。

（本文作者：易蓉；原文刊载于《医源》2017年第5期）

那些年我们一起经历的校园时光

　　散发着初夏味道的 6 月,栀子花开,紫藤蓊郁,暑意微醺,耳畔传来轻轻的骊歌声,校园里氤氲着毕业季的气息与色调。又一届学子学成毕业,破茧成蝶,行将告别母校,带着憧憬与豪情翻开人生卷轴新的一页,踏上崭新的人生旅途。弹指间,几年的大学生活一晃而过,总感叹时光匆匆,不及细细摩挲品味,却已倏忽即逝。当毕业的脚步越走越近,当大学生活已成为往事,离别仿佛成了一道难以逾越的心坎、无法释怀的心结。有一种爱意,是难以言说的;有一种感情,是无从解释的。对于母校,毕业生们想说再见不容易。那些年,经历过的校园时光,一如充满质感而又怀旧的黑白胶片,被一一定格。星移斗转,四季更替,在这个被称之为"母校"的地方,对于一个学子而言,承载着梦想与追求,蓄积着能量与情感,关乎着成长与蜕变,更静静地记取着一段段弥足珍贵的人生故事。

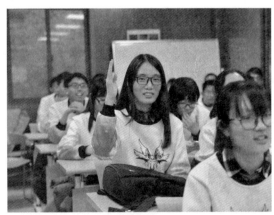

校园时光

梦想起航,医路走来

　　"有梦的地方就是故乡",曾经有一位哲人如是说。因为怀揣着同一个医学梦想,来自五湖四海的学子踏上寻梦之旅,进入交大医学院开启了医学生生活,从此便和医学结下难解的情缘。在这片医学园地中,可以如饥似渴汲取医学知识,可以敞开心扉追求医学梦想,可以纵情恣意领略学府气象。对于医学院就读的绝大多数医学生来说,这里是医学梦想的起航之处,从这里他们迈出了医学人生的第一步。回首即将结束的母校求学生涯,不少2012届的毕业生一致感慨道,"既漫长又短暂,既艰辛又幸福",这是一种复杂的心境,是唯有医学生才会有的真切感受。

作为应届毕业生,对于2005级口腔医学七年制的董晛来说,对母校的感情或许要比这一届其他专业的毕业生来得更深厚一些,毕竟2005级口腔医学七年制是今年这一届毕业生中在母校待的时间最长的专业,正所谓"日久生情"。"记得那是三月的春天,第一次循着复兴路找到重庆南路227号,那由一条天桥相连的小巧精致的校园,绿荫掩映红楼,高架路的杂乱喧嚣瞬间被净化成一种宁静和简单。缘分安排我把自己'二十几岁'最美的年华交予这个校园,这个校园赋予我与别的大学生不同的身份——医学生。"这是董晛与母校的初次邂逅。提及自己长达七年的医学生生活,董晛深有感触,并讲述了这样一段小插曲:"那拼命楼、陈列室里夜夜苦读的身影,那寝室从不熄灯的特权,那天桥上匆匆的脚步,那图书馆里的一座难求,这个校园里有太多同窗和我一起,用自己的年轻时光来一步步实践自己当初的誓言。记得2007年的冬天,冰雪席卷了大半个中国,我在陈列室里准备前期基础阶段学习的最后一场考试——过关考。座位上放着高过我头顶的解剖、生化、生理等课本……突然手机响了,我出门去接,电话中一阵嘈杂,是在北京读书的好友,她兴奋地向我道了声'平安夜快乐'并问我在哪儿、准备如何过节。我恍然,原来那天是平安夜,我淡淡答道'要考试了,我在自习室'。好友兴致不减地告诉我她组织了个Party庆祝,并兴奋地描述着当时的场景。电话那头传来音乐声、欢笑声、舞步声,可以想见大家沉浸在一片欢乐的海洋中。而我,眼前看到的是整个陈列室里满满的背影,或抬头默诵,或奋笔疾书,还有那门外挤了一地的雨伞。突然这一切都模糊了,同样的年龄,同一段时间,因为我们是医学生,所以我们选择了更多的付出和责任,选择了'精勤不倦'作为校园生活的主旋律。"言谈间,董晛的目光中透射出的是一种坚毅与无悔。

说到与交大医学院的缘分,2012届博士毕业生缪明远将之归功于"院训的指引"。这位硕博连读的五年制外科研究生,本科毕业于温州医学院。当年尚在本科实习阶段的他一次偶然的机会在网上看到屹立在交大医学院西院门口的红色大理石碑上嵌着八个大字——博极医源,精勤不倦。刹那间这八个醒目的大字触动了他坚硬躯壳支撑下的柔软内心。于是他以最快的速度从网上下载了院训照片,然后冲到摄影店冲印出照片并加以塑封贴在了课桌右上角。

"从此当我每天从实习医院归来拖着疲惫的身躯进入自习教室看到这张彩印的院训之时,心里总是涌起昂扬的斗志激励自己一定要倾力备考,争取有朝一日亲眼来到医学院瞻仰心目中的院训。时光流转,夏逝冬至,考研的队伍严重减员尤其是到了医院招工面试后。怀着对同窗们花前月下的羡慕和找到满意工作的祝福,我仍然孤独坚守,依然清晰地记得在十二级台风的日子里和酷暑40度无空调的教室里陪伴我的只有这张已经显得灰暗的院训照片。"功夫不负有心人,终于缪明远如愿以偿,进入梦寐以求的交大医学院求学并见到了院训碑,同时他将曾经伴随他的桌子和医学院院训照片留给了师弟师妹们,以此继续鼓励他们。然而,缪明远和院训的故事远未结束,进入医学院攻读学位后,"每次从瑞金医院到院本部就餐及图书馆参阅的时候都会经过院训碑,心中的感触每一次都是不一样的。本科到研究生阶段学习内容和学习方法的转变让初入学的我们时常感到升华过程中的阵痛。这个时候,一种正确的对于医学的学习方法和态度就显得尤为重要。经过五年硕博连读的学习,在不断的挫折——努力——进步的曲线上升循环中,管中窥豹般领悟到了些许院训的深厚内涵。院训精辟总结阐释了医学教育和医务人员学习的方法及精神。在我看来'博极医源'讲述的是学习方法既广博而又细致,既有医学知识的广泛性也就是在横截面上的要求,同时要求特定医学领域理论实践在纵深层次上的钻研。'精勤不倦'则讲述的是学习态度和职业精神,'博极'二字是针对医务人员长期的学习再教育及临床实践提出了高要求,因此如何处理相应带来的躯体和精神上长时间的压力和动力也成为我们必须要解决的问题。院训中'不倦'告诫我们医务工作者面对的是活生生的生命,需要有极大付出的心理准备,务必始终保持充沛饱满的体力和精神面貌。"看得出,这是一种出于对医学真挚的热爱、对生命的真正敬畏而阐发出来对于院训的深刻理解与体悟,能将八字院训上升到如此的高度,钻研到如此的深度,恐毕业生中乃至在读医学生中也鲜有能超越的了。

医学殿堂,风景无限

坐落在市中心闹中取静的交大医学院,处学术文化之前沿,挟思想自由之浪潮,具有百余年的办学历史,在60年的建校过程中,积淀了自己独有的文化传统,也成就了多元文化的交融与汇聚,既有海纳百川、兼容并蓄的包容胸怀,又具大医精诚、笃学慎思的科学风范。走进校园,法式建筑的红砖色彩鲜明而优雅,身着白大褂的医学生步履坚定而匆忙,静谧祥和的校园散发着浓郁的人文气息与脉脉温情。

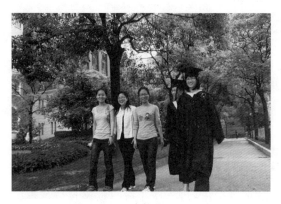

在校园

正如每一个人心中都有一片自己向往的天空,每一个毕业生心中都有一个自己认为的母校。在交大医学院这片神圣的医学殿堂,每一个即将离去的医学生内心深处都留存着自己关于母校的特有记忆。"还记得五年前怀着新奇和激动的心情来到这个校园,迫不及待地迈进了一个还没有完全准备好的大学世界里。校区地处市中心,既有法式建筑风格的布局,又毗邻人流如织的商圈,在现代化大都市的时尚和繁华中我感受到的是深厚的文化底蕴。在这座校园中,有过欢笑,有过悲伤,有过成功,也有过遗憾,历历在目的都是母校陪伴我度过的青葱岁月",已获得外推免试直升研究生资格的 2007 级临床医学五年制袁勋,即将北上继续攻读学位,深造学业,但回想起在母校的点点滴滴,依然饱含深情。"走过老十一舍,如今的解剖教研室早已搬去新教学楼,还记得当初在这福尔马林的气味中,开启了我对医学知识探索的萌芽。走过新教学楼,如今的设施条件更加完备,还记得当初老师们在讲台上向我们介绍人体的各种奥秘。走过体育场,如今的塑胶跑道更加现代化,还记得当初在这个球场上酣畅淋漓地挥洒汗水。走过图书馆,如今的书香愈加显得浓郁而厚重,还记得多少个日日夜夜在书海中畅游,感悟生命的神奇。走过园区寝室,如今的大楼都安装了空调,还记得当初室友们的卧谈和考前达旦的奋战。走过实验大楼,如今'魂归自然,功留人间'的墓碑仍在,还记得当初救死扶伤的梦想从这里起航。走过瑞金医院,如今的新住院大楼拔地而起,还记得当初在病房那一个个彻夜未眠的值班,在与死神的斗争中体会到挽救生命的神圣和成就感。走过……太多太多,一个个足迹就是一幕幕回忆。夕阳的余晖里,母校就像是位安详的母亲,注视着一批批心怀理想献身于医学事业的孩子们。他们来了、走了,哭了、笑了,带着母校赋予的知识去践行自己的理想。"

"从某个层面上说,医学院足以慰藉我们单薄的灵魂和托付我们最沉重而美好的青春",2012 届硕士研究生郭融如是说。这是一位具有诗人气质、情思细腻的医学研究生,举手投足间散发着浓郁的书卷气,一颦一笑间透着一股灵气,给人一种"胸藏文墨虚若谷,腹有诗书气自华"之感,显然这是一位不可多得的"才女"。谈到三年前与母校的初逢,她将此诗意化地描述为"相逢是首歌","三年前，一个阳光明媚的日子里，我拉着重重的行李，一身的风尘仆仆，却掩不住兴奋和期待，跨入了这个校园——重庆南路227号。一转身便把所有的疲倦齐齐地甩在身后，因为在这里所有尘封的记忆都复活了，自此我相信了所有的相逢都不过是经年之后的重逢，最是那一刹那的芳华，这院子里，红的楼，蓝的天便都在我的脑海里深留。今日的相遇只不过是一场迟到的约会。这里，注定我和其他医学生赴约而来。"在郭融的印象里，医学院之美，最美在于图书馆。"从大门进去，左拐便进入这一个院落，穿过爬满绿萝的长走廊，夏日里的燥热便兀地消散了，连树下的猫都是如此静谧和安详地打着盹。端坐在图书馆里，宽大的桌椅在灯下散发出原木特有的光泽，在这里，时间是停滞、蜿蜒而缓慢的，带着浓重的书香气。你翻看着那珍贵的外文原版医学书，发现阅不完的是岁月的悠久和历史的沉淀；在这里，时间又是奔腾、直接和迅速的，刚来还是阳光明媚、风轻云淡，你被这厚重的医学书中的内容吸引，仿佛忘归的爱丽丝，再从那树皮洞中钻出来，抬头已是华灯初上，繁星点点了。在这里，有许多年过花甲的老人，步履蹒跚地走来，乐此不疲地从那外文古籍里一次次抽出又放回书本，端坐在边上的凳子上，用心地记录着什么。你尽可以用敬佩的眼神追寻他的瘦弱单薄的身躯，但是千万不要打扰他那份专注，落日的余晖将他们的身影拉得很长很长，你都无从分辨，谁是你刚才正关注的那一位。也许他曾是医学院里的教授，也许他曾是医院里的医生，也许他曾是医学界的学术泰斗，这些都不重要，重要的是洗尽铅华的经年过后，他最爱的不过还是这些毕生追寻的医学书。"郭融静静地诉说着，仿佛此刻恍若无人，自己已置身在最钟爱的图书馆，沉浸在这份不容惊扰的静谧与脱俗中，"从图书馆出来，站在清冽的风口中，我的目光刚好够到了梧桐树的顶部，梧桐叶一阵阵地喧哗，和着远处办公楼橘黄色明媚的灯火，那温暖的存在，这就是母校了。"

感念师恩，如沐春风

曾经的清华大学校长、著名的教育家梅贻琦曾说过："所谓大学者，非谓有大楼之谓也，有大师之谓也。"真正的大学学府，是因为有"传道授业解惑"的为人师者。只有拥有优秀的教师，才能支撑起一流的大学。而细数曾经任教的教师们，2012届的毕业生无不感怀，庆幸在医学院遇见了一位位良师，传授医学知识的同时更教会自己为医的品格、做人的道理，如果说大学只是人生旅途中的一个驿站，而在驿站中邂逅的老师们却并不是生命中擦肩而过的匆匆过客，他们是倾才智、竭心力庇荫自己的守望者，是带领自己驶向精神彼岸的领路人。

"挥手自兹去,萧萧班马鸣",离别在即,最忆师恩。

在读期间具有多年学生干部经历的2007级临床医学五年制的袁立动情地说道,"回望这漫长而又短暂的五年,值得回忆和珍藏的事物太多太多,而其中最让我印象深刻的,莫过于那一间间教室、一堂堂课、一位位老师。与非医学生不同,课业占据了我们绝大部分时间,但是这并没有成为我们的枷锁,反而让我们体会到在知识海洋中遨游的快乐。学习知识离不开老师,而每一个老师都用他独特的方式给我们刻下了这门学科的最初印象。无论是医学免疫学葛海良老师的妙语连珠,还是生理学施渭彬老师的谆谆教导,无论是外科学邓漾老师的慷慨激昂,还是妇产科学沈立斐老师的循循善诱,都为我们打开了通向各个医学领域的神秘大门,引领我们在其中一探究竟。此外,他们除了是传授知识的恩师以外,还是我们成长的灵魂导师。他们每个人都是一本活字典,他们用他们的人生阅历和理想信念,告诉我们应当走怎样的路,成为怎样的人。这些老师让我们明白,即使是博学大家也需谦虚谨慎,因为知识的撷取永无尽头;这些老师让我们明白,选择了医学就选择了责任,选择了奉献;这些老师让我们明白'健康所系,性命相托,竭尽全力除人类之病痛,助健康之完美,维护医术的圣洁和荣誉。救死扶伤,不辞艰辛,执着追求,为祖国医药卫生事业的发展和人类身心健康奋斗终生'这段话的真正含义和沉甸甸的重量。倘若将这一位位老师的教导比作温润炫目的珍珠,那经过五年的沉淀,我们手中已然拥有了一串长长的珠链,它是我们人生中不可多得的宝贵财富,将陪伴我们在今后的人生路上越走越远。"

一个抉择往往能改变一个人的命运,2012届硕士研究生苗平结缘交大医学院经历了一段一波三折的故事。当时本已是山东某高校七年制医学生的他,因为骨子里的一种不安分和执拗,在本科最后一年选择了报考交大医学院研究生,就在自认为考试无望、几乎放弃的关头,却意外接到复试通知,复试后孰料又生枝节,接到通知未录取报考的第一专业,调剂至免疫学专业。于是,是回山东继续七年制的学业还是提前本科毕业奔赴交大医学院攻读调剂后专业,成了"TO BE OR NOT TO BE"的生存问题,令他百般纠结。最终,权衡之下,他做出了抉择,从此在交大医学院度过了不平凡的三年。回眸过去的三年,苗平用"感动"与"感激"两个关键词来总结,"非常幸运,在这里我遇到一位非常nice的导师,他不仅学识渊博,而且为人谦和友善,不仅教授我专业知识,而且教会我很多为人处世的道理。研一期间,导师就教导我,初来上海,要多熟悉环境,做点想做的事情,提升一下自己的综合素质,因此我参加了很多社会锻炼和社团活动,在班里担任党支部书记,做过世博志愿者;进入研二,开始了课题研究,在与导师的一次次交流中,我逐渐学会了细致、严谨,而这足以令我受益终生;不知不觉,到了毕业冲刺阶段,既要补实验,又要写论文,准备答辩……这时导师赠予我'临池静心'四字,使我原本浮躁、焦虑的心情平静踏实下来;5月答辩结束后,我需要提前到工作单位上班,导师不但没有反对,还教导我,开始工作了自己就要独立承担责任了,所以万事要小心……就这样在导师的指导下一路走来。回想一下,我非常感谢2009年研究生复试时,研究生院及免疫所的老师们接受我,给我提供了一个来到这里学习的机会,我也很庆幸我选择了这里。感谢母校为您的学子提供的开放的学术环境,浓厚的学术氛围及丰富的各类资料、资源,让我们不只是欣赏美景,更丰富内涵,让我从懵懂中醒来,让我由羞涩、不善言语,变得开朗、自信,让我不仅掌握了专业知识,而且多方面能力都得到提高。可以说没有上海交通大学医学院,没有我的导师,没有其他帮助我的老师,就不会有我今日的改变,也不会有今日的成绩。"

淬炼成长,丰满人生

大学,人生的重要阶段,也是一个让人展示自己、锻炼自己、使人成长的最佳舞台。没有参加过各种实践锻炼或是校园活动的大学生活,可以说是不完美的大学生活。朝气蓬勃的大学校园,每天都在演绎着一幕幕丰富多彩的属于年轻人的精彩,这里书生意气,青衿风流,洋溢着青春,挥洒着热情。每一次历练,都是一笔珍贵的成长财富;每一次付出,都会有全新的收获。

2007级预防医学的陈燕忆及自己在学院勤工助学中心家教部工作的经历,非常自豪:"我在家教部工作了两年,这样的'工作年限'可以说是本科生中的'之最'了吧。在这样一个窗口性的部门为全院的同学服务,同时也时常要与校外的家长打交道,两年下来,认识了很多新朋友,也学会了与人沟通的技巧。除了工作,在勤助中心这个大家庭里,老师同学之间的情谊也让我倍感温暖,天气骤变时的嘘寒问暖、考前的贴心短信、复习时候的一起备战还有假期时候的一起游玩……因为有了这样一段工作经历,让我认识了一群非常可爱的人,也值得我一生珍惜。""学校给我们提供了很多锻炼自身能力的平台和资源,我们可以根据自己的兴趣和精力选择各自的活动。热衷公益、喜欢与人打交道的,可以参加各类志愿者服务;有志科研、喜欢动手动脑的,可以参与到创新实验等项目中;爱好文娱、喜欢艺术与运动的,也有很多社团等着你去加入……当然,即使参与了,每个人也可以根据自己的情况选择不同的'深度',因为'参与'和'组织'需要付出的东西也是不同的。或许你会不知所措,或许你会犯各种错误,不要害怕犯错误，也不要害怕孤独无助，我认为，大学就是一个可以让你尽情地尝遍失败滋味而不会遍体鳞伤的地方，你跌倒了，周围有老师、有同学，他们会扶持你、鼓励你、温暖你！"

与本科生相对简单、轻松的课余锻炼不同，博士生的业余生活往往要更为紧张与繁重，但是丰富多彩却不逊于本科生，2012届博士毕业生代杰文表示，"云南玉龙三下乡、上海崇明科考实践、博士生论坛筹备、博士创新基金申请，实验室埋头耕耘，有过成功，有过失败，都不重要，重要是医学院为我们创造了条件，让我们创新发展，让我们成长成熟，这是一个过程，一段受用终生的经历。老师的谆谆教海，同窗的彼此帮助，好友的海阔天空、激扬文字，这些让我们收获到的不仅仅是技能和方法，还收获了很多真情，很多回忆。三年的博士时光弹指一挥间，毕业离校，虽未热泪盈眶，却也是惆怅满怀，很庆幸，毕业后还在第九人民医院做住院医师，还与母校相伴，这样一想，便略感欣慰。一个人对母校的爱，就像对母亲的爱一样，质朴、真实而又热烈，这种爱跨越地域、穿越时光，这种爱让大家在毕业离校时会回首以顾，在事业有成时依然魂牵梦绕，这是对母校无法忘却的一种情怀。"

甲子思源，祝福母校

因为有梦，所以心会悸动；因为有爱，所以前行的路上不会孤独。在母校的每一天，虽然苦乐并存，虽然忧喜交加，但正是它们奏响了生命的交响乐。这里留下了成长中的点点滴滴，点点滴滴里渗透着寻找光亮的勇气，勇气下藏着一颗孜孜追求的心。那些年，一起经历的校园时光美好而剔透，被毕业生们视若珍宝。

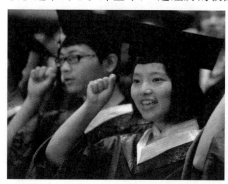

祝福母校

2012年恰逢医学院建院60周年，忆往昔，医学院栉风沐雨，走过辉煌璀璨的60年，培养了一代代莘莘学子，创造了一个个第一和领先，为祖国的医药卫生事业发展和人民群众的身心健康做出了自己的贡献。看今朝，医学院充满了勃勃生机和发展活力，全院师生正凝心聚力、求真务实、创新驱动、科学发展，为建设世界知名的研究型、国际化一流医学院而不懈奋斗。作为医学院的学子,无论毕业与否,无论身处何方,都会把对母校的爱化作责任、信心和动力,以各种形式参与到学院的建设中来,为医学院的发展建言献策、添砖加瓦。

带着对母校的眷恋与祝福,在母校的注视与牵记下,2012届的毕业生们整装待发,将踏上新的征途,风雨兼程,高歌猛进,且行且珍惜。

贺二医·甲子

2012届硕士毕业生　郭融

风云一甲子,昂首壬辰,二医立潮头。
三校合一开新局,把盏悬壶气势涨,
曙光亮,沪上名医斗顽疾,
斗顽疾,山河倒转,力挽狂澜。
意气少年郎,拼却此生狂,杏林侠骨香。
反式维甲治急早,颅面整形烘绑疗,
漫漫人生路,春秋话死生,
手提造化出神奇,起此沉疴是光明。
峥嵘岁月六十载,橘井泉香代代传,懿德年年有华章。

(本文作者:游佳琳;原文刊载于《医源》2012年第3期)

唯愿"夜无殊"

——医学院实习医生们的故事

对刚刚走出课堂、走进病房的实习医生们而言,夜班大概是最大的考验了。与白天不同,夜晚表面平静,实则暗流涌动。面对呼啸的救护车送来的急诊病人,面对病情突然恶化的重症患者,要做的事情似乎很多——量血压、测血糖、盯监护、换药,一遍又一遍安慰紧张的病人,实习医生要通过"话疗"为"一班"挡去一切并不棘手的问题;但能做的事又似乎很少——无权独立开医嘱,不知如何应对病人千奇百怪的主诉,事无巨细皆须汇报上级医生。

面对生理和心理上的困倦与疲惫,夜班时,实习医生们需要克服和学习的东西有太多太多。此时"夜无殊"这三个字,成了对他们最由衷而体恤的祝福。

多半落空的企盼

这天,2008 级临床医学五年制专业秦宁馨在内分泌科值夜班,白天的病房里就是各种忙碌,到了傍晚 5 点多,又来了一位 50 多岁的男病患,入院诊断为高血糖。她照惯例为病人进行了入院常规体检:病人的脉搏微弱,而血压更是低得无法测出!经过上级医生检查,病人有心衰迹象,要马上对他行心电监测。晚上 8 点,经过秦宁馨的悉心照料,病人的情况终于稳定了些。她在心中长嘘一口气,隐约觉得今天还是可能"夜无殊"的,忙碌了一天太希望能休息下了。可是一个多小时后,病人情况又急转直下,在实施了气管插管、心肺复苏等措施后,病人的生命体征仍然没有稳定。秦宁馨一边跟随上级医生进行着紧张的抢救行动,一边紧紧盯着监护仪,期待着奇迹的发生。凌晨 1 点多,监测仪上病患的心跳慢慢变成了一条直线。尽管抢救成功的可能已十分渺茫,但看到痛苦万分的家属眼里存留的一丝希望,看到依然不肯放弃忙碌着的医护,她也仍然继续做着心外按压。一次,两次,三次……刘海早已被汗水打湿黏在了额头上,而手已经酸得没有了知觉,抢救一直持续到凌晨 2 点多,可惜大家的努力没能改变残酷的现实,病人还是走了。这一夜,秦宁馨身上的白大褂湿了又干,干了又湿。走出病房,顾不上休息,也顾不上感慨生命的脆弱,她还要尽快补上病史记录。清晨 5 点,熟悉的闹铃声响起,又到了给所有病人测血糖的时间,趴在桌上睡了不过一个小时,秦宁馨带着不眠夜后的疲乏,又开始新一天的忙碌。

2008 级临床医学八年制专业刘旭在普外科实习时,夜班也经常与"夜无殊"无缘,因为所在病区特色是胆胰疾病,病房里经常可以见到胰十二指肠联合切除术后的病人。这些病人基础情况复杂,手术创伤大,术后并发症可能性大,因此在术后很长一段时间内都是实习医生们的重点关注对象。理论课上对这种治疗方法的教授,自然是手术过程更加吸引人,可是真正到了现实中,实习医生们才体会到术后也是治疗的关键时期,疾病的解决有时就是要靠小细节不断叠加,否则一样无法带给病人健康。这些患者身上往往插满了各种各样的引流管,或是冲洗负吸,或是接袋引流。一旦引流管发生阻塞,伤口周围就特别容易渗出,尤其是带教老师嘱咐了必须持续冲洗的病人,只能一次次换药维持伤口清洁,晚上也不例外。于是在刘旭和她的同组实习同学们的记忆中,那些值班的夜晚几乎没有消停过。

实习是工作也是学习,不论是跟着带教医生争分夺秒抢救病人还是学着观察病情、换药、写病历这些所谓的小事,实习医生们珍惜每一次成长的机会。一边抱怨因被叫起的次数多而练出了六块腹肌,一边又似弹簧般地听到召唤挂上听诊器就走,绝不耽搁一分一秒,这就是"心口不一"的实习医生们。

无可奈何的委屈

2007 级临床医学八年制专业的陈翀至今还记得第一次值夜班时的经历,那天病房里刚收了一名疑难病症患者,老师安排第二天进行病例讨论,刚进入实习阶段的陈翀非常希望能把握好这次机会。她巡视了病房,发现当晚并无重症病人,只需换几个药即可。陈翀觉得,这多半是一个"夜无殊"的夜晚,可以用来好好准备明天的讨论了。可是,天不遂人愿,换药时遇到的第一位病人就向她发了难。原来,之前的一位实习医生在为这位病人换药时出现了失误,使得病人疼痛难忍,一晚上没睡好。病人一见到陈翀就表现出了自己的不满:"你们这些实习医生怎么那么不仔细呢!我不要你换药了。"陈翀心里很委屈,可还是耐心地劝导病人,试图说服他让自己帮忙换药,并再三保证一定会小心。谁料病人和家属都态度坚决,一定要求她找主治医生来。这样的情况去找主治不合流程,也显得自己能力不足,要强的陈翀足足开导了病人两个小时,眼泪在眼眶中转了又转,却始终没让它流下来。最后,在病友们和护士的一同劝导下,病人的态度终于有所松懈。等换完药,安顿好所有的病人,已过了深夜 12 点。陈翀拖着疲惫的身子回到电脑前,不愉快必须抛开,还有第二天讨论时要用的文献需要检索。

　　某个寒冷的冬夜,轮到2008级临床医学八年制专业董樑值班。凌晨3点,半梦半醒间他仿佛听到了一阵敲门声,翻了个身,迷迷糊糊地想到晚上查房时每位病人都情况稳定,会不会是自己做梦呢? 可是,敲门声又继续响起。这下董樑有些清醒了,拉开被子迅速套上外衣,疾步来到病房。正当他以为病人有什么突发状况时,却见一个病人坐在病床上,对他说:"医生,我睡不着。"董樑为他检查了生命体征,没有发现任何异样,耐心地安慰了病人几句,便回到了办公室。4点,敲门声又响起了,董樑起来一看,还是那位失眠的病人,稍加安抚后,他再次回到了自己的办公室,此时虽然极其疲惫,却已睡意全无。第三次敲响值班室门的,是那位病人隔壁床的病友,他向董樑投诉那位病人的辗转反侧使他也无法入睡。眼看着天色渐明,董樑觉得一阵气恼:明明是"夜无殊"的情况,但他却几近彻夜无眠。"到底是什么原因让这位病人无事生非呢?"带着这番疑问,冷静下来后,董樑决定找病人推心置腹地交流了解下。第二天,交班后他特意去找这位病人谈心,发现病人其实是因为对病情不完全了解,家属又不常来探望,所以心有不安。董樑耐心地对他进行了心理疏导。第二天夜里,敲门声果然不再响起了。

　　病房也是课堂,但是和有着标准答案的试卷不同,面对来自五湖四海、有着各式各样需求的病人,实习医生们除了学习医病,更要学习的是医人、医心。"有时,去治愈;常常,去帮助;总是,去安慰。"这句特鲁多医生的墓志铭,实习医生们在慢慢体会。

无能为力的痛楚

　　在普外科病房实习的2008级临床医学五年制专业李政垚,每晚值班的时候,总会习惯性地往3号床的方向望一眼,虽然现在这张床上已然空空荡荡。3号床曾经住着一位患了晚期肿瘤的病人,癌症已经广泛腹腔种植转移,并伴有大量癌性腹水,严重影响到了呼吸。每个夜晚,病人都喘得很厉害,且疼痛难忍,有时不得不叫值班医生起来为他开安定等药物帮助入睡。因此,李政垚和其他实习医生们都很害怕值夜班时遇到这位病人发病。但是随着对病人的熟悉,李政垚也开始主动关心起这位病人的情况,每当夜里铃响,他都会立马起身,拿好药走到3号床前,医患之间的默契一天天在增强。但就在李政垚入外科实习后的第二周周三晚上,这位病人的病情却突然恶化了。一开始,病人还能轻声说话,到凌晨3点时,病人已经呼吸急促、无法开口了。整晚,李政垚都在忙着参与抢救,可是最终还是没能成功。在后来的很多个"夜无殊"的晚上,李政垚总会半夜惊醒,习惯性地看一眼 3 号床。他多希望这张床上的病人能再把他叫起来一次,多希望可以再为病人量一次血压、拉一次心电图啊！可是……

当 2008 级临床医学五年制专业杨茜来到消化科实习时,4 床的老大爷已经住在病房一段时间了。他是晚期胰腺癌患者,不同于一般癌症患者的沉郁无力,老大爷总是那么和蔼可亲。他的妻子一直陪伴在他身边,无微不至地照顾着他。每次当有医生来到病房,大妈总会恭敬地叫一声"医生,您好"。渐渐地,杨茜与大妈的关系亲近了起来,每当大爷的病情有所好转或是恶化时,大妈总会向她倾诉自己的欢喜或悲伤。在杨茜消化科实习的最后一天夜里,大妈要回家一趟,临走前还不放心地托她关照一下。就在那天夜里,老大爷的病情突然恶化。从晚上 9 点抢救开始起,杨茜和其他几个实习医生就轮流拨打老大妈的电话,却始终没能联系上。在一次又一次心外按压过后,大爷的生命体征还是没有任何起色。当听到带教老师宣布"病人在 23:30 死亡",看着心电监护上的心跳变成一条直线,想到老夫妻从此天人永隔,甚至没能见上最后一面,杨茜心里涌起阵阵苦涩。

作为一名实习医生,能够为这些病人做的事太少太少,在这一次又一次的失败中,他们学着接受生命这一个完整的过程,学着更加坚强与理性。他们省下流泪的时间去学习、去积累,去变得更强,但与此同时,他们珍藏着最初的这一份伤感与恻隐,当千帆过尽时,不麻木,不轻佻,犹记行医之初衷。

还有那些暖洋洋的夜

当然,实习医生的夜晚也不总是抢救一夜的辛苦,抑或是被患者、家属误解的委屈。在实习医生们的记忆里,总有一抹温暖的色彩。

2008 级口腔七年制专业钱姝娇在口腔综合科值班时,一个中年男病人因皮脂腺囊肿继发感染需要切开排脓。钱姝娇对自己操作的技术充满了信心,可鉴于有过病人嫌弃自己实习医生身份的经历,她难免有些忐忑。在带教老师的鼓励下,钱姝娇走到了病人面前,发现他正微笑地看着自己,就是这样包含信任的笑容让她很快镇定下来,全神贯注于手术中。巧的是几天后病人来换药时又遇到了钱姝娇,他熟络地打招呼:"你的带教老师怎么换了?"她一愣,恍然,原来他是知道自己实习医生的身份,可是那天怎么毫不质疑实习小医生的技术呢？或许是看出了钱姝娇眼中的疑问,病人接着又说:"你们实习医生不容易啊。不给你们机会锻炼,又怎么能长进呢？我理解你们。"这番朴实的话语让钱姝娇的心里暖暖的。她说:"所谓将心比心,作为实习医生的我们也能理解一些病人的担忧。或许今天的我们确实有些稚嫩,但治病救人的热忱绝不差,病人的理解和肯定,是对我们最大的鼓励。"

某天,李政垚在医院走廊上遇到一个老人。老人看见他,立马搂着他肩膀很开心地笑。李政垚一时摸不着头脑,老人哈哈一笑,温和地说道:"李医生,你好。你不记得我了吗?"一番仔细打量后,李政垚猛然想起这位老人是自己曾经实习过的外科病房 12 床的病人。那时,老人还只能躺在病床上,连话都不能说,但现在看起来神采奕奕,李政垚不由得打心底里为他高兴。老人握着他的手,感激地说:"我现在精神好了,药也恢复了。下星期就要做第四次化疗了。当时多亏李医生你们日日夜夜用心的照顾啊!"李政垚在那一刻才真正意识到,医生们包括自己这样的实习小医生们在那些个不眠的夜晚做出的努力,病人其实都看在眼里,并且由衷地感激。李政垚说:"我一直觉得救死扶伤是医生的职责,为了病人的安危而不能停歇的日日夜夜,我并不以那些付出为傲,也不求什么回报。可是现在,除了做一个好医生的梦想,又多了一种力量推动着我。那些病人感激的眼神和话语,让我倍加珍惜,也倍添动力。"

是的,无论是"无殊"或者"有殊",因为有着始终不变的医学梦想,实习医生们实现着自己的价值,把那些夜晚变得暖洋洋的。

暖洋洋的夜,在医生护士的体贴里:半夜里带教老师请吃的一顿烧烤,滋味是那么难忘,是饥肠辘辘时吃到美味的幸福,是师生一起谈笑时的快乐。

暖洋洋的夜,在和谐的医患关系里:病人的理解与配合,是对实习医生莫大的鼓励与动力;医生的贴心关怀与帮助,是给病人开的心理良药。

暖洋洋的夜,在患者一声真挚的道谢里,在自己的技术受到带教老师的肯定时。暖洋洋的夜里,流淌着正能量,灌溉着实习医生们心中那始终坚持的医学理想。

在夜里,垂体释放最多的生长激素,孩子们静默而迅速地成长;在夜里,准医生们学着独自面对各种各样的问题,被推搡着挟持着成长。也许回过头来,一个个不眠之夜见证了他们由最初的慌乱到如今的沉稳,洗去了不问世事的天真。但无论如何,实习医生们仍然热切盼望着"夜无殊",不仅是为了能在忙碌而疲惫的实习生活中好好睡上一觉,更是希望患者的病情没有反复,家属也不用为之心焦。

唯愿夜夜皆无殊,平安至天明。

(本文作者:刘旭、汪欢、张诗韵、杨静;原文刊载于《医源》2012 年第 6 期)

当"你好"遇上"Bonjour"

——交大医学院与法国医学教育合作交流 35 年回顾

10 月 19 日上午,"2015 年第三届国际法语医学研讨会"在交大医学院懿德楼二楼报告厅举行,法国、比利时、加拿大等众多法语国家的大学及医学院的领导、相关人员,以及交大医学院和各附属医院的领导、法语医学人才会聚一堂。此次会议在交大医学院(原上海第二医科大学)开展与法国医学教育合作交流 35 周年之际召开,既是对过往岁月的回顾传承,也再一次吹响了卓越医学人才培养过程中国际化办学的前进号角。当你好遇上 Bonjour,其间产生的化学反应令人感叹!

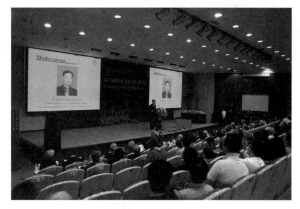

第三届国际法语医学研讨会

一直以来,交大医学院的法语医学教育有口皆碑,上海交通大学医学院副院长胡翊群坦言,在历年的招生中,临床医学专业法文班的入学成绩基本是全校最高。当然在法文班各方面也都享受着外教、出国交流等最好的教育资源。而学校法语医学教育的办学历史可以追溯到医学院的前身——震旦大学医学院。

从震旦承续下的法国情缘

由法国天主教会创办管理的震旦大学有着"东方巴黎大学"的美誉,其创办者、天主教徒马相伯的办学宗旨是力求把震旦建设成崇尚科学与真理、培养翻译人才的基地。交大医学院法语医学教育的灵魂早在那刻就埋下了种子,等待着日后的破土而出。1911 年,震旦大学设医学先修科,1915 年改为医科,学制六年,授医学博士学位,皆用法语授课,教学医院为广慈医院(现瑞金医院)、安当医院(现瑞金医院卢湾分院),1932 年,震旦大学获批准立案改医科为医学院,并增设牙医系。

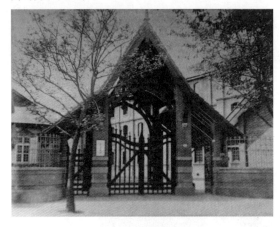

震旦大学校门

震旦大学医学院的医学教育是法国本土医学教育在中国的移植,体现了法国医学教育的办学理念和教学目的,在近代中国的西医教育中独树一帜,对中国医学教育事业的发展具有非常重要的作用。在几十年的办学历程中共有 581 名毕业生,为中国培养了一大批医学精英,这些英才在新中国医疗卫生事业的建设和医学人才的培养方面发挥了重要作用,董德长、王振义、龚兰生、唐振铎、陈家伦、金正均、史济湘、张锡泽、杨士达、聂传贤、陈敏章、张圣道、萧树东、丁文祥等在医学领域取得响当当成就的人物,都是震旦大学医学院的杰出校友。

诸多震旦校友回忆得最多的,恐怕要数那繁重的课业和密集的考试了。当时,震旦大学医学院前三年修习基础和法语学习,后三年主攻专业课程,基础课包括哲学、化学、物理、动物学、植物学、心理学等,而人体解剖、病理解剖、精神病学、眼科学等专业课程更是达到了 40 余门。其中,解剖学要求学生在三个学期中参加解剖

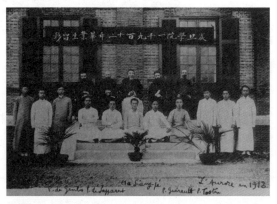

1912 年震旦大学毕业合影

实习总课时数达到 270 小时,算下来,平均每天都要进行 2 小时的实体解剖。此外,医学院还安排了周考、月考、期末考、年终学科大考,若是出现不及格的情况,就会面临留级甚至退学的后果。据校友张圣道回忆:"每周六下午要进行考试,这个压力很大,逼着你学法语学医学,精神始终处于紧张的状态。"

然而,"真金不怕火炼",无数前辈顶住一项项试炼,成为一代医学人才。1942 年,王振义以优异的成绩从震旦附中毕业,获得了免试直升入震旦大学的资格,并选择了医学专业。王振义与他的好友罗远俊,既相互帮助,又相互竞争,两人一直在各项考试中包揽前两名。频繁的考试制度,使震旦大学的淘汰率极高,但同时保障了较高的教学质量。可以说,正是医学院这种近乎严苛的培养与督促,造就日后这样一大批杰出的校友。毕业后,王振义以毕业考第一名的成绩进入广慈医院(现瑞金医院)成为一名内科医生,而罗远俊则前往法国留学深造。

学子们出色的成绩,源自他们的"博极医源,精勤不倦"的努力,也同样离不开老师们如琢璞玉的细心和耐心。法语流利得胜似正宗法国人的化学老师梁绮山,讨教佘山山民并仔细研究而发明"仙鹤草素"的吴云瑞教授,治病规范严谨、做人一丝不苟、宁愿绕远也绝不横穿马路的傅培彬教授,戏称痰为受之父母的蛋白质的沈永康教授,用法文宣读讲义并在重要之处强制要求同学们"划上一划"的"划先生"、老校长胡文耀教授……或治学严谨,或风

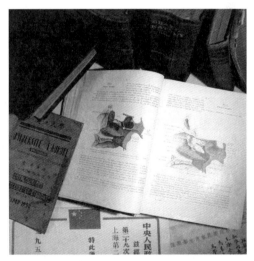

学习资料

格活泼,这些个性分明的形象为学子们紧张的学习生活增添了鲜活的色彩,也成为大家的脑海中难以抹去的记忆。

1952 年,震旦大学医学院与圣约翰大学医学院、同德医学院合并成立了上海第二医学院(现交大医学院)。合并入上海第二医学院后,震旦大学医学院先进的教学模式、管理模式和临床医学经验被完整继承下来,其留下的建筑、医疗设备和实验室也都是学校存在和发展不可缺少的硬件设施。

打开国际化办学的第一扇窗

由于有着历史渊源和较好的法文交流能力，"文革"结束后，停滞多年的医学法语教育得以恢复，1980 年，原上海第二医科大学开设了临床医学专业法语班，开国内医学教育开放风气之先。对于外界的质疑不解，王振义教授这样坦然地解释："我们要向外国学习，首先要掌握多门语言，法国的物理、化学、哲学、音乐都处于国际领先地位，特别是医学，在上一个世纪取得了很高的成就，大量医学上的第一次曾在法国诞生，当时不少美国人都涌向法国留学。"鲁迅先生有言："不满足是向上的车轮。"法国医学作为近代医学史上一颗光华璀璨的星星，对正处于如饥似渴求学求知的医学家们而言，无疑具有莫大的吸引力。也正是他们的力排众议和高瞻远瞩，才促成了医学国际化办学的第一扇窗开启，为刚刚历经十年动荡的中国医学教育带来了不一样的风景。

随着法语班的开办，上海第二医学院与法国医学教育界逐渐恢复了交流往来，包括双方派团互访交流、进行医学科技双边挂钩、授予法国科学院院士为学院名誉教授、举办法国医学图书展览等。其中以邓小平副总理、雷蒙巴尔前总理为名誉团长的首届中法医学日将中法医学交流推向了高潮。邝安堃、傅培彬、董德长、王振义、龚兰生、唐振铎等教授们在法国巴黎的演讲轰动一时，他们流利的法语更得到法国同道的高度赞赏，也使中国大使馆的官员"拍痛了手"。随即，附属瑞金医院一大批年轻医生、教师被派往法国各地学习，可以说今天瑞金医院的一批重点学科及其带头人就是在那时打下的基础。

1984 年到 1988 年王振义任学校校长期间，共送出 10 人赴法进修学习，其中就包括郑民华，如今的中国微创外科第一人，他最早将腹腔镜微创技术引入中国并向全国推广。郑民华是 1980 年恢复开办的第一届法语班学生，学成毕业后缘于外交部和巴黎卫生局的一个合作协议，在那个鲜有出国机会的时代，他成为极为少数的幸运儿，得到了赴法留学的机会。

在郑民华年轻的心里，对法国的了解全都来自《基督山伯爵》《三个火枪手》《巴黎圣母院》等文学作品。"当时内心无限憧憬，把法国想成天堂一般，浪漫、文艺，且很神秘。"抵达法国后，郑民华受到很大的震撼，第一次坐公交车，车票也不会用，重复刷了两次，导致下车时无法确认金额，但法国人很随和，知道他是留学生时宽松放过。更大的反差在医院里。郑民华回忆，20 世纪 80 年代，中国感染性疾病还很多，医院里设备落后，检查时使用的 A 超对很多病症都看不清，胆囊炎到最后还是要靠经验丰富的医生用手触摸探查。当时，法国医学已经进入肿瘤医学时代,仪器设备也比国内先进好几代。

有太多的技术和知识等着第一批留法学生学习,然而,最初几个月的艰苦程度超过了郑民华的想象。虽然已经学了几年法语,但到了医院能听懂的很少,"医生们偶尔和我讲话,这当然能听懂,因为他们会很努力地讲给我听,说得很慢。但有的病人讲德语,医生之间讲专业术语,听起来都很困难。有时他们说到法国公开赛,或是交班的时候说一些话,我就没办法理解了。"

对于法国的医院来说,中国医学留学生就是外籍住院医生,与当地医生一样必须完成住院医生的工作。郑民华每天太阳还没升起便进了医院,医院里面的房间设置又是很特殊的,所有好的能见阳光的房间都是病房,医生的办公室都安排在大楼中间,没有窗户,不见阳光。斯特拉斯堡每天下午5点左右太阳下山,郑民华每天离开医院的时候是晚上9点,所以一整天都不见天日,情绪难免压抑。一切改变都只能交给时间,6个月后,法国的春天到了,工作上也能适应了,万物生长,郑民华的心情也渐渐好了。

勤奋的学习终有回报。1987年,世界上第一例微创外科手术在法国进行,正在法国斯特拉斯堡大学医学院附属医院做住院医生的郑民华,师从斯特拉斯堡医院外科 Meyer 教授,在第一时间学习到了腹腔镜手术技术。当时,医院引进了一台腹腔镜手术器械,决定在住院医生中选择一些人进行摸索,结果郑民华入选了,获得老师亲授技术。理由是:他是中国人,拥有一双拿筷子的手。手巧!

那时的郑民华并未意识到自己正参与一场伟大的医学革命,他对这种"洞洞眼"手术心存疑惑,"看得清楚吗?""第一次用腹腔镜做手术,感到很不适应,抓不住。第二个手术时,有点出血,当时我们导师就怕了,后来发现是虚惊一场,是摄像头把出血放大了。"郑民华越做越开眼界,一年后,这位中国留学生不负老师的期望,完全掌握了腹腔镜技术。

1989年,郑民华在法国做了第一例胆囊微创外科手术,成为微创外科手术中国第一人,此后他在法国做了40多例疝气修补、阑尾切除、食管裂孔疝临床手术,他发现,腹腔镜下的手术不仅能够看清腹腔内的世界,更能减轻患者的痛苦。

1991年,郑民华受邀回到瑞金医院,也将腹腔镜技术带回中国。当年12月,他开展腹腔镜胆囊切除术,这是中国华东地区开展的首例微创手术。以后,腹腔镜技术传遍祖国大地,1993年,郑民华成功进行了国内第一例腹腔镜结直肠癌手术;此后,他又完成了腔镜甲状腺切除术、胃癌根治术、脾切除术、阑尾切除术、妇科手术、胸外科手术、泌尿外科手术等微创手术。2001年,瑞金医院微创外科成为上海市微创外科临床医学中心。

"现在大家觉得,窗口里装着摄像头,不是更清楚吗?"但最初,腹腔镜手术由于技术水平不稳定,手术时间长,并发症多,一度饱受争议。随着技术日臻成熟,当初的缺点都变成了优势,腹腔镜变得更加快速、方便,并发症减少。现在,外科界已经视腹腔镜为常规手术,微创也被公认为外科手术的未来方向。

如今,郑民华又投身于对年轻医学生的培养事业,担任上海交通大学医学院中法医学部主任。

国际交流的频繁,为国际化办学注入了活力,1980年、1981年、1985年、1987年、1989年、1991年、1993年、1995年和1997年,上海第二医学院(1985年改名为上海第二医科大学)的临床医学专业法语班一共招收了9届学生,共199名。其间的1990年,由学校外文教研室主任、著名法语教授顾梅圣任主任的教育部法语培训中心成立,在法国罗阿大区的支持下,开设公共法语课程,培训医生、护士、教师、管理和教育辅助人员,至今已有25的历史。1991年,上海第二医科大学被世界讲法语联盟(AUF,Agence Universitaire de la Francophonic)接纳为会员,成为当时中国在此国际组织中唯一的一所高等院校。法国总理巴拉迪尔、希拉克总统夫人Chirac Bernadette先后于1994年和1997年访问瑞金医院,均是由于学校中法医学合作项目在中法合作交流中的重要地位。

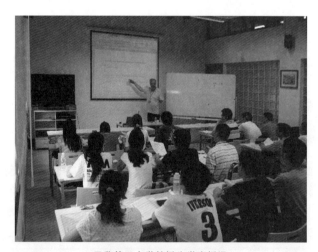

巴黎第五大学教授为学生授课

1997年中法双方在政府层面签订的协议中,写入了"在上海第二医科大学开展医学法语班"的条款。由此,临床医学法语班中法合作项目正式纳入中法两国政府文化教育合作框架,双方签署的"卫生合作协议书"中包括支持临床医学法语班计划。此后,里昂第一大学、斯特拉斯堡大学、格勒诺布尔第三大学、巴黎笛卡儿大学等 10 多所法国高校与学校签署合作交流协议,根据需求,定期派遣基础和临床专业及法语专业授课教授,同时开展学生互换项目。1998 年,上海第二医科大学开始面向全国招收临床医学七年制法语班学生,每年 30 名。

中法共育英才　感受人文熏陶

中国国情与历史文化,加之鲜明的法国教育特色,凭借中法两国的共同努力,学校在短短三十多年中培养了大量的优秀法语医学人才。1999 年来,有260 名学生考取法国住院医师,100 名青年医生获得法国进修奖学金,250 名学生在法国接受法语强化培训,38 名学生获得法国生命科学硕士学位,加上医院见习、科研轮训和护士进修,前往法国学习进修的累计约 700 多人。同一时期,法国派出到我校及附属医院实习和见习的医生 200 名,派出短期授课教授 250人(次),加上护理专业学生的交流学习,共 450 人(次)。

与普通医生相比,这批有着法国医学教育背景的医生有点与众不同。他们习惯了每天喝一杯咖啡,看病时,会与病人仔细交流,科研上态度格外严谨,休息时会看法国电影、聊法国文学、品法国红酒、欣赏书画展览。他们中的绝大多数在自己的专业领域表现突出,成为专家和学术上的领跑者。然而除了技术上的受益,更多的医学人文素养已默默地注入了这些医生的血脉,并影响着他们的人生。

在王振义看来,法国人之所以在医学上取得大量前沿成就,与它非凡的艺术、音乐、哲学传统密不可分。"我们要学习的不仅仅是技术,更是一种不可估量的教学理念、疾病分析与医学思维方式。"

谈及法国医学哲学,法国医生引发了郑民华很多思考,在他学习乳腺整形外科期间,亲眼看见法国医生竟会花大量时间与病人交谈,了解病人的职业、婚否、个人对形体美的要求后,再制定整形手术方案,以便为病人设计出更具个性的造型,也能让病人在出院后更顺利地回归生活。同时,也只有法国的外科医生率先设计出各种不同位置的切口,只为迎合患者穿不同类型泳装的需求。"这不仅是医术,更是艺术、人文的考量。"郑民华对此深有感触。

交大医学院生理教研室张文慧老师是第三届法语班毕业生。回首来时路,张文慧坦言自己的留法经历对于如今的工作有着深远的影响。令她印象最为深刻的是,在法国进实验室之前所有学生要参加为期一周的实验室安全培训,考核合格后才能进入后期实验室的具体科研工作。"这虽然很基础,但对于目前研究生培养和科研都是很重要的,教会我们实验室中要注意的事项,遇到应急状态时该怎么处理,怎么保护自己。"此外,张文慧提到,在法国很多实验要用到动物,必须经历一个烦琐的申请过程,首先需要递交一份很长的报告,其中甚至细致到"给动物做什么实验? 用什么药? 是怎么麻醉的? 动物是否会遭受痛苦? 遭受多大的痛苦?"等问题。"整个培训过程中,可能让人感觉法国人的工作效率不像国人这么高,但每一个环节都是很严谨地把控,只有这样才能保证科研做得完美,取得比较好的成果。这也真正体现出了认真、严谨、负责的工作态度。"

纵览世界医学流派,在高歌猛进的浪潮中确有不同的特色。在王振义看来,美国医疗重机械,靠检查,而法国医学则重实践,重人文,对于一个医者,法国医学界对于疾病分析有一套很好的思路值得学习。"因此,法国既是医疗技术领先的国家,又可以为医学生多提供一种医学人文素养的培养环境。"

新纪元开启新的合作征程

20 世纪 90 年代末开始,学校的国际化人才培养被提到新的高度,提供给学生的各种短期和长期国外进修项目越来越多。而对于以国际化教育为目标的法语班学生来说,海外进修的机会则会更多一些,他们可以长时间在海外著名医学院或者临床医院进修和实习,接受世界一流学者的指导,接触医学最前沿的技术和理念。

胡翊群有一组让他颇感自豪的数据:在交大医学院,约 50% 的学生可以获得海外学习机会,这个数字远远高于综合性大学和其他医学院校;学院每年拨出 200 万元经费用于支持学生的海外学习,平均每名海外学习学生可以得到约 1 万元的补贴;学院对品学兼优但经济条件较差的学生,会给予留学补贴上更多的倾斜。

围绕着医学发展对人才需求的变化,法语班的留学项目也在不断做出调整。最初,法语班学生在结束前期的学习后,通过测试,每一届约有三分之二的学生获得赴法国医学院校和临床医院进修的机会,为期 1 年。但随着医学的发展,医学生除了临床知识,还需要具备基本的科研能力,特别是转化医学概念兴起,对医学生的研究能力提出了新的要求。为此,法文班增加了 Master 1 项目,为学生提供又一个海外进修机会。

Master 1 指的是获取法国硕士学位所需要完成的第一阶段学习,课程偏重对学生科研能力的培养，为学生未来成为医学复合型人才做准备。在国内完成Master 1 课程后，学生可以申请到法国或法语区高校继续 Master 2 阶段学习，接受法国导师的指导，最终获得法国硕士学位。

杨溢，上海人，2008 年以 554 分的"裸分"高考成绩进入交大医学院，进校后被择优录取进入临床医学八年制法语班。在国内完成 5 年学习后，杨溢通过法语班的 Master 1 项目，申请到法国巴黎五大、巴黎高科合办的实验室学习 1 年，主修生物医学工程。他在法国的导师是著名的心血管专家，曾获得全法百佳医生的荣誉。

在法国的一年辛苦而充实，完成课程和论文后，杨溢获得硕士学位，在获得中国医学学位之前得到了法国认可的学位证书。而这一次海外进修只是杨溢在法语班学习过程中的第一次长期海外进修。2015 年 10 月底，这位年轻而优秀的准医生又飞赴法国成为一名住院医生，在这一年中他将重点关注临床技能的学习和积累。作为一名当之无愧的学霸，杨溢在中法合作教育的大背景下找到了自己的位置，走上了一条中西教育理念结合、临床技能与前沿知识并重的学术道路。

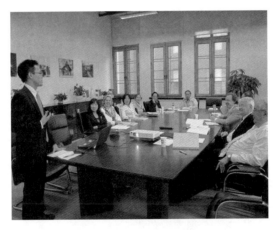

法文班赴法学生论文答辩

除了法文班学生，2010 年秋季，交大医学院也向全体临床医学专业学生开放这一项目的申请，由学生自愿报名参加。经过法语语言学习、考核，又通过法语 B1 水平考试，这批学生在暑期集中由外籍教授亲自授课和基础医学院老师的科研实训带教下，完成了为期一年的法语医学教育"Master 1"部分学习，包括医学知识学习和实验室科研训练。但只有通过阶段论文答辩以及法方组织的选拔,学生才有资格申请到法国、比利时等欧洲大学继续攻读"Master 2"课程。

2010 年入学交大医学院临床医学专业五年制的赵扬,现已拿下比利时生物医学硕士学位。她是在 2014 年 9 月作为首届中法硕士班中的一员去往比利时的,其他 8 名同学也成功获得法国巴黎五大、里昂一大、里尔二大、比利时列日大学的实验室资格,赴这些大学攻读硕士。经过一年海外学习,9 名学生通过了相关课程考核,完成了论文答辩。目前,赵扬在仁济临床医学院,与 2011 级的学弟学妹一起,继续完成临床医学五年制的学习,2016 年 7 月将收获她的医学本科学位。

胡翊群坦言,创办法语医学教育的意义,并不完全为了学术,更在于多元文化交流、医学和人文衔接,因而校方还会继续大力推进。

2014 年 10 月,交大医学院与加拿大最古老最大的双语(英语和法语)大学渥太华大学的医学院达成合作,"上海-渥太华联合医学院"正式挂牌,作为我国 985 高校临床医学本科领域目前唯一获教育部批准的中外合作办学项目,也是世界上第一所中加合作医学院,这所联合医学院从建立之初就备受关注。2015 年 9 月,联合医学院首届 56 名学生正式入学,将全面引入北美先进的医学教学模式,这是交大医学院在国际化办学和卓越医学人才培养的道路上的最新实践,被期许为推动医学教育改革的新的"试验田"。中外医学教育的合力更大了,动力也更大了。

在 10 月 19 日的研讨会上,交大医学院院长陈国强深情地对来访的海外友人说道:"我们的国际合作和交流,基于历史,更展望未来。因此它昨天的文化和明天的发展,决定着这所百年历史的大学始终将与世界一流大学的交流合作作为其重要战略和政策,并注重将与法国的合作置于优先的位置,因为这是我们的特色,也是我们的优势。……我有一个梦,是我们的学生与你们医学院的学生一样优秀,更有一批比你们的更优秀的医学生。……我们有着共同的愿望——为世界医学事业做出贡献,所以我们才走得这么近,所以才成为志同道合的同事和朋友,一起去迎接未来的挑战。"

百多年的历史情缘促发了三十五年的交流共进,而未来的道路因为有共同的期许、共同的事业,即使漫长、即使崎岖,却绝不孤单。当你好遇上 Bonjour,我们的事业必将更加光明!

（本文作者:陈梦迪、张艺舍、罗燕倩、杨静;原文刊载于《医源》2015 年第 4 期）

联合医学院开辟医学教育改革试验田

2015 年 9 月，上海-渥太华联合医学院暨临床医学专业五年制（英文班）的 56 名同学走进上海交大医学院的大门，成为我国首个与北美高水平医学院校合作的中外办学项目——上海-渥太华联合医学院的第一批医学生，被寄予厚望。上海-渥太华联合医学院这所成立只有一年多的医学院是我国临床医学本科教育领域目前唯一获教育部批准的中外合作办学项目，也是世界上第一所中加合作医学院。人们对这所新生的联合医学院所寄托的期望，用上海交通大学副校长、医学院院长陈国强的话来说："希望该学院作为成功的试验田，能有助于推进中国医学教育综合改革的步伐。"

国际范：北美与中国医学教育的"碰撞融合"

"我们希望引进北美医学教育理念，并由此碰撞出中国医学教改的火花。"陈国强希望借助新鲜血液输入，推动中国医学教育革新。

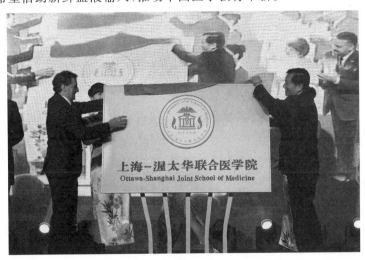

联合医学院

2014 年 10 月 17 日，上海交大医学院和加拿大渥太华大学医学院联合成立的"上海-渥太华联合医学院"正式宣告成立。迄今为止，联合医学院的年纪只有一岁多,仍在蹒跚学步阶段。但同时,这所年轻的联合医学院又有着深厚的历史底蕴。联合医学院设在被誉为我国西医摇篮之一的、创建于1844年的仁济医院。1848年建校的渥太华大学是加拿大最古老和最大的双语(英语和法语)大学,在加拿大医博类大学排名中稳居前十。

2015年5月11日,备受关注的我国首个与北美高水平医学院校合作的中外办学项目——上海-渥太华联合医学院宣布启动首轮招生。基于全新的"1+4"医学学制后,首批新生不仅将获得上海交大医学院的医学学士学位,还有望获得北美医学博士学位。中国式的医学教育将与北美医学教育进行首度融合,以一种前所未有的教育实践培养未来医生。联合医学院将充分整合中加双方在医疗、科研、教学上的优势,吸纳渥太华大学医学院的优秀医学师资团队,同时依托仁济医院强大的教学平台、医疗优势和科研实力,引入北美先进的医学教学模式,探索最紧贴现代医学发展需求的医学教学平台。

同时,联合医学院还以渥太华大学医学院海外分院的身份,积极准备参加加拿大医学院校评估委员会(CACMS)的认证。这是北美医学院权威认证机构。一旦通过认证,联合医学院毕业生有望获得上海交通大学和渥太华大学同时颁发的医学学位,并有资格进入北美住院医师培训体系接受住院医师规范化培训。值得注意的是,联合医学院学生的学费参照交大医学院学费标准。

未来医学生:压力与机遇并存

"白袍加身,重于泰山,我们要承担起作为一名未来医生的责任。"作为新生代表的薛亦铮在新生白袍仪式上如是说。这名刚刚步入医学殿堂的医学生,和他的55名同学一起,面对着新鲜的大学生活跃跃欲试,同时也感受到了肩上的压力和责任。

他们所在的联合医学院将彻底打破原有医学本科课程体系,包括首度引入北美高端医学课程体系,融合中国医学教育精华,采用模块系统整合为核心的课程等。

多年来,我国的医学院教育采取五年制、七年制、八年制等不同学制的教育模式。但北美医学教育模式则采取"4+4"模式,即本科4年接受非医学专业教育,毕业后才可以报考医学院。为让中外不同的培养模式并轨,"上海-渥太华联合医学院"做出重大调整:在办学初始阶段,新生将从交大医学院临床医学五年制英文班(设在仁济医院)的学生中选择该专业学生在完成本科第一年学习后,通过遴选,就将进入联合医学院的4年学习期。

2015 级"中加一期"仅设 30 个名额。因此,56 名新生将在入学的第一年中面临分流+淘汰制。在全新的"1+4"学制模式中,"1"即第一年的医学预科课程,将聘请外籍教师全程授课。一年后,56 名学生就将迎来"分流"。英语雅思 6.5 分以上或托福 90 分以上;没有不及格的科目且平均绩点大于 2.7,满足这两个条件的学生可获得进入上海-渥太华联合医学院项目的专家组面试机会,争取 30 个入学名额。其余学生将继续在普通的临床医学五年制(英文班)继续学业。

全面互动:从师资、教学到管理

自 2014 年起,渥太华大学每年派出 4 位教师来沪为交大医学院临床五年制英文班二年级的学生进行暑期课程的授课。暑期学校的教学内容涵盖了医学诊断学基础以及特别为英文班学生设计的 SIM(Society、Individual & Medicine),为期两周。2015 年,为配合中加联合医学院的北美医学院认证,医学院共派出 39 名专业教师和 11 名行政管理人员赴渥太华参加培训,时间从 2 周到 6 个月不等,学习内容既覆盖到相关课程和模拟实训,也包括教学管理,学生事务及 e— learning 平台建设等。中加两所医学院的交流合作,无论是从教学师资、科研上,还是从管理模式上,都在不断地磨合和探索中逐步深入、全面互动。

基础医学院生化系蔡蓉老师曾经担任过渥太华交流带队老师,她对于渥太华大学的《细胞生物学》课程的丰富教学形式印象颇深,并在自己的课上也尝试让同学们制作 5—10 分钟的全英文视频。这对于医学生们打破教科书局限,把知识点与病理、临床相结合,开拓思维大有益处,受到了同学们的欢迎。

医学院辅导员王甦平老师在参加了赴渥太华的培训之后,对于渥太华大学医学院和医院尊重"大体"的细节感触很深。当地医院每年会为大体老师进行一个集体葬礼,把死者骨灰还给家属,并感谢这些死者以及他们家属对医学院、对医学生、对于医学的进步和发展所做的贡献。在这一过程中所体现出的良好的社会氛围,以及对医学生的人道主义教育也值得思考。

渥太华大学医学院院长雅克·布拉温德教授介绍,双方医学院计划出资支持合作科研。两校还将开展"教授互聘",即仁济临床医学院的教师通过渥太华医学院的资格评定,有资格前往该校任教;反之,亦然。在交大医学院看来,这对于本校教师是压力也是动力,有望进一步提升教师国际化水平与医学教育水平。

(本文作者:张晓晶;原文刊载于《医源》2015 年第 5 期)

海外游学，收获几何

"海外游学不是单纯的游，也不是纯粹的学，它恰如其分地融合了游与学两部分。"这是上海交大医学院许多参加过海外游学项目的医学生们共同的感受。

董樑，2008级临床八年制医学生，前前后后参加过四次海外游学项目。他开玩笑说自己是医学院参加过游外游学项目最多的学生之一。其中，既有刚到医学院不久的初识海外校园的参访项目，也有经过几年学习后的临床见习与实验室见习项目。从他的多次海外游学的经历中，可以隐约看到交大医学院海外游学项目的发展脚步，也能够窥见国际化战略在医学生人才培养中日益强大的作用。

边游边学：外面的世界很精彩

20世纪90年代末开始，交大医学院的国际化人才培养被提到新的高度，学校提供给学生的各种短期和长期国外进修项目越来越多。截至2015年底，交大医学院短期海外游学常规项目共有49个（北美洲16个，欧洲13个，大洋洲6个，亚洲8个，港澳台地区6个），涉及13个国家与地区的33所境外院校。

在交大医学院，约50%的学生可以获得海外学习机会，这个数字甚至高于综合性大学和其他医学院校。短期海外游学项目所需费用约三五千元至五六万元，近年来医学院对海外游学的资助力度加大，覆盖面增广。借助国际交流处学生海外游学资助（2015年，资助金额占游学总费用50%至70%，获资助学生占游学总人数的43%）、学工部"远修无忧"奖学金（家庭经济困难学生）、交大全校性游学奖学金（家庭经济困难学生）等，优秀贫困学生可以获得全额奖学金参加海外游学。学院不仅保证不会让一个学生因为家庭贫困而失去海外游学的机会，而且还对学生开展相关培训，指导学生选择适合自己的游学项目。

医学院希望通过海外游学，给医学生创造更多更高层次的学习机会，把他们送到国外一流的大学、一流的医学院校中去学习，让教育更加多元化。希望学生能在海外院校中亲身感受国外的教育方式、学习和生活的环境，比一比他们的医学生是如何学习的、如何培养生命的责任感与职业的认同感，对自己能有更新的认识，对医学专业能有更好的忠诚度，对自己未来的医学道路能有更明晰的自我设计，让学生经由海外游学逐渐成熟，这远比掌握医学知识或者技能更加重要。海外游学不仅是希望学生能在海外学习到知识与技术,更多的是希望学生能在海外多看看多听听,走入另一片别样的风景。

改变思维＋职业规划

由于医学教育的特殊性,交大医学院的很多海外游学项目可能无法带回发表论文之类可以量化的直接成果,但交大医学院从管理层到师生们普遍认为,游学对医学生的影响,不能只看发表论文的数量,其他的影响更加长远。

"在国外的高水平医学院和医院,能够直观接触到他们的医疗体制和管理模式,这对我们开阔视野、改变思维方式都非常重要。有时候这甚至比知识的学习更重要。"董樑这样认为。2015 年 3 月,赴多伦多大学医学院实习时,和在那里实习的本校医学生一样,董樑在附属多伦多总医院和西奈山医院里要管理病床,做报告,讨论病情。3 个月的时间里,他强烈地感受到国外医学生的勤奋和热情,"我们原来经常抱怨学医苦、学医累,出去看到人家的医学生那种勤奋和努力才知道自己的差距。"

除了专业的学习,海外游学对于医学生们的未来职业规划也起到不小的作用。随着医学生海外游学和进修机会越来越多,有人质疑,这是否会带来医学人才的大量外流。对此,上海交通大学副校长、医学院院长陈国强用创办多年的八年制法文班作为例子。"我们的学生在法国医院实习交流期间享有和当地医学生同样的国民待遇,可以说待遇很优厚,但根据我们多年的跟踪统计,95%的学生选择回国发展。"

董樑坦言学医之初也曾有过以后去国外发展的念头,但随着越来越多的交流和学习,他认为更多的机会和发展在国内,他更愿意留在国内治病救人。同样,2008 级临床医学八年制法文班的杨溢,当年以 554 分的"裸分"高考成绩进入交大医学院。在他的人生规划中,在中国做医生是最好的选择。"目前中国医学发展跟国外的差距已经越来越小,而且像上海这样的地方非常开放,在中国做医生同样可以有很多国际交流的机会,中国病人多、挑战也多,我觉得从事业发展上来说环境更好。"

卓越医学人才培养:国际化碰撞下的医学教育

国际化教育是交大医学院的传统,海外游学的推进也正在朝着纵深方向发展。陈国强坦言,中国传统医学教育存在一些弊端,如"灌输式"居多、人文关怀理念不足、忽视医生沟通能力的培养等。他认为,与海外高水平大学的合作,引进的不只是不同语言的授课,而是国外先进的医学教育模式、理念。"希望由此碰撞出不同的火花。"

从数据来看,自 2011 年起,医学院在海外游学规模逐年稳步扩大的基础上,致力于拓展临床见习与实验室见习项目,让更多地进入临床阶段实习见习的学生能够有机会出国进行交流。2015 年的项目中,有 24 个临床见习项目,7个实验室见习项目,10 个课程学习项目、参访项目,共派出了 322 名学生出国进行 1 个月至 1 年不等的临床见习、实验室轮训或课程学习,较 2014 年增长 3.2%,创历年派出学生海外游学人数新高。

另外,在参加游学的学生中,除了本科生人数稳步增长之外,每年派出的研究生人数也呈不断上升趋势。2011 年以前,常规项目几乎都只针对本科生,研究生只能参加一些非常规的特殊专项项目。每年参加游学项目的人数也非常有限。2011 年后,医学院积极鼓励研究生参加海外游学,在西澳大学实验室见习的项目中研究生所占比例高达 30%。

经过几十年的不断探索,上海交大医学院在医学教育国际化方面正在形成自己的独特模式。国际化教育在为医学生创造机会的同时,也不断促进中国传统医学教学方式的改变。在交大医学院的校园里,会有越来越多的未来医生从海外游学项目中起飞,越飞越高,撑起一片未来。

（本文作者:张晓晶;原文刊载于《医源》2015 年第 5 期）

长大后我就成了你

　　有这样一群人,他们的童年读物是医学图谱,他们的童年乐园是医院病房,他们亲眼看见了医生父母的忙碌、辛苦,也亲眼见证了他们在治病救人后的快乐、骄傲。在寻找未来职业的路上,他们选择了穿上和父母一样圣洁的白袍,选择了肩负和父母一样救死扶伤的职责,因为懂得,所以坚持,他们比其他医学生可能更早感受到这份职业"有时去治愈,常常去帮助,总是去安慰"的内蕴,可能更深体会到这份职业背后汗水、泪水与笑容交织的复杂。

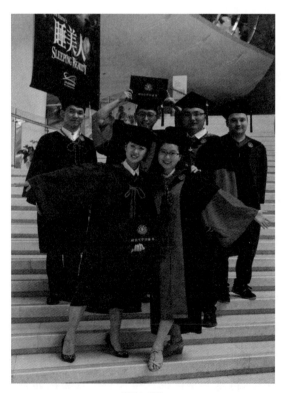

"医二代"

　　长大后我就成了你,所以我才更加懂得你!让我们一起听听这些 2016 届毕业生们传承父母的医学梦想、走出自己精彩医路的故事。

一

虞文嫣:2016届临床医学八年制法文班毕业生、博士。毕业以后在瑞金医院血液科规培。父亲是上海解放军八五医院心内科主任医师。

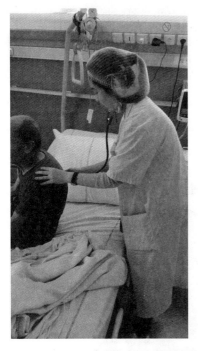

虞文嫣

踏入了医学院的大门,转眼间一晃已走过了8年。现在的我是病人眼中的小虞医生。走在医学道路上,我偶尔疑惑、迷茫,但最让我牵挂的还是身上的白大褂。不久的将来,我将以一名正式住院医生的身份,开始自己新的旅程。我想在这毕业之际,最为我感到高兴且欣慰的便是我的父亲。

我就是社会上俗称的"医二代"。很幸运出生于这样一个书香门第,父亲是一名军医,毕业于上海第二军医大学,母亲是大学教授,父母亲对待学术的严谨、对待患者和学生的尽心尽力潜移默化地影响着我。印象中,小时候逢年过节总有不少我不认识的人给父亲打电话或者直接登门拜年,后来听妈妈说那些都是爸爸以前医治过的患者,正因为此,我自小对医学有着莫名的亲切感和对医生的崇拜感,也促使我在2008年交大自主招生时义无反顾选择了医学院。至今还记得当时交大自主招生面试时,评委不解地问我:"现在很多父母是医生的都不希望自己的孩子在学医,你怎么就这么坚定要来医学院呢?"清楚地记得当时我用我的父亲曾说过一句话来回答:"不忘初心,方能始终。"也正是这短短的一句话让我铭记于心,一直坚持到了现在。

医学生的校园生活,总是特殊的。也许每个青年都怀着一颗心,希望去疯狂、去理想、去诗意、去执着,可这一切,与医学这门学科格格不入。医学生们要牢记人有206块骨骼,要牢记三羧酸循环,各种病理、生理机制,如此种种,很多本就没有道理可言。有时候多少有些抱怨基础知识的枯燥乏味,但父亲总在这时候以过来人身份鼓励我尝试发现其中的乐趣,找到适合自己的学习方法,还记得理论学习阶段,常常周末回家后,就把一周积累的各种问题一股脑抛给家里的大医生,到了临床实习的时候,总拽着父亲当标准化病人,演各种体格检查、问病史,答疑解惑等,父亲总是很耐心地被我这个"小医生"当试验品,也及时指出我的问题,叮嘱我医学是一门极其严谨的科学,我们手上掌握的是病人的生命,不容许丝毫懈怠马虎。

进入临床轮转阶段后,和病人及家属接触机会多了,总是会因为一些实际工作中被患者或家属误解而感觉不解及懊恼,感觉与当初理想中的工作状态有出入,再加上时不时爆出医患负面报道,让我对现有的医疗环境感到失望,与父亲探讨时,父亲严厉地批评了我的浮躁,告诫我说,求医是一段艰辛且漫长的道路,需要耐得住寂寞,不要被眼前的个例干扰了自己的初衷,不忘初心,方能始终。

身为法文班的一员,2014年11月有幸赴法,在巴黎 Saint－Louis 医院经历了为期一年的住院医师生涯,这一年中与另外2位法国同事分享20张床位的病区,独立查房,开医嘱,处理突发事件等,可以说真正体会到作为一名医生身上所肩负的责任。记得我的一位病人,一个可爱的老太,从第一次化疗就由我接管,耐心地纠正我的法语发音、用词,解释我听不懂的单词,有次从西班牙度假归来还不忘给我带了个小礼物,当得知我即将回国时还流下了眼泪,这一瞬间让我深深感受到身为一名医生的幸福。当我将这一切一切隔着电话告诉远在一万多公里之外的父亲时,能感受到他的欣慰,也让我在那一刻真心感谢父亲的一路激励。

漫漫学医长路,现在终于走过了8年。但同时我深深明白,在医学这条更长、更宽阔、更艰辛的道路上,毕业仅意味着刚刚踏上起跑线。既然选择,便不顾风雨兼程。只因那句话,不忘初心,方能始终。

二

周辰:2016届临床医学专业五年制毕业生、学士。毕业后直研上海交通大学医学院,攻读儿科学硕士研究生。母亲是湖北省荆州市公安县毛家港镇卫生院护士。

我出生在一个乡镇医院的妇产科,并且在这个医院里长大,我的妈妈是这家医院的一名护士。因为妈妈工作的关系,小时候我没少睡过住院部的值班室,以至于到了我自己实习值班的时候,睡在科室值班室的床上,竟有莫名的熟悉感。那时候总觉得妈妈晚上根本不能好好睡觉,隔一会儿就要起来。因为医

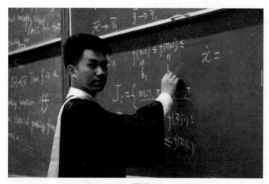

周辰

院小，我从小就跟在妈妈身后跑遍大大小小的科室。童年的我喜欢去药房偷拿各种味道甜甜的喉片，喜欢偷拿一次性注射器去给院子里的花花草草打针，喜欢借走叔叔阿姨们的听诊器和小伙伴们学着样子听心跳声……

2011 年，我高考了，要填志愿了。我把所有志愿都填上了医学类。我从小在医院的家属院里长大，太熟悉医院的环境，太了解这个行业所有的喜怒哀乐，太知道这个行业不易与艰辛，也太清楚这个行业所有的幸福。然而我妈反对，因为她在这个行业里辛苦了大半辈子了。我妈说，读金融或者管理吧，赚钱，学什么医那么辛苦，你看我干了那么多年了咱家还是那么穷。但倔强的我没有听妈妈的意见，我把青春期的叛逆都发泄在这件事上。最后的结果是我如愿以偿，并且幸运地被交大医学院录取。

大三的寒假回家，因为已经学完了内、外、妇、儿，妈妈问我愿不愿意进手术室去看手术，我兴奋地答应了。第一台手术看的是子宫肌瘤，患者是一位从外地嫁到我们这边来的农村妇女。她躺在手术台上非常害怕，甚至开始发抖。我还在翻看着病人的病历，看之前的一些检查报告，耳边传来妈妈的声音："现在多大啦？孩子多大啦？"我抬起头，发现妈妈握住了那位患者的手，开始和她拉起家常，聊起家庭和孩子。虽然方言不一样，但两位母亲之间的共同话题果然让这位患者安静了下来，麻醉师开始给患者麻醉，妈妈继续握住患者的手说："不要怕，我们医生护士都在呢，怕就继续握住我的手吧。"麻醉药也许会让病人免除痛苦，但关心与爱才是最好的镇静剂。看到这一幕的我，觉得有许多东西，妈妈都在我成长的过程中潜移默化地教给了我，并将永远伴随我的成长。从小看到妈妈对病人的态度，已经深深印刻在我的记忆里，并且教育着我这名医学新人，要始终把病人放在第一位，对病人的关爱是医学最温暖的色彩。

其实妈妈很多以前的同学已经离开了护理这个职业，而她却在这个岗位上一做就是近 30 年。虽然她总是唠叨着问我要不要改行，但是妈妈对临床工作的那份爱和坚守，像一股无形的力量，告诉我要永远坚持自己心中最喜欢的东西。我的妈妈很普通，因为她只是一名工作在一线的普通护士，只是一位为了孩子付出一生心血的母亲。她却用自己的一言一行，感染着我，也影响着我，让我无论在什么时候,都始终铭记作为一名医者的初心。

三

姜毓:2016届临床医学八年制毕业生、博士。毕业后在瑞金医院外科规培。父亲是山东省潍坊市人民医院职业病科医生,母亲是血透中心护士。

我出生在风筝之都——山东潍坊,我的父亲是潍坊市人民医院职业病科医生,我的母亲是一名血透中心护士,而我又在医院的家属院中长大,我成长的过程似乎都与医学有关。与大部分人不同,我的家里摆满了各种各样的医学书籍,而我最喜欢看的就是各种医学图谱,虽然小时候的我并不懂这些图片的意义,但我竟

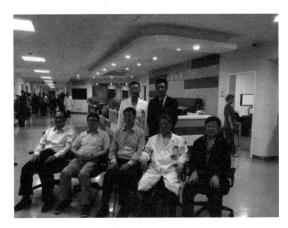

姜毓在毕业答辩会合影

一点也不害怕还饶有兴趣的经常温习,父母也感叹我真是天生做医生的料。我的小学就在一所医学院旁边,每天放学都要经过这里,而这也是我和小伙伴们每天放学后的常规探险活动。我们探索医学院的每个角落,嗅着福尔马林的味道溜进解剖教室,在窗外兴奋地偷偷看系统解剖,被发现后狂奔逃跑。等我长大后,越来越经常去父母的科室"做功课",对一切都充满了好奇,觉得透析机器特别神奇。家属院里的小伙伴们大部分都选择做一名医务工作者,追寻着的父母的足迹,我想这是因为我们从出生那一刻就注定与医学结缘,而这也影响了我们对于未来职业的选择。

高中毕业到了填报志愿的时候,很多人都会为选择哪所学校哪个专业而纠结不已。决定这个问题我们家只用了一句话的时间,大概因为早已了然于心。我的父母问我想去哪里,我就是简单的一句话,交大医学院的医学专业。高中学校的领导希望我可以去北大或者清华,但我也给出了我的答复,医学专业是我唯一选择,选择交大医学院也是因为其雄厚的实力和深厚的底蕴。所以在填报志愿的时候我只填写了一个第一志愿,就是上海交通大学医学院。一转眼8年已经过去,我也到了毕业的时候。当时凭着兴趣选择了这个专业,却对其知

之甚少,对于未来也没有过多考虑。回顾这 8 年,让我明白这条道路的艰辛与挑战,但我从没后悔自己的选择。

自从来到医学院,每次与父母的交谈似乎都离不开医学了。爸爸特别喜欢跟我讲讲他在临床上遇到的印象深刻的病例,妈妈也喜欢聊聊科室里有趣的事情,我也把自己的一些疑惑告诉他们,他们也总是耐心地给我解答。实习的时候,我跟父亲说胸片好难看懂,他就在我暑假回家时候带我去科室,拿出一沓片子一张一张教我读片。有一次在妈妈的科室里"炫耀"自己会抽血气,然后看了妈妈抽血气快速准确,如同有定位一样,忽然发现自己弱爆了。其实,自从真正接触临床开始,我更加真切地体会到父母的辛苦和付出。父母很少有假期,周末能休息一天已经是很好了,即使过年时也只能休息两三天,通常大年初二就要回到工作岗位。患者经常会问我,姜医生周末上不上班,有时候总想反问一句,难道医生就不需要休息嘛?医生护士们多希望可以过上朝九晚五加双休的生活,可是他们的工作性质注定每天工作 10—12 小时是家常便饭。面对辛苦的工作及不甚理想的医疗环境,很多人选择了退出,放弃了医疗工作者的身份,有时候我也问自己为什么要选择这么艰辛的职业,其实就是那份热爱和执着。

本科阶段结束后我选择普外科作为自己的博士专业方向,师从瑞金医院胰腺外科沈柏用教授。其实很多人质疑过我的选择,有相对轻松的甲乳外科、胃肠外科不选,却偏偏选择最艰苦的胰腺外科。但我认为作为医生应该不惧挑战,胰腺外科是普外科中最复杂、最具挑战的学科,而瑞金医院胰腺外科拥有世界上最好的胰腺外科团队,始终走在胰腺外科的前沿,能在这里学习感受大师们的技艺更是许多人梦寐以求的。

作为一名医二代,我比其他人更早地接触和认识这个职业,也更切身地体会到它的艰辛。医生是一个非常特殊的职业,健康所系,性命相托,它于每个人的健康息息相关。古人云医乃仁术,无德不立。选择了医学事业,你就选择了责任。经过 4 年的临床工作,我越来越感受到肩负的责任,现在我会认真耐心对待每一位患者,也与许多患者保持联系,为他们答疑解惑。每当面对病患无条件的信任,每当患者康复出院,对我道一声谢谢,我体会了作为一名医生带来的荣耀。而经过这 8 年的学习,我更加深刻理解了医生背后的艰辛。感谢我的父母,让我更加坚定地在医学这条道路上走下去。医学这条道路必然是充满挑战,但值得我们为其付出奋斗。风雨不改凌云志,振衣濯足展襟怀。行方智圆凝内蕴,海阔天空铸宏图。

四

郭翀:2016届儿童医院儿科学硕士毕业生。毕业后前往福建省妇幼保健院工作。母亲是福建省妇幼保健院小儿科医生。

听说我即将毕业出师,好友圈里一片股票大涨般的欢腾。没娃的纷纷预定干妈,有娃的仿佛生二胎都有了底气。当然也有了解我底细的:"就你那考前抱佛脚的熊样儿,找你看病我不得哆嗦! 帮我问问你妈,干外婆愿意不啦?"

我和我妈都是儿科医生。按照现在的说法,每1000名儿

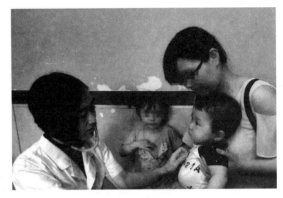

郭翀给小病人做检查

童共享 0.43 位儿科医生,我们简直就是俩金块,还是 24K、纯的那种。

"大金块"学医其实心不甘情不愿。她原来化学成绩倍儿棒,一心想当个化学家,用瓶瓶罐罐药物试剂反映出一个工业强盛的祖国。怎料想投档时却投到了医学院。"大金块"工业强国梦碎,咬牙切齿进入医学院啃书。大学期间有次实验需要处理青蛙,"大金块"看着一桶滑腻腻的青蛙,青蛙还没什么事儿,她自己就快不行了。老师说:"你今天要是不亲手抓一只青蛙,这门课就不及格!""大金块"梗着脖子,说:"即使这门课不及格,我也不要亲手抓一只青蛙!"后事不知如何,但"大金块"的本科成绩单却相当耀眼。这段轶事至今仍是我们母女俩的玩笑话。

"小金块"学医就干脆利索多了。那年我省还不是平行志愿,我一本五个志愿,二本第一志愿,通通填了医学院,从天南到海北。"大金块"理所当然的心态爆炸了,苦口婆心地吐血规劝。可我却拿出了"大金块"当年对待青蛙的态度,执拗地梗着脖子说:"就学,咋的?"就这么着,"大金块""小金块"上了同一条"贼船"。

每当"大小金块"热火朝天地讨论专业问题的时候,"金块"爸在一旁总是一张生无可恋的脸庞。这时候"大金块"就很得意:小棉袄永远是我的,你就裸奔去吧! 不过和"大金块"讨论专业问题是一件很有点风险的事情,稍微一个不小

心,"大金块"就是一副"你 484 傻",或者"现在的年轻人啊,naive"的表情。更可怕的是一年一度的儿科大会。按理说上大学之后就不用操心所谓家长会的问题了,结果在 25 岁那年,"大金块"在儿科年会上实现了和"小金块"导师的历史性会晤,于是我就成了为数不多的奔三了还要担心家长会的"金块"。去年去旧屋收拾东西,翻出"大金块"当年的课本,感慨万千:那年内科学还是六块九一本,转眼就涨到 79 了,物价真贵。每一本书上都是密密麻麻的笔迹,我的课本被映衬得相当白洁清爽。当年幽门螺旋杆菌还没有被写入胃溃疡的病因,很多疾病的分期也和现在不一样。我趴在那儿翻来翻去:30 年呢,很多诊疗在课本上仅仅是一句轻描淡写的改变,因为这个改变,有多少患者得以延续自己的生命,又有多少家庭得以留住自己的亲人? 这背后是"大金块"以及整整一代医务工作者的努力。

"金块"爸生病之后这种感受更为直观,我第一次体会到生命对一个人及其所在家庭的意义。看着医师团队的辛苦努力,我觉得他像被无数个探照灯环绕,生命重又散发光芒。所以"小金块"有时候会想:是不是在那些患儿和他们的父母眼中,我也是一个发光体呢? 而且像我这种自恋基因显性突变的"金块",总觉得自己是儿科医生,他们应该会更感谢我一点。被治愈的那么多孩子里,指不定就有一个未来的国家主席、一个未来的大科学家或者一个如抖森般英俊潇洒、风流倜傥的男神,军功章怎么算都会有我的一半。这么看来我的光还不是探照灯的光,是激光,是太阳光,是高端大气上档次的光。

所以我自始至终都没考虑过转行,虽然我又忙、又穷,每天看着别人朋友圈的幸福生活流口水。但是,无论"大金块"还是"金块"爸爸,都跟"小金块"强调不管是金钱还是名声,都只能当作副产品,而不是主要目标。当年"小金块"还在内心吐槽"啧啧啧,这俩酸兮兮的知识分子",现在想想也不无道理。开拓一个行业的方向,影响一个个体的人生,改变整个世界的面貌,其乐无穷,动力无穷,岂止于金钱。看到"小金块"能有这样的觉悟,我想"大金块"应该很欣慰吧。

五

吐尔洪江·瓦哈甫:2016 届六院骨科硕士毕业生。毕业后进入新疆医科大学,攻读博士研究生。父亲是新疆喀什第二人民医院心内科医生,母亲是药剂师。

人们常说理想是帆,载着我们驶往成功的彼岸;理想是灯,照亮了无数个漆黑的夜晚。人生，因为有理想而辉煌，生活，因为有理想而精彩。我的理想是成为一名医生。身穿白大褂，颈挂听诊器，在病人需要时伸出援助之手，给他们带去希望，帮助他们建立战胜病痛的信心，履行着"白衣天使"的神圣使命。于我而言，"救死扶伤，挽救生命"不仅是使命，更是一种责任。

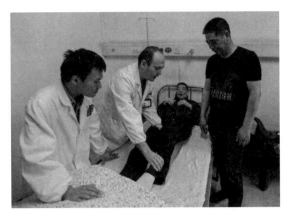

吐尔洪江为病人检查

　　我的父亲是一名心内科医生，母亲是一名药剂师。在家庭环境的熏陶中，我对医生这一职业充满了向往。父亲一直是我的榜样，犹如我理想道路中的一座灯塔。父亲当年是他们县城唯一的大学生，因为成绩优异，所在大学希望他留校任教，但是父亲拒绝了。每当问起父亲为什么放弃那么好的发展机会而选择回到相对落后的县城时，父亲总是很淡然地告诉我，因为他想回去，回到父老乡亲的身边。小时候，我对父亲的印象并不深刻，因为父亲每年都会到内地发达城市去进修求学，是母亲一个人辛辛苦苦把我和姐姐带大。母亲一直支持着父亲，因为她也是一名医务工作者，她爱着父亲、理解父亲。我还记得，总会有老乡提着自家院子里的瓜果和干果到我们家，我就问父亲，他们是亲戚吗？父亲总是微笑地告诉我，这是他治愈出院的患者。当时我还小，没能理解父亲的心情。现在想来，父亲当时是多么的高兴。当自己治好的患者衷心的来感谢你时，是非常幸福的一件事。

　　高三面临专业选择时，我迷茫了。此前我的梦想是在金融经济类方面有所作为，父母也一直尊重我的选择。一日父亲下班回来，心情不好，问原因才知是一个患者不治身亡了，然后父亲就一个人回到了书房。当时我感触很深，因为父亲行医多年，尤其作为一名心内科医生，他所经历的生老病死应该很多，但父亲还是怀揣着一颗医者仁心。为此我深受触动，自己为什么不做一个像父亲那样的医生呢？那一刻，我毅然选择了读医。父亲知道我的选择后，对我说了一句话：自己选择了这个职业，那么就要对得起自己的良心。这句话我至今谨记于心。最终，我有幸进入了复旦大学医学院就读。

　　本科就读期间，我发现自己很喜欢医学，每当学到一些新知识我就迫不及待地与父亲分享。我喜欢这个过程，因为我知道我离像父亲那样的医生不再那么遥远。本科毕业时，我选择继续就读研究生来进一步提高自己。我报考了上海交通大学医学院，成为一名骨科研究生。由于我是专业型硕士，研究生阶段我获得了更多临床工作的机会。因为热爱这份事业，临床的工作不管多累多辛苦，我都觉得充满了能量。虽然期间也会遇到一些挫折与坎坷，有时会抱怨，会沮丧，但过后我还是会继续投入到忙碌的临床工作中。每当有患者向大家夸赞我说这个新疆医生很好的时候，每当患者出院感谢我的时候，所有的劳累和挫折都已不算什么了。父亲也从未停止他拼搏的脚步，从小县城一步步努力，直至今日成了整个南疆的心血管带头人，朋友圈里总会有各种与他相关的新闻。我为父亲自豪，同时也一直激励着自己要更加努力地去追赶他。

现在，硕士即将毕业，回首 8 年来的经历，并不后悔自己的选择。因为热爱这份事业，我会继续在医学的道路上坚持下去。我想像当初我的父亲一样，回到故乡，为父老乡亲们做一些自己力所能及的事。为此，我选择了回去读博士，在做自己喜欢的事业同时帮助那些需要帮助的人。最后，我想对父亲说：父亲，您是一名平凡而伟大的人，是我一生的榜样，您的医术和您那仁慈的善良是我一生学习的目标。谢谢您的教诲和激励，我会努力奋斗，一直走下去，不管学医的道路多么坎坷，不管从事医生这个职业会多么辛苦，我从不放弃，从不后悔。

六

许天源：2016 届瑞金医院外科学博士毕业生。毕业后在瑞金医院外科工作。父亲是山东省滕州市中心人民医院耳鼻咽喉科医生，母亲是外科护士长，现为医院后勤管理。

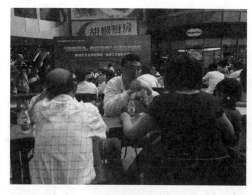

许天源在义诊

我的父亲是一名耳鼻咽喉科医生，母亲是一名外科护士长，从记事开始，父母就常忙碌于工作中。对我而言，放学后要么滞留医院，要么独自在家；即便他们准点回家，也常要撰写论文或工作汇报。但这种"留守儿童"的生活并未让我厌恶，反而使我对医院有了深厚的感情，从心底觉得，我是医院的子弟，我是这里的一分子，我的父母从事的是世上最重要的职业。在我的潜意识里，已将从医作为未来人生的方向。

2006年我参加高考，取得了全省380名的好成绩。还没来得及喜笑颜开，家人就陷入了各持己见的争论中。父亲认为医学未来前景广阔；母亲则觉得临床工作太辛苦，反对我继续学医。父母各自与我促膝长谈，但选择的权利在我手中。几个晚上辗转反侧，脑海中逐渐清晰的，是父母20余年的兢兢业业，是那一袭白袍，是我对这个职业与生俱来的浓烈的情感。虽然未来极可能是繁重甚至枯燥的，但我决定在这条路上继续走下去。我填报了上海交通大学医学院并被顺利录取，新的人生即将启航。

从鲁南小城来到魔都，满眼都是新景象。闵行校区的广袤让人惊叹，波光粼粼的思源湖，巍峨气派的图书馆，处处彰显百年名校风范。大一下学期搬至医学院卢湾校区，地处繁华市区，流连于新天地与外滩之间，尽是时尚与古典融合的海派风骨。对这座城市、这片校园的热爱也激励我在学业上不断努力。与当初的想象不同，医学院老师们生动形象的授课方式，使基础课程并不枯燥，知识点虽然繁多，却都纵横交织、井井有条。每一天都收获满满，与心中的理想越来越近。

2009年，我来到医学院附属新华医院开始临床课程学习与见、实习。正式接触临床让我真正感受到医学的神奇和伟大。小到胸片阅读，大到器官移植，都需要扎实的功底，需要灵活运用解剖、生理、病理、内科、外科乃至心理等多学科知识去诊治。救死扶伤来自点滴平凡的积累，勤勤恳恳，方能不负初心。

临床实践让我切身体会到医务工作的艰辛。在社区医院实习时，每天要顶着烈日走访，进行流调及宣教；在普外科，白天参与手术，只能利用晚上完成病程记录；值班更是夜间急诊手术频频，患者和家属随叫随到。但不融洽的医患关系难免让人心凉，各地伤医事件也频频发生。这些愤懑让我时常怀疑当初抉择是否正确。父母总是在电话中勉励我，对待患者和家属要多一些耐心，他们可能有无法倾诉的难处与痛苦。征途上或许有荆棘，但为了肩上神圣的职责，前进的步伐应该更加坚定。

经过五年本科学习，我获得了研究生推免的机会。在又一个人生路口我却没有当年的纠结，毅然选择泌尿外科作为未来发展方向，并有幸被百年名院——瑞金医院录取。在导师沈周俊教授指导下，我开始专业知识、科研思路、实验方法和操作技术的积累，并逐步独立开展膀胱肿瘤相关的研究。2013年我凭借优异表现获得提前攻读博士学位的机会，随后以第一参与人协助导师课题组获得国自然面上项目，这作为我博士阶段主要课题，首次揭示microRNA－31在细胞外基质介导膀胱癌化疗抵抗中的作用机理。除了实验结果、SCI文章,我收获更多的是科学的思维方式、转化医学的视角、精准诊治的理念以及"临床医生为什么做科研"的最优解答,即出色的医生不仅需要治病救人的决心和能力,还应有不断创新、提升疾病诊治水平的智慧与担当。

除此之外,研究生期间我跟随导师进行了门诊和手术的大量专业实践以及多项临床研究。繁忙的科研加临床工作难免让人感到疲倦,但转念想起忙碌敬业的父亲,所有懈怠的理由都不再成立:我要脚踏实地,并努力向更高的天空翱翔。

一路走来,学医恰逢十载;点滴虽然平淡,却也收获满满。2016 年 8 月份,我将正式开始一名临床医生的职业生涯。这是荣誉,更是责任;这是机遇,更是挑战。医学之路上,还需要我更加努力:未来虽在远方,梦想永不褪色。

(原文刊载于《医源》2016 年第 2 期)

感恩生命的馈赠

——从一堂局部解剖学课说起

人体解剖学是医学的重要基础学科,它与医学的发展息息相关,又在普罗大众中带着一丝神秘的色彩。从 1543 年安德烈·维萨里(Andreas Vesalius)发表划时代著作《人体的构造》从而奠定人体解剖学的根基,到如今,3D、VR 等各类成像技术的运用使这门古老而经典的学科再现精彩,人体解剖学的发展经历了漫长岁月的洗礼,历久弥新。而谈及医学生的成长,也许人们未必会想到一日千里的基因工程或是手术机器人对医学教育的推动,但是一定会对医学生在解剖教室里的学习场景有所耳闻。人体解剖学,尤其是解剖操作已经和临床医学生建立了密不可分的联系。

局部解剖学(以下简称局解)是人体解剖学的一个重要分支,它按局部区域研究人体形态、结构、层次及毗邻关系。局解是临床专业学生的一门必修课,常设置于临床医学的基础教育阶段,学习者亲自操作是学科的一大特点。局解不仅对于医学生知识和能力的培养具有重要意义,其投射出的人文关怀和生命意识更是值得好好挖掘、细细感悟。局部解剖学带着朴实又伟大的初衷,构筑起人类医学发展的基石。

局解是临床医学生特殊而宝贵的人生体验

对于临床医学生而言,局解不是简单的两个字,也不是普通的一门课,而更像是一则记录他们成长和转变的故事。关于局解的体验,亦不能用只言片语说清:从初识局解,到完成课程,医学生对这门学科的态度发生了细腻而复杂的转变,相应地,他们对于人生的理解也变得更为深刻。

如果说在第一节课时所有人的态度就是虔诚无比、感激涕零的,那未免有些夸大。上第一堂局解实验课前,大多数医学生的心情可以用三个词来概括:期待、好奇与紧张——期待于动手实践的难得体验,好奇于大体解剖的神秘面庞,紧张于未知事物的陌生难测。何白慧同学这样说:"局解实验可以说是医学生基础学习阶段唯一一次近距离接触人体的机会,所以一开始,我们对操作很期待。这种对于全新课程的好奇与对于未知实验的迷茫交织在一起,构成了我们最初的状态。"

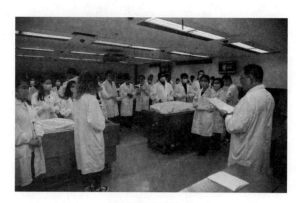

解剖操作前的仪式

在正式进行解剖操作前,所有人都要进行集体默哀仪式——弯身行礼,以表恭敬。这是每一名医学生的第一课,也是必修课,尊重死者、正视死亡是进行操作的前提。默哀仪式可繁可简,可短可长,但一定得有仪式感,它为每一位普通又不普通的大体老师标定其背后动人的精神内涵——同学们开始渐渐意识到,面前摆着的血肉不是没有生气的教辅工具,而是曾经鲜活无比的生命。

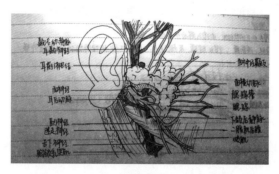

五彩缤纷的笔记

从医学生群体的层面来说,局解课程的学习是严谨有序、循序渐进的自我提高。实验开始前将每一步操作熟稔于心,实验过程中向老师虚心请教、与同伴相互督促,实验结束后及时总结、反哺理论……在无数个挑灯夜战的日子里,操作视频被周而复始地播放,操作图谱被五彩缤纷的笔记填满,这一切的一切,只为在面对安然仰卧的大体老师时,能够清晰地回忆起要领,能够减少错误,能够审慎行事。而对于每一个个体来说,成长往往发生在某些个不经意的瞬间。有同学说:"我们每次操作都需要有一个人去翻图谱和笔记做口头指导,我第一次对这门课有真切的理解就是在'翻书'的时候。前两次实验我都是操作者,只顾着埋头完成自己负责的部分。而当我置身操作之外时,我得以顾及整体,竟突然发现自己身处的原来是这样的环境——大体老师无言无声地躺在解剖台上,医学生专注地忙碌着。你一下子觉得有很多东西值得观察和体悟,医者仁德之心的培养就是从这一张张解剖台上起步的。"又有同学说:"我觉得对大体老师的尊重不仅体现在鞠躬致敬这些仪式化的流程里,更体现在操作结束后是否清理干净台面、是否将大体老师轻轻安放好。这些都是最容易被人忽略的细节,但也是最能体现一个人责任感的地方。"还有同学说:"我不了解我的大体老师,甚至完全不认识他,但每每面对他时,我就忍不住想自己以后会不会愿意躺在这里,献出自己的身体。人如何才能延续自己的生命?也许这就是最好的方式吧。"……类似的朴素又真实的体验还有很多。

谈及局解实验,群体性的共同情感体验十分重要,但也应意识到,成长更多时候是个体的事情,这一段段充满个性而又不乏深情的故事构成了整个医学生群体特殊而又宝贵的人生体验。局解操作让医学生更好地了解自己的身体,对生死产生了感性的认识,也为心中增添了一份温情。在临床医学生的人生轨迹中,它是一段无法替代的珍贵经历。

局解是知识技巧与人文关怀并重的学科

解剖学历史悠久,内容庞杂,王圣明同学给予了这门学科一个很直观、很恰当的概括——严谨艰难。也正因为此,对于局解这门学科,他说:"需要我们认真学习才能对得起这样的奉献。"

医学生的培养是一个系统的体系,局解教学是系统医学教育的一个阶段、一个部分,从刚入学的时候聆听一些医学讲座,然后慢慢过渡到基础医学的学习,也上了解剖学的理论课,并且不时地前往医院见习,在武装了一定的医学专业知识,并有了充足的心理准备以后,医学生才被允许走进局解实验室。这是一种积淀,这种积淀不是一步到位的,而是需要时间去培养的。器官的形态和质感、动静脉壁的区别、人和人的个体差异——渐渐地,对人的身体有了更深的理解。庞大的知识储备和严格的技术操练让医学生们褪去了蒙昧,逐渐步入医学的正道。

局解实验最显著的实用价值就是它和外科手术的联系。出色的外科医生,乃至所有科室的医生,都需要坚实的局部解剖学学科基础,并且需要根据临床的需求不断温习理论知识。何白慧同学在进入临床实习阶段后对此深有感触:

"局部解剖学让我们对人体结构形成初步的形象记忆,在手术跟台时会熟悉很多,操作也会顺畅很多。"同样进入实习阶段的施展同学说:"一个手术需要从哪个间隙进入,又要避开哪些神经和血管,等需要用到这些知识时,你又会回头翻开解剖学课本来看,常常会有种顿悟的感觉。"

解剖教研室的李锋老师认为解剖学教学是从单纯记忆理论知识,向形态思维和逻辑思维的过渡。可以说,解剖知识和临床技巧是相互影响、相互促进的,而且解剖学的奥妙在于,学的时候许多问题抽象难懂,但在上了临床后,随着眼界的长进,就会对旧难题产生新理解,乃至彻悟。确实,当从捧着书本的医学生成长为接触病人的医生,对应地,对大体老师和整个学科的理解也上升了一个层次。

如果仅仅是知识与技巧的堆砌,解剖学的学科魅力不会如此巨大。南开大学社会心理学系教授吕小康说过:"科学与人文是医学的双重属性。"解剖学亦是如此。局解操作引人关注的另一个重要原因是其具备的人文内涵。

大体老师捐献出自己呵护了一辈子的身体,纵使"千刀万剐",也甘愿为医学事业做出贡献;学生在从普通人变为医生的艰难过程里学习、犯错、再学习,然后蜕变、成长。医学教育想要培养一代什么样的医生,想要如何培养医生,在局解实验课上就可以反映出来。解剖教研室的沃雁老师说:"作为解剖一线教师,我对大体老师充满了尊重和感激。在我们心里,大体老师是在用另一种方式延续生命。"拥有三十余年教龄的李锋老师也谈道:"大体老师的献身精神是一种无比崇高的精神,是人类善良、责任、爱心的集中表现。大体老师是人体解剖学乃至整个人类医学的无语良师。"解剖课老师的这种态度也无时无刻影响着学生们。老师们没有催泪的言语和华丽的辞藻,但却在实践中用他们精湛的专业水准和教书育人的品行做出了最好的表率。常常有老师这样说:"我们要培养的是医生,而不是开刀匠。"

沃雁老师说:"我们希望学生们能够把大体老师当作'人',而不是'物品'。"诚然,临床专业的医学生在今后的职业生涯中面对的是人,而不是一堆组织、器官的组合,要想做个德艺双馨的好医生,就不能机械化地处理问题,不能在病人身上胡来。而这些品质的培养,在学习局部解剖学课程时就已经开始了。沃雁老师将大体老师比作医学院校一群特殊的师资,他们用货真价实的"身教",为每一位临床医学生传道、授业、解惑。局解实验课具有极强的专业性和权威感,同时也蕴含着极为丰富的人文关怀,这样的特质也是和临床医学这个专业、临床医生这个职业相对应的。用人文情怀关照医学生教育,具有长远的意义。

局解是感恩教育和生命教育最好的践行

在刚开始上局解课时,学生对于大体老师的敬重之心是真切而稚嫩的。他们万分敬佩大体老师做出的无私而高尚的决定,但却无法想象曾经鲜活的生命因何做出如此抉择,也并未真正理解老师的付出对自己意味着什么、对医学意味着什么。而最后一节课后,很多人都默默地再一次向大体老师鞠躬致敬,并轻声念道:"大体老师请安息吧。"

可以想见,这次的鞠躬和第一节课的鞠躬是有很大不同的,那是真真正正的情愫在起作用了,是一种自发的情感表达。从战战兢兢、按部就班地操作开始,到逐渐茅塞顿开、思路明朗,再到最后扎实学科基础,完善知识体系,这样一个学习的过程,其实也是感恩教育渗透的过程。感恩是以感受为前提的,而不是凭空产生的。医学生是少数能够通过亲身实践的方式理解人体奥义的幸运儿,在与生死的直接接触中渐渐懂得现今所得到的一切不是理所当然的,而是许多善者的馈赠。

李锋老师谈及对大体老师的看法时这样说道:"死者将尸体捐献给医学院校供医学生学习,这是死者和社会给予医学生的一种特殊权利和待遇。"李老师在这里特别提出了"社会"二字,充分说明医学生的身上不仅肩负着专业使命,还肩负着极大的社会使命。一份份遗体捐献协议,一笔笔力透纸背的签名,满含着捐献者、家属以及他们所处的整个社会对医生的信任与对医学的期待。正如一句歌词所唱:"我不知道您是谁,但我知道您为了谁。"医学生理应对这些人抱有感恩之心,感激他们的奉献精神,感激他们毫无保留的信赖,感激他们对医学走向昌明的推动。这种感恩的心不是一蹴而就的,需要医学生在一次次操作中不断体会、不断领悟,也不是戛然而止的,应该渗透到今后的学习和工作当中,永远铭记、永远践行。

在当今中国,如何面对死亡依然是难以启齿的话题。在这种大环境下,这些遗体捐献者成了先行者,对传统的死亡观进行了革新。大体老师无言静卧,但其生前的这一捐献决定足以震撼人、温暖人。12次操作说长不长,说短不短,12次课以后,大体老师就会完成他的使命,但在人们心中,他们永远是令人尊敬的老师。医学教育就是最好的生命教育。它引导医学生对生命观进行重新审视:"每个人都是向死而生,那当死亡真正来临之时,我们如何做到坦然和达观?生命的价值有没有可能得到更大地发挥?受到这些言传身教之后,如何用自己的力量改变社会观念?"这些都是极其复杂的命题,答案不可能一挥而就,但不可否认的是,局解课是一把"钥匙",它试图在学生们面对解剖台弯下腰的那一刻,开启一代代临床医学生对这些命题的思考。同样地,局解课也引导医学生重新审视医学观:医学到底以什么为中心? 面向微观方向的医学研究进展神速,细胞、分子、基因各放异彩,但是临床工作的出发点和落脚点仍应该是人。也许随着科技的发展,局解课的形式会有所变化,一些现代化的手段会被运用到其中,但是它的内核是不会变的。它始终以人为本,也教人直面生死;它激发医学生的职业认同,也鼓励他们勇担社会责任。

从课堂到临床,从学生到医生,从医学院到医院,这条路,医学生要走好多年,而人体解剖学是这条路上最为关键和重要的基石之一。它是古往今来人类这种智慧生物对自身的揭秘,人体被解构,一个前所未有的奇妙世界得以呈现在世人眼前。医学生能够全方位感受、体验这一探索的过程,是何等幸事!

解剖学对于医学教育来说,影响无疑是巨大的,它是一门课程,也是一门科学,更是一种人文启蒙。它为临床医学生的人生经历添上特殊而宝贵的一笔,它将知识技巧与人文关怀完美融合,它也是感恩教育和生命教育最好的践行。人体解剖学是医学教育的一个开端,却永远不会走到终点。循环系统的生理活动、药物给药的受体通路等等,都需要解剖学的参与,对人体的探秘将是医学生、医生穷其一生的职业追求。

曾经有过很多和局解有关的话题和报道,但从医学生的角度,无疑更多了一份专业性,更多了一份真实性。医学生是大体老师高尚行为的见证者、受益者,同时,也应成为这种行为的推动者和践行者,在这一堂局解课上接受了生命的馈赠,心中常怀感恩之情,而未来也必将以实践报之。

(本文作者:石子旸、王玉洁、周昕妍;原文刊载于《医源》2017 年第 3 期)

这里人才聚集创新频出

——基础医学院学术生态繁荣背后的故事

　　时近中午,医学院图书馆报告厅内却济济一堂,本周的"PI(课题组长)沙龙"正在热烈地进行着,主讲 PI 分享着他近期的研究成果,台下的 PI 们则积极提问,交流互动,而这只是基础医学院学术生态繁荣中的一个片段。这些年,每每看到基础医学院亮眼的科研数据、丰富的发展成果,总是让人不由感叹大牛们过人的思维、独到的眼光,殊不知在这份收获的背后还有着全院乃至全校方方面面细致入微的不懈努力,这其中既有奋斗的汗水,也有喜悦的泪水,不妨让我们一起去看看人才聚集创新频出背后的故事。

这里吸引人

　　病理生理学系课题组长,国家青年千人计划获得者唐玉杰研究员是 2015 年刚刚入职基础医学院的,其实当初来上海面试时,他同时收到了三份 offer,三份 offer 所在的单位都是实力强劲的学校,也有着引进人才的诚意,但他却选择了其中给予启动资金最少的交大医学院。这是为什么?唐玉杰表示,来面试时,医学院院长陈国强以及时任基础医学院院长的徐天乐亲自和他交流,他感受到了交大医学院对科研的重视,也相信这种踏实的学术氛围与自身的科研方向契合,下定决心选择在这里发展。

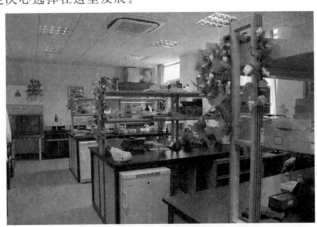

基础医学院科研环境

其实,解剖学与生理学系主任、长江学者特聘教授徐天乐在 2011 年进入医学院时,也是被这份对人才的诚意和踏实的学术氛围吸引,陈国强院长亲自出面交流,用诚心打动了他。徐老师笑着表示,他在引进唐玉杰时同样是"软硬兼施",要让人才感受到选择交医不仅是因为条件与待遇,更重要的是这里的文化与氛围。校院领导们的亲自面见,在这所学校,人才被重视,学术、科研被重视,程金科、王宏林……几乎每一个被引进的人才在接受采访时,都不约而同提到了这些关键词。

在人才引进和培养过程中,注重先期指导,"量身定做"发展规划,提供宽松的科研环境,校方对人才度过适应期有着宽容的态度,也让这里愈发吸引人。唐玉杰表示,很多学校要求在入职前先申请"青年千人计划",而交大医学院没有这样的硬性要求,并且在之后申请"青千"时,有经验的前辈、专家们会对申请者进行培训和提供材料的修改等建设性的意见和建议,因此他们在申请通过之后,也会去帮助下一年的申请者,形成了良好的共同进步的氛围。

免疫学与微生物学系课题组长、上海市免疫学研究所副所长、国家杰出青年基金获得者王宏林研究员也提到,在最初签订合同时,基础医学院也只是承诺将给予什么样的工作支持,但对科研产出并未有硬性的指标。这让他倍感信任与尊重:"人才的成长一般需要 5 到 8 年,才可能出现成果,学校把握住了人才发展的规律,以宽容的态度给了人才足够的时间和空间,相信学校未来会在人才收获期赢得更多的进步。"

对人才不急于一时,不求一时的成果,而追求人才能在这片土壤上有真正的发展与作为,这或许就是这里吸引人的关键,而层出不穷、令人欣喜的科研成果也恰恰证明了时光不会辜负真诚投入。

自由、活跃的学术氛围激发着基础医学院的科研活力,也使更多人才被吸引到此,PI 沙龙、学科论坛、引进人才与本土人才同台竞技、基础与临床的充分合作等等。小白楼、免疫所,基础医学院的实验室里几乎全年无休,这里的科研工作者不舍昼夜、不分寒暑,始终活跃在一线科研之中,很多 PI 甚至将实验室当作自己的第二个家,因为他们在这里寻找到了属于自己的获得感。这份科研活力,不仅激励着基础医学院的每一个人,更是营造了独属于这里的学术氛围,让这里的人才源源不断,迸发着智慧的火花。

这里有创新

基础医学院作为一个桥梁,搭建起基础与临床的沟通平台,奠定了科研创新的基础。唐玉杰在回国之前，已经借助基础医学院的平台与新华医院的临床医生围绕儿童脑肿瘤方面的研究合作开始协商交流，针对预计的实验课题达成了初步共识。而在他回国之后，基础医学院和新华医院开始了该课题内容的实质性合作。基础医学院唐玉杰课题组提供研究人员，新华医院提供临床数据资源，两者优势互补。同时唐玉杰每两周都会前往医院开课题推进会，和医院方面进行有效的交流沟通，实验课题也同预计一样进展得很顺利。他特别提到，当前医学院评价政策的改革使得院内合作在文献署名问题上不再有纠结，极大地促进了基础与临床的合作。唐玉杰回国后已获得千人计划青年项目、上海市东方学者、国家自然科学基金等科研支持，近五年内，他作为第一作者或者共同第一作者在国际重要专业学术刊物 Cancer Cell 和 Nature Medicine 上发表研究论文 3 篇，另外还在 Cell 和 Clinical Cancer Research 等刊物参与发表了 4 篇研究论文和 1 篇研究综述。回国后，唐玉杰课题组与美国斯坦福大学医学院 Michelle Monje 实验室以及新华医院小儿神经外科等合作完成的题为 "Transcriptional Dependencies in Diffuse Intrinsic Pontine Glioma" 的儿童脑瘤研究论文于 2017 年 5 月发表在 Cancer Cell 上。

　　一枝独秀不是春，百花齐放春满园。基础医学院对引进人才和本土人才一视同仁，通过各种创新人才培养计划和激励政策，一批具有创新素质和能力的本土优秀人才同样茁壮成长，为学院的科研创新提供了源源不竭的活力。药理学与化学生物学系副主任，国家优秀青年基金获得者高小玲研究员就是本土人才中的典型，2007 年于复旦大学药学院博士毕业后，她就进入了基础医学院任职，既是教师又是科研工作者。她感慨地说，非常感恩医学院，在科研过程中得到了学校很多的支持。从 2007 年到 2017 年，10 年的时间一路走来，高小玲见证了学校对本土科研人才的创新激励政策不断调整与改进。先后入选了学院的第一批 Co-PI 计划、第一批优秀青年教师支持计划，提到这里，她不无感慨地说："真的感受到学校内部积极向上地想要培养和支持本土人才。Co-PI 计划和优秀青年教师计划以同样的标准要求本土和引进人才，拉平了两者可能在培养上的差距，使杰出的本土人才可以和引进人才在同一个平台上竞争，享有相同发展条件和资源，真正做到了使优秀的本土人才拥有充分的创新和发展空间。"在这一平台当中，高小玲的实验课题也进行得颇为顺利。目前她的研究已经获得了多项国家自然科学基金资助，也已在 Nature Communication 等多个医学期刊上以通讯作者的身份发表论文。

　　医学院具有宽松的人才培养空间、先进的硬件设施和广泛的人才网络，为科研创新奠定了坚实的基础。已成为国家杰出青年基金获得者的王宏林表示，在进入医学院的 8 年时间里,自己在科研方面有了很大的成长和进步,而目前取得的成果更是离不开医学院在多个方面给予的支持。

把这里打造成共同家园

面对崭新的科研大楼、先进的研究仪器、开放的学术氛围,我们几乎很难想象不少采访对象口中描述的曾经那个以各自教研室分割、几乎没有交流的封闭科研环境。在采访中,2007 这个年份特别引人注意,好像一切变化都是从关键的那一年开始。

2007 年,基础医学院的领导班子为了改变当时的科研窘境,建立了医学科学研究院,正式开始了科研兴院的发展之路。正如基础医学院党委书记陈洪所说,改革创新就是要打破原有的框架格局,否则如果直接把引进的科研人才放进原先的体制里,他们要承接着厚重的教学压力,整个科研工作、团队都会产生问题。因此,2007 年,基础医学院创新性采用了"PI 制度",将旧有问题迎刃而解,引进的人才便是 PI,以这样的身份在学院开展各类科研工作,组建科研团队。但仅仅是引进人才这一环上的创新,还无法改变一个学院整体的科研环境,所以在此之后,基础医学院又通过院系重组的制度打破了过去封闭的科研环境。基础医学院将研究方向相近的院系合并,以系为单位来重组,系下面是PI 组,而年轻老师都进入 PI 组与开放的实验室进行科研培养。如此做法不仅方便了各学科之间的学术交流,让科研变得更为活跃,同时也在一定程度上解决了长期困扰学院发展的一个大难题:空间狭小。过去基础医学院各个教研室都在不同楼面,学生实验室也同样分开,原本有限的空间没有得到充分的利用,现在整合之后把合作多、交流多的科室合并成系,促进交流,充分利用了空间,螺蛳壳里做道场,一番腾挪,虽然没有增加场地但实际可使用的空间却增加了。破除的不但是实际的隔离墙面,也把以往各自为政的"门户之墙"打破了,都说格局决定高度,基础医学院从过去申请到一个国家自然基金都很困难,到 2017年,成功申请 60 项国家自然基金,经费超过 5500 万,创历史新高,这离不开起始时推倒重来的勇气。

在采访的过程中,陈洪一直说:"我们学院的物质条件弱,特别是医学科学研究院成立之初,硬件设施弱、空间少,比如后来获得国家杰出青年科学基金、现任基础医学院副院长的刘俊岭老师最初来时就在老红楼的地下室进行了很长一段时间的科研工作。那是什么让人才们选择了这里? 这与医学院各部门贴心的服务工作密不可分,从最初的接机、安排住宿,到进入医学院之后领导的关心提点，同事的经验交流，从细节让人才们感受到我们的人文关怀，感受到我们的真情实意。而其中最重要的是我们对人才的渴望、对人才的重视。王宏林老师在来我校之前已经去过了许多学校，陈国强院长亲自接待了他，表达了我校对人才的强烈渴求，上午洽谈结束，下午他便成为医学院的一员。除了校领导与职能部门的辛勤付出，PI 团队的作用也功不可没。通过公开的大型报告，我们了解了人才的已有研究成果、逻辑思维能力；而且在此过程中，台下的同行、学生与他们之间的积极互动，也会让人才们感受到我们活跃的学术氛围。"这一段朴实的话中藏着学院发展的核心机密——让学院成为大家共同的家园，情感的共振互动实为关键。

　　进入一个陌生的环境，担当一个全新的职务，从科研人员成为课题组领导者，管理能力不可或缺，同时进入高校，除了科学研究还自然有着教书育人的职责。无论是引进的还是本土成长起来的人才，适应期不可回避。但在基础医学院，这段适应期不是慌乱无助的，当他们正式进入学院之后，原先的 PI 们会与他们一对一的交流，以自己的成长经历为蓝本，言传身教带着他们融入这个环境。学院乃至学校的领导们也会亲自关心交流，配合各个部门从细节上让他们适应这片土壤。"或许我们硬件不足、空间不足，可能无法在短时间内有飞速的改变，但是我们以诚意动人，以真情留人，用温暖贴心的人文环境、活跃积极的学术氛围让人才得以在这片土地上生根发芽、茁壮生长。"陈洪的话依旧朴实，但大道至简。

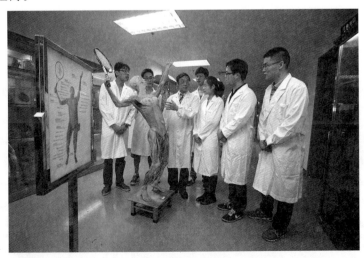

PI 给学生们上课

从这里扬帆起航

"亲历人才引进,如今刚好 10 年,个人的感受就是——激动。"这是基础医学院院长、生物化学与分子细胞生物学系主任、上海市领军人才程金科研究员接受采访时对我们说的第一句话。从建立医学科学研究院,正式引进人才至今,刚好 10 年,也是程金科在基础医学院的第十年。10 年里,他亲眼见证基础医学院不断提升科研实力,他表示随着国家经济飞速发展,人民对健康的需求越来越高,生命科学正迎来飞速发展的时期,面对各类机遇的出现,基础医学院始终以充分的准备去迎接,紧跟着时代的脚步。

发展是硬道理,但发展也要有充足的条件。10 年发展的成绩固然令人欣喜,但程金科也踏实地指出基础医学院空间小,发展受限的问题摆在眼前,面对这个棘手的问题,学院领导班子拓展思路,通过与临床科室携手合作,由医院提供空间与资金,使得科研人才能与临床精英强强联手,一同解决临床实际的重大问题。这样站在更高平台上的发展,突破了空间的限制,但也会带来新的问题。毕竟在过去也不乏这样的合作意愿,但总是因为纠结于研究成果的归属而不了了之。程金科说:"但现在时代不同,学院的科研实力、文化底蕴与发展目标已经到了新的篇章,以前的要成果、争分数的浅层目的要有所转变了,要变为从实际着手,解决人民关切的迫切需要解决的临床问题,只要能够促成这样的目标,基础医学院在合作中愿意放弃第一作者的署名,这是一种让步,更是一种进步,不仅促进科研人才的个人发展,更激发了基础医学与临床医学的合作交流,让高深的基础理论碰撞棘手的临床问题,强强联合,走向共赢。"10 年厚积,医学院的学术发展之路已经达到了一个新的层面,就像陈国强院长曾经说过:现在基础医学院的科学研究目标应该已经进入新的阶段了,必须从单纯的数量追求向质量突破转变,学术研究的目的应该是解决实际问题、为人类社会带来贡献为目标,而且数量和质量两者并不矛盾,真正能解决问题的科研,有极高应用价值的文章,也一定是高分数的文章。

基础医学的研究过去大多是从分子的角度去提出科研问题,而没有结合临床的问题提出假设,这样研究出来的结果不会去深刻地探讨临床问题,虽然与临床有所关联,但与解决临床问题还有一定的距离。而临床医生天天面对临床问题,却困于不知如何下手,因此把科学论文写在人民健康上成了最迫切的需求,这不但是学科发展的需要,也关系到国计民生,毕竟没有全民健康就没有全面小康。作为生命科学领域的研究人员,虽然路崎且长,但责无旁贷。程金科介绍道,目前基础医学院已经开始与附属仁济医院积极地交流合作,要提升学科建设,已从泌尿、妇产、肝外等几个优势学科入手,了解现有的主要临床问题、医院现有的科研成果,以及每一个科主任对自身科研的认识。他说,可能目前这样的工作需要耗费大量精力,而且无法有快速的研究成果与回报,但是不去行动就更不会有结果。目前最大的瓶颈就是将临床问题凝练成科学问题,便于科学研究。"这样临床与基础的结合,一方提供人才与团队,一方提供经费与硬件,借助建设'双一流'的契机,真正解决问题,造福于人类。而且很多临床问题与基础科研的问题有类似性、共通性,所以这样的合作科研是可行的。希望将来成功之后,能将与仁济医院的这一合作模式推广出去,让更多人受益。"程金科的话中饱含希望,也充满信心。

2015 年以来,在"学术特区"和"人才特区"的全方位改革下,基础医学院新增中国科学院院士 1 人、千人计划获得者 1 人、国家杰出青年科学基金获得者 3 人、青年千人获得者 9 人,PI 团队 24 个,使课题组总数达到 65 个,实现国家自然科学基金创新群体的突破,并形成了 24 个教学团队。三年内共取得重点研发计划首席 1 项、国家杰出青年基金 2 项、国家优秀青年基金 3 项、基金委重点重大项目 15 项、其他国家级项目 138 项,年年创造新的纪录。回首过去,飞速发展的十年虽然也收获满满,但更是积蓄的 10 年、储备的 10 年,如今这里有了更清晰的航向、更团结的队伍,展望未来,基础医学院也在瞄准新的航向,从这里扬帆出发,必有更加美好的远方。

（本文作者:陈禾惠、王玉洁、杨静;原文刊载于《医源》2017 年第 4 期）

上海有一个讲法语的医学院

2018 年 10 月 31 日，随着两位中法医学教育合作的"元老级"人物，中国工程院院士王振义教授和法国斯特拉斯堡大学医学院名誉院长凡桑同教授共同揭牌，在中国科学院院士陈竺、蒲慕明、陈国强，上海交大医学院、附属瑞金医院等党政领导以及法国大使馆健康及社会事务参赞、法方协调员、法方医学院院长等嘉宾的见证下，上海交通大学医学院中法联合医学院宣告正式成立，由此中法医学教学、科研、医疗等方面的合作平台再度升级。

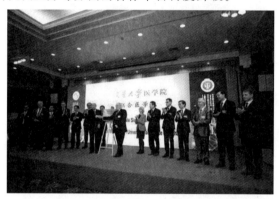

2018 年 10 月 31 日，上海交大医学院中法联合医学院成立揭牌仪式

上海交通大学医学院被称为"讲法语的医学院"，附属瑞金医院也有着一批"讲法语的医生"，中法交流历史可以追溯到医学院的源流之一——成立于 1903 年的震旦大学医学院。"法国医学曾早于美国领先世界，"王振义回忆道，"1964 年中法建交后不久，二医就开出首届法文班，后因故停办。直到 20 世纪 80 年代，再次恢复了停滞多年的医学法文班，开国内医学教育先例。"

打开了学习世界前沿成就的一扇门

中国改革开放 40 年，上海交大医学院医学生留法培养的历程适逢中国社会的巨变。对于这近 40 年的中法"牵手"，王振义感慨不已，医学生去法国接受规范化的医学训练，是对于英语医学教育以外的补充，"法国人之所以在医学上取得大量前沿成就，与其非凡的艺术、音乐、哲学传统密不可分。我们要学习的不仅仅是技术,更是一种不可估量的教学理念、疾病分析与医学思维方式以及尊重生命的医学人文理念。"

1980 年 4 月,国家卫生部同意二医恢复"医学法语"专业招生,首期共有 30 名学生。同年,第一届中法医学日活动在北京隆重举行,时任中华人民共和国副总理邓小平和法兰西共和国总理巴尔为荣誉委员会主席,二医兰锡纯教授、邝安堃教授担任学术委员会副主任。邝安堃、傅培彬、董德长、王振义、龚兰生、唐振铎等教授们在法国巴黎的演讲轰动一时,他们流利的法语更获得法国方面的高度欣赏,也使中国大使馆的官员"拍痛了手"。中法医学日活动把中法两国在医学教育领域的合作推向了高潮,也重启了我国高校与法国高校合作的大门。

1984 年到 1988 年,王振义任医学院校长期间,送出 10 人赴法进修,其中包括郑民华,如今的中国微创外科鼻祖,他最早将腹腔镜微创技术引入中国并向全国推广。

郑民华是 1980 年恢复开办的第一届法文班学生,6 年学成毕业后缘于外交部和巴黎卫生局的一个合作协议,在那个鲜有出国机会的时代,郑民华成为极为少数的幸运儿,得到了赴法留学的机会。

那时没有直飞航班,只能先飞到北京,再等两三天才能搭上飞机去法国。在郑民华年轻的心里,对法国的了解全都来自《基督山伯爵》《三个火枪手》《巴黎圣母院》等文学作品。"当时内心抱着很大的憧憬,把法国想成天堂一般,浪漫、文艺,且很神秘。"

抵达法国后,郑民华受到很大的震撼,第一次坐公交车,车票也不会用,重复刷了两次,导致下车时无法确认金额,但法国人很随和,知道他是留学生时宽松放过。更大的反差在医院里。郑民华回忆,20 世纪 80 年代,中国感染性疾病还很多,医院里设备落后,检查时使用的 A 超很多病症都看不清,胆囊炎到最后还是要靠经验丰富的医生用手触摸探查。当时,法国医学已经进入肿瘤医学时代,仪器设备也比国内先进好几代。

有太多的技术和知识等着第一批留法学生学习,然而,最初几个月的艰苦程度超过了郑民华的想象。中国医学留学生对于法国的医院来说,就是外籍住院医生,与当地医生一样必须完成住院医生的工作。郑民华每天太阳还没升起便进了医院,医院里面的房间设置又很特殊,所有好的能见阳光的房间都是病房,医生的办公室都安排在大楼中间,没有窗户,不见阳光。斯特拉斯堡每天下午 5 点左右太阳下山,郑民华每天离开医院的时候是晚上 9 点,所以一整天都不见天日,情绪难免压抑。

一切改变都只能交给时间,6个月后,法国的春天到了,工作上也能适应了,万物生长,郑民华的心情也渐渐好了。

勤奋的学习终有回报。1987年,世界上第一例微创外科手术在法国进行,正在法国斯特拉斯堡大学医学院附属医院做住院医生的郑民华,师从斯特拉斯堡医院外科 Meyer 教授,在第一时间学习到了腹腔镜手术技术。当时,医院引进了一台腹腔镜手术器械,决定在住院医生中选择一些人进行摸索,结果郑民华入选了,获得老师亲授技术。理由是:他是中国人,拥有一双拿筷子的手。手巧!

那时的郑民华并未意识到自己正参与一场伟大的医学革命,他对这种"洞洞眼"手术心存怀疑,"看得清楚吗?"

"第一次用腹腔镜做手术,感到很不适应,抓不住。第二个手术时,有点出血,当时我们导师就怕了,后来发现是虚惊一场,是摄像头把出血放大了。"郑民华越做越开眼界,一年后,这位中国留学生不负老师的期望,完全掌握了腹腔镜技术。

1989年,郑民华在法国做了第一例胆囊微创外科手术,成为微创外科手术中国第一人,此后他在法国做了40多例疝气修补、阑尾切除、食管裂孔疝临床手术,他发现,腹腔镜下的手术不仅能够看清腹腔内的世界,更能减轻患者的痛苦。

1991年,郑民华受邀回到瑞金医院,也将腹腔镜技术带回中国。当年12月,他开展腹腔镜胆囊切除术,这是中国华东地区开展的首例微创手术。以后,腹腔镜技术传遍祖国大地,1993年,郑民华成功进行了国内第一例腹腔镜结直肠癌手术;此后,他又完成了腔镜甲状腺切除术、胃癌根治术、脾切除术、阑尾切除术、妇科手术、胸外科手术、泌尿外科手术等微创手术。2001年,瑞金医院微创外科成为上海市微创外科临床医学中心。

"现在大家觉得,窗口里装着摄像头,不是更清楚吗?"但最初,腹腔镜手术由于技术水平不稳定,手术时间长,并发症多,一度饱受争议。随着技术日臻成熟,当初的缺点都变成了优势,腹腔镜变得更加快速、方便,并发症减少。现在,外科界已经视腹腔镜为常规手术,微创也被公认为外科手术的未来方向。

如今,腹腔镜手术在全国各地得到推广,而瑞金医院由郑民华教授带领的团队,则如腹腔镜技术的"黄埔军校",培养了各地最早的一批微创外科医生,其中很多医生已经成为这一领域的领头专家。

上海交大医学院生理教研室张文慧老师是第三届法文班毕业生,她也深深感受到自己的留法经历对于如今的工作有着深远的影响。至今她还记得,在法国进实验室之前所有学生要参加为期一周的实验室安全培训,考核合格后才能进入后期实验室的具体科研工作。"这虽然很基础,但对于目前研究生培养和科研都是很重要的,教会我们实验室中要注意的事项,遇到应急状态时该怎么处理,怎么保护自己。"

纵览世界医学流派,在高歌猛进的浪潮中确有不同的特色。在王振义看来,美国医疗重机械,靠检查,而法国医学则重实践,重人文,对于一个医者,法国医学界对于疾病分析有一套很好的思路值得学习。"因此,法国既是医疗技术领先的国家,又可以为医学生多提供一种医学人文素养的培养环境。"

从学习到合作,中法联手培养医学人才

随着中法两国合作的加强,1997年临床医学法语班项目正式纳入中法两国政府文化教育合作框架。1998年起,医学院开始招收七年制本硕连读法语班学生。为协调双方的合作,法方指派两位法国资深医学教授作为国家级法语班项目协调员负责与中方的联络工作,凡桑同教授就此与中国结缘、与上海结缘、与医学院结缘,并因杰出贡献于2003年获上海市白玉兰纪念奖。他一直把为两国的医学交流铺路架桥当成很有意义的工作,并认为医学间的国际交流会不断推动新观念、新技术碰撞交融,会激发出更多的医学成果。

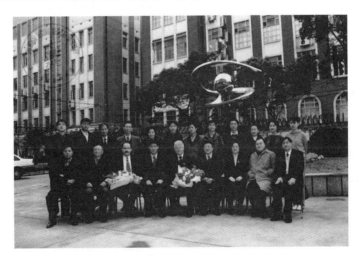

第一期法文班合影

"除了锻炼语言能力,在医疗技术层面,我们更受益匪浅。"作为1999年首

批赴法进行规培的住院医师,上海交大医学院中法医学部老师张寅回想起来仍感慨万分,"当时我主要攻读消化方向,第一次认识了克罗恩病。现在它在中国也已成为一种不再罕见的罕见病,但 20 年前,国内医生较少有相关诊断、治疗的经验。如今随着国人生活方式的改变,疾病谱也日渐西方化,通过在法国的学习,我们能第一时间接触全球医学界的新变化,并将这些学习成果带回国内,解决更多疑难杂症。"此外,法国医生对于医患关系、人文情怀的思考也让张寅有了新体悟,在当地医学院,人类学、社会学、哲学等科系教授都会参与医学院教学,老师们会通过情景表演演示一个有错误的病例,学生们指出错误后重新扮演,比如不能使用医保的患者,应该如何进行沟通等。

2005 年,原上海第二医科大学与上海交通大学合并后,临床医学法语班学制由七年制改为本博连读八年制,人才培养水平提升到了一个新的高度。随着中法双方在医学领域合作的不断深入,为满足现代社会对医学教育的新要求,医学院在 2009 年开始与法国巴黎笛卡尔大学合作开办了"中法合作生命科学硕士项目(MASTER 项目)",开启中法合作科研人才培训领域,且率先成功创立了"一年国内培训＋一年海外培训"的模式。

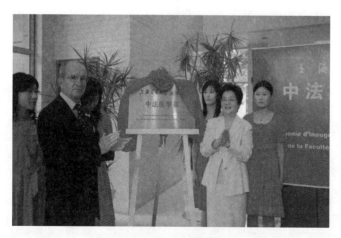

2007 年中法医学部揭牌仪式

2008 级临床医学八年制法文班的杨溢就参加了这个项目,在国内完成 5 年学习后,他申请到巴黎五大和巴黎高科合作的一所实验室学习 1 年,主修生物医学工程。杨溢在法国的导师是著名的心血管专家,曾获得全法百佳医生的荣誉。在法国的一年辛苦而充实,完成课程和论文后,杨溢获得硕士学位。也就是说,杨溢在还没有获得中国医学学位时,已经得到法国认可的学位证书。而这一次海外进修只是杨溢在法文班的第一次长期海外进修,一年以后,杨溢再次飞往法国,担任为期一年的法国实习住院医师。

除了法文班学生,医学院也向全体学生开放这一项目的申请,2010年临床医学五年制本科生赵扬在大二时参加了这个项目,在国内完成语言学习和Master 1课程后,她于大四时前往比利时列日大学进行了一年的学习,完成Master 2阶段学习,最终在还未本科毕业就已经拿到了生命科学硕士学位。

有人质疑,海外学习进修是否会带来医学人才的大量外流。对此,上海交大医学院院长陈国强自信地说:"我们的学生在法国医院实习交流期间享有和当地医学生同样的国民待遇,可以说待遇很优厚,但根据我们多年的跟踪统计,95%的学生选择回国发展。"

近40年来,法国多所一流高校,如巴黎笛卡尔大学、里昂第一大学、里尔大学、斯特拉斯堡大学、格勒诺布尔-阿尔卑斯大学相继与上海交通大学医学院建立了校际合作关系。1997年至2018年,法方校际合作院校已累计派出257位基础和临床专业教授来交大医学院讲学,305名医学生来附属医院实习。同期,医学院有303名临床医学法语班学生作为外籍住院医生赴法进行为期一年的住院医师培训;近200名临床、药学、护理专业青年教师、医生、护士及学生赴法国学习。经过多年积累,上海交大医学院及其附属瑞金医院已拥有了一批知识储备丰厚、年龄结构合理、业务能力较强的优秀法语医学人才队伍。

双方平等合作最明显的例证是近五年来,法国各医院每年公派25至30名医学生至瑞金医院参与暑期短期培训,其实习效力等同于在法国国内。此外,中法之间的科研合作也已获得一些收益。在血液肿瘤方面,上海交大医学院与法国科学同道共同分享了"法国年度最佳医生"、美国凯特琳奖(肿瘤研究领域的最高奖项)、瑞士布鲁巴赫癌症研究奖等三个医学界顶级荣誉。

2013年,医学院"中法合作联合培养项目"通过审核,正式成为中华人民共和国教育部中外合作办学项目。近年来,经过与法国合作院校的多次讨论协商,双方认为目前时机成熟,应将交大医学院对法合作推向更高的层面。至此,"上海交通大学医学院中法联合医学院"瓜熟蒂落,这个再度升级的中法医学教育平台,将致力于培养临床及科研方向的医学人才,承担交大医学院及其附属医院的对法合作交流,通过推进国际交流合作,切实提高交大医学院医教研国际化水平,最终实现培养高端人才的目标。

2018年10月31日中法联合医学院成立当天,上海交通大学医学院院长陈国强、中国科学院神经科学研究所所长蒲慕明、法国法兰西公学院院长阿兰·普罗西安共同签署合作备忘录,三方将秉承着对生命科学、教育和相关领域的科学合作共同的兴趣,分享在不同领域推进科学和传播知识的使命,造福于整个社会。协议明确加强科学合作和研究人员的交流,特别明确了每年 3 名来自法兰西公学院不同专业的教授将在中国合作伙伴的场所或部门举办讲座(包括教学),同时来自两家合作机构的中国学生将有资格申请为期 6 个月以上的法国实验室实习。

从打开一扇门到搭建共同发展的舞台,正如陈国强所说:"我们的国际合作和交流,基于历史,更展望未来。因此它昨天的文化和明天的发展,决定着这所百年历史的大学始终将与世界一流大学的交流合作作为其重要战略和政策,并注重将与法国的合作置于优先的位置,因为这是我们的特色,也是我们的优势……我有一个梦,是我们的学生与先进国家医学院的学生一样优秀,更有一批比他们更优秀的医学生……我们有着共同的愿望——为世界医学事业作出贡献,所以我们才走得这么近,所以才成为志同道合的同事和朋友,一起去迎接未来的挑战。"

近 40 年的交流合作,这个讲法语的医学院前进的步伐不会停止,更加开放的平台,必将带来更加美好的未来,吾道不孤,明日可期。

(本文作者:杨静;原文刊载于《医源》2018 年第 5 期)

｜使命・担当｜

汶川这十年　被爱与希望填满

　　10 年前,北川中学 16 岁的高一女生秀秀,被倒塌的教室掩埋 10 小时,最终被救出,但严重的挤压伤,让她面临生死考验。她被送入成都的华西医院 ICU,在那里遇到了来自上海的救援医生。

　　如今,秀秀已经 25 岁,是一名法学专业在读研究生,她带着自己的义肢,顽强而乐观地生活着。

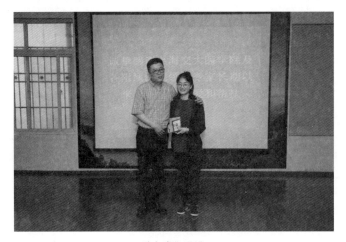

陈尔真和秀秀

　　4 月末,上海交大医学院党委带领附属医院曾经奔赴抗震救灾第一线的部分队员赴四川省开展"十年医源情"——上海交通大学医学院走进都江堰系列活动。秀秀在都江堰与当初抢救她的陈尔真医生重逢,两人紧紧相拥。

北川秀秀最爱的"上海老爹"

　　时光重回 10 年前,川大华西医院 ICU 病房,秀秀躺在病床上,气管插管无法说话的她,费劲且郑重地写下了这句话:"陈叔叔,我可以认你当一下爸爸吗?"5 月 12 日地震后被埋 10 小时、就读于北川中学 16 岁的秀秀,刚刚接受了左腿截肢手术,因病情恶化,她被转到华西医院 ICU 病房,遇到了援川医疗队队员、上海交通大学医学院附属瑞金医院的陈尔真医生。

陈尔真至今还清楚记得，秀秀刚到医院时机体免疫力紊乱，创伤出现感染，高烧且心跳达到每分钟180次，并伴以呼吸道大出血，陈尔真和他的团队奋战了五天五夜，抢救秀秀。

秀秀气管被切开，存在严重的呼吸衰竭、肾功能衰竭等症状，经治疗，虽病情有所控制，但因气管被切开不能说话。陈尔真的白大褂兜内放着一张张白纸，靠写字来和秀秀"说话"。

"上海、医生、陈老爹"，经过十几天的相处，秀秀对陈医生十分依赖，一时看不到就央求护士快去找。陈尔真说，秀秀比自己的女儿还小一岁，看到她，平常

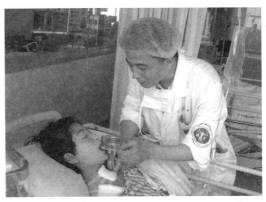

2008 年，陈尔真与秀秀

坚强果断的 ICU 医生，内心里只剩下柔软，换班休息时他会主动去跟秀秀请假，"我先下班了，晚上再来看你。"秀秀就会回他一个微笑。

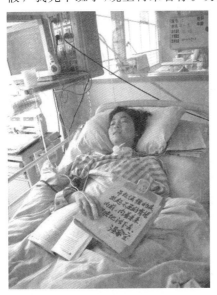

温家宝总理鼓励秀秀

"坏死的组织需要清创，但孩子非常坚强，换药的时候不愿意用镇痛，宁可咬着毛巾忍住。"陈尔真说，孩子怕麻醉多了变笨，将来还想读书。

2008 年 5 月 24 日，温家宝总理到华西医院看望在此接受治疗的地震灾区群众，秀秀用铅笔在纸上写下"我想读书"。温总理随即表示也要写字回复她，一时找不到纸笔，陈尔真拿出了白大褂里的记号笔，并把 chart 上的病例纸递上，于是有了这段当时鼓舞了全国人民勇气的话——"昂起倔强的头，挺起不屈的脊梁，向前，向着未来，坚强地活下去"。

北川中学学生伤亡惨重，秀秀一个班级 51 个学生，只幸存了 29 人，其中 6 人截肢。"我当时就想，虽然我们把他们救活了，但他们的将来怎么办？"因为这个原因，陈尔真多年来一直关注着秀秀，10 年间电话、短信、微信，往来和沟通从未中

断。秀秀说人生每个重要的阶段都有"陈老爹"的建议,让她能够少走弯路,从一个不懂事的少年成为一棵茁壮成长的大树。陪伴是最重要的支持,秀秀发自内心地说:"真的很感谢他!"虽然地震夺走了一条腿,但上海的"陈老爹"给了秀秀人生的另一条腿。

长大后我就成了你

都江堰之行,让久未相见的上海老爹和四川女儿重逢,不过还有一对父子却没能见上面。"干爹,可惜绵阳到都江堰有点远,我上班不方便请假过去了。"上海市第一人民医院骨科陶杰医生收到了一通视频来电,电话那头一贯憨厚朴实的小伙任记洲忍不住有点小抱怨。

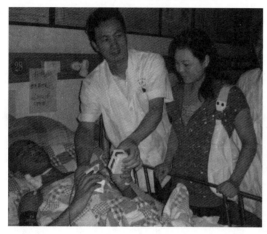

病床上的任记洲

陶杰对自己第一次看到小任是什么时间、什么场景有点说不清了。地震后,作为上海第一批入川的抗震救灾医疗队员,他到达四川省绵阳市中医院,面对的就都是像小任这样从各处抢救来肢体受伤的患者。"地震挤压综合征",这个词在 2008 年汶川地震后被很多普通老百姓熟悉,但当时对资深的骨科医生陶杰来说却是一道选择题。"保命"的同时能不能尽量"保肢"?谁能保?怎么保?有没有更具体更科学一点的执行标准?焦急的陶杰电话向医院请示,领导斩钉截铁地回复:"你就是标准!"陶杰的心一下子定了,医者的职责使命就是标准!他和同事们昼夜不停施行着抢救,15 天,他们一共救治了各类伤员近 3000 名,对 200 多名上、下肢受到严重挤压的伤员实施了成功救治,没有实施过一例截肢手术,为灾区伤员保住了肢体。

保住了肢体就是保住了未来的无限可能,当时才上初中的小任虽然还没完全意识到这份意义,却对"白大褂"萌生了向往,地震前不久小任刚刚失去父亲,他更是对医术精湛又亲切周到的陶杰医生产生了孺慕之情,陶杰也很关心这个好强乐观的男孩。救援工作结束回到上海,两地也没有断了联系,陶杰一直资助小任读书求学的费用,而任记洲也很努力学习,因为想要成为和干爹一样救死扶伤的医生。

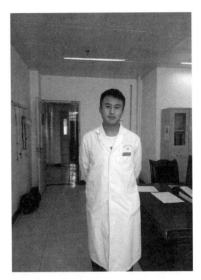

规培医生任记洲

　　如今,小任从医专毕业后进入绵阳市平武县人民医院进行规培轮转,工作中生活中遇到事情,他还是习惯和干爹商量。视频连线中他对陶杰说:"干爹,做医生真的蛮辛苦的,不过这个选择没有错。"

经历过更懂医生这个职业

　　2008年5月12日地震发生后,上海交大医学院系统各附属医院的医护人员在第一时间毅然请命,义无反顾冲往最前线。据统计,截止至2008年5月28日,上海交大医学院全校募集捐款1242万元,上交特殊党费215万元,并先后派出11批、126名医疗队员奔赴灾区第一线。

　　10年过去了,当年的救援战士、白衣天使们,鬓角生出华发,眉间已有皱纹,但时间却没有冲淡参与汶川地震医疗救援的非凡记忆,而记忆这份伤痛更重要的是希望化成后辈医者成长的养分。从都江堰回到上海后10天,上海交大医学院举办了"十年医源情 难忘汶川——一堂特殊的思政课"。3名上海交通大学医学院附属医院曾参与援川的专家瑞金医院副院长陈尔真、仁济医院胆胰外科主任王坚、上海第九人民医院北部感染科主任许洁来到现场,为师生讲述10年前那段难忘的救灾经历。

"我是从西班牙的电视上看到汶川地震消息的,当时我正在那里参加学术会议。2008 年 5 月 13 日,我从回国的飞机上下来,就接到了援川命令,带着对1976 年唐山大地震的朦胧印象和恐惧感,便匆匆奔赴救灾一线。"王坚没有回避对灾难的恐惧,但他的描述中更多的是医者担当。"第一天到成都,医疗队就在四川省人民医院连夜干到凌晨 4 点,完成了 3 台重症手术。至此,上海医疗队成为接棒四川医生的中坚力量。"

王坚是当时仁济医疗队队长,虽然队员们抽调自不同科室,从未有过合作经验,但在最短时间内形成了强大合力与救治力。事实上,一到成都,队员们就不约而同请战到最危险的震中去。但因当地气候条件复杂,空降茂县、映秀的任务相继取消,大家情绪难以平复。他作为队长给队员们鼓劲儿:"有伤员的地方就是前线,能发挥作用的地方就是战场。"

而许洁也在 10 年后依然清晰记得 LH92734 这串数字,这是他们当时搭乘的军用直升机的番号。2008 年 5 月 31 日早晨 7:46 分,许洁带领的医疗队 5 人乘坐这架直升机到达孤岛汶川县耿达乡。而当天下午,少数民族特级飞行员邱光华驾驶的这架直升机,坠毁在距离他们 6 公里的深山中。

突发的事件,令许洁瞬间理解了四川高山旋风气候的复杂多变,也理解了命运的残酷。但来不及震惊,一抵达耿达乡,队员们便放下行囊,开始背着医疗工具走村串户,为全乡所有的驻军和百姓临时安置点送医送药。耿达乡地处高山峡谷地带,20 余天,队员们徒步走遍全乡 20 个村组,救治乡民 600 余人。在余震、泥石流、滚石不断的情况下,翻越 3000 多米海拔的高山,对于从小在城市长大的医疗队员来说,基本就是连滚带爬。医疗条件有限、气候环境恶劣,换防队伍进不来,为了不让耿达成为一个空白医疗点,许洁和队员们在几乎"弹尽粮绝"的情况下坚守在耿达直到 6 月 24 日。当时的耿达乡流传着这样一句话:"男孩子都想当军人,女孩子都想当医生。"这大概是朴实的当地百姓最真诚的谢意。

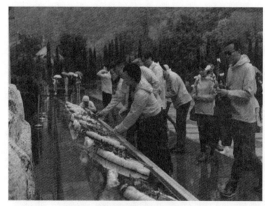
地震纪念碑前献花

"10 年前的我,是经历汶川大地震带来恐惧的一名灾区群众;10 年后的今天,作为医学生的我,和当年给灾区带来生与希望的白衣战士在一起——争做良医,回馈社会。"思政课上,2017 级内科学研究生梁丹丹作为地震亲历者,代表父老乡亲感谢三位老师,并想知道这场大震对他们从医生涯有何影响。

10 年之间,陈尔真、王坚、许洁等都曾重返蜀道,他们不愿任何悲剧重演,并感受到"多难兴邦"的深厚内涵,"10 年真的很快,国家更强大了,那里不再是灾区,而是新景。"同时,医生们希望进一步完善灾难医学体系,尤其当代 90 后医学生们要普及防灾减灾知识和技能,有训练有准备,科学组织救治。他们说,大灾大难面前,生命是脆弱的也是坚强的,而医生的职责就是:把生命变得更加坚强,"要勇敢,要担当,要有爱。"

(本文作者:杨静;原文刊载于《医源》2018 年第 3 期)

唐山行　医学情
——纪念唐山救援专题

　　1976 年,上海交通大学医学院(时为上海第二医学院,简称"二医")共有四家附属医院,分别为瑞金医院、仁济医院(时称第三人民医院)、新华医院和第九人民医院。2005 年,上海第二医科大学与上海交通大学强强合并后,新成立的上海交通大学医学院现在有 13 家附属医院。除原来的瑞金医院、仁济医院、新华医院、第九人民医院和上海儿童医学中心以外,上海市第一人民医院、上海市第六人民医院、上海市精神卫生中心、上海市儿童医院、上海市胸科医院、国际和平妇幼保健院、上海市同仁医院和苏州九龙医院也逐渐加盟到这个团队。参加当年唐山地震医疗大救援就包括了交大医学院本部及其在上海的 12 家附属医院。

灾难时临危受命　医疗队整装待发

　　1976 年 7 月 28 日,唐山一带发生了强度里氏 7.8 级的大地震,百年的工业城市瞬间夷为废墟,千千万万个家庭霎时分崩离析。24 万人遇难,16 万人重伤,无数鲜活的生命埋身于废墟之下,死亡的气息铺天盖地地笼罩了整个唐山。这一刻,与死神抢夺生命的行动迅速在神州大地展开。数量巨大的等待救治的伤病员与有限的医疗资源之间的矛盾永远是灾难救援中面临的难题。为了解决这一问题,全国各地迅速组建医疗队赶赴唐山进行抗震救灾。拥有丰厚医疗资源和高超医疗水平的上海当然也义不容辞地积极组建医疗队,先后派出 3500 余人。上海交通大学医学院作为上海医疗卫生事业的中坚力量,共派出 4 批 900 余人赴唐山抗震救灾,约占整个上海医疗队总人数的 1/3。

　　7 月 28 日,上海市召开关于抗震救灾的紧急会议,在上海市委的领导与部署之下,上海第二医学院及各附属单位积极响应,立即组建抗震救灾医疗队。医学院广大医护职工与学员从各种渠道得知唐山发生地震的消息后,都争先恐后地向党委或党总支报名要求参加抗震救灾,甚至有很多人贴出了请战书、决心书等。由于时间紧迫、情况特殊,第一批医疗队人员是由各单位党委直接选拔组建的。接到参加医疗队的通知后,尽管不少医务人员有这样或那样的困难,但没有一人提出需组织特殊照顾的要求。

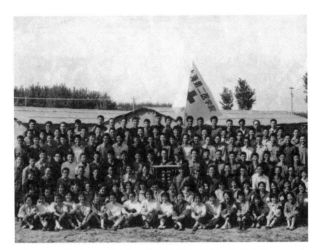

上海第二医学院第一批医疗队与后勤工作组合影

　　根据上海市的安排部署,上海第二医学院系统(包括院本部、瑞金医院、仁济医院、新华医院和第九人民医院)是作为一个医疗中队参加抗震救灾的。第二医学院共派出3批医疗队。第一批医疗队127人,由刘远高担任总支书记,孙克武担任队长。第二批医疗队103人,由李春郊担任丰润抗震医院的总支书记兼队长。之后,上海第二医学院又派出由88人组成的第三批医疗队支援唐山,朱济中担任总支书记,魏原樾担任队长。此外,二医还分别于7月31日派出共40人的卫生列车医疗队赶赴唐山负责伤员转运工作,于8月1～3日派出15名医疗队员先后赶到唐山加入抢救治疗工作中,于8月4日派出由后卫组、防疫站筹建组和瑞金、古田、长江三所医院140人组成的后方医疗队赴遵化县和路南区进行救援。整个医疗队是由若干个医疗小队为基本单位的,每个医疗小队由15人左右组成,配备外科医生、骨科医生、内科医生、脑外科医生、妇产科医生、五官科医生、中医、麻醉、药剂、化验、护士、医学生、工宣队、干部等若干名。各医疗小队的医护人员基本配备齐全,其中不乏许多医疗骨干力量。

克服缺水断粮苦　一心只为救伤员

　　7月29日7时,第一批医疗队297人从上海北站出发,于31日凌晨4点到达天津杨村车站。由于地震后道路和桥梁遭到严重损害,根本无法行车,医疗队转战天津杨村军用机场,乘坐直升机进入唐山。在直升机上,医疗队员们居高临下地俯瞰了满目疮痍的唐山,断壁、颓垣、废屋……一幕幕都冲击着他们的灵魂深处,至今难忘。全国赴唐山医疗队到达灾区后,根据灾情轻重统一部署,划分三线展开工作。一线实施现场救护,二线负责伤员急救、分检、中转和护送,三线负责收容治疗。到达唐山机场后,根据抗震救灾指挥部安排,新华医院一支医疗小队、胸科医院医疗队、第一人民医院医疗队驻扎唐山机场,负责机场附近的灯光球场和八大处的伤员抢救治疗以及飞机转运工作。当晚,其余医疗队则连夜赶往唐山各个区县开展抢救和收治伤员工作。其中,瑞金医院、仁济医院、新华医院(另一支医疗小队)、第九人民医院的医疗队前往丰润县,第六人民医院、精神病总院(现上海市精神卫生中心)前往唐山市路南区和路北区,同仁医院前往丰南县。上海交通大学医学院的第一批医疗队员遍布了唐山的大部分地区,尤其是重灾区,在抗震救灾第一线上挥洒着热血、奉献着力量。

为了与时间赛跑、与死神抢夺生命,连续奔波3天的医疗队员们来不及安顿和休息,也顾不上恐惧与哀伤,他们搬运尸体、清理场地、搭建帐篷,快速地建立起了临时医疗救援点,并立即投入到救治伤员的工作中。等待治疗的伤病员挤满了各个临时医疗救援点,第二医学院中队所带的一万片止痛片和一千根导尿管等药品仅仅在一个晚上就宣布告罄,其他医疗站点的药品也同样出现了短缺,这使医疗设备本来就不健全的医疗队更加雪上加霜。为了解决药品短缺和设备不足的问题,医疗队员们试着另辟蹊径、独创妙招,没有外用药就用汽油杀蛆,没有无影灯就多打几支手电,没有血浆就捋起自己的袖管抽血,没有药品就采集中药代替,没有麻醉剂就动用针刺麻醉的辅助配合下进行手术。

地震的巨大破坏力也给医疗队员的生活带来了艰苦与不便。唐山大地震发生后,整个唐山地区的供水系统遭到破坏。医疗队刚到唐山之时,连饮用水都成问题,只能喝加入明矾后的河水或积水,洗脸、洗澡简直就是天方夜谭。大约医疗队到达的3天后,消防车从北京调运来了水,但每人每天仅有一杯,仅够用于饮用,在这种情况下,医疗队员们都发扬无私奉献的精神,从不考虑个人,总是优先保证医疗用水。面对极其艰苦的环境,医疗队员们都不曾有过一丝怨言,而是全身心投入到救治工作中。异常艰苦生活环境加上连续数周超负荷的紧张工作使一些医疗队员开始发烧、呕吐、腹泻,患上了肠炎等疾病,但是他们仍以抢救伤病员为第一要务,带病投身于抗震救灾的第一线。

自古以来,大灾之后必有大疫。唐山大地震发生之时正值盛夏,天气炎热,暴雨不断,人畜尸体迅速腐烂发臭,尸臭味和漂白粉味混杂交集,充斥着整个唐山。同时,唐山的城建设施全部被毁,水源遭到破坏,地下管道堵塞,粪便、垃圾、污物大量堆积,蚊蝇大量滋生,到处都是乱飞的苍蝇。迅速恶化的环境致使灾区肠炎、痢疾肆虐,重大疫情发生的隐患极其大。为了防止重大疫情的爆发,在抢救工作基本完成后,医疗队开始把工作重点转移到防疫消毒、控制传染病工作上。搭建临时厕所、每日喷洒消毒、控制饮水的来源、及时观察病人的状况,这些措施有效地控制了肠炎、痢疾的流行,使其发病率降到了常年水平。在全体医护人员的努力下,唐山无论是城市还是农村都没有爆发大规模的瘟疫。

随着全国各地多支医疗救援队陆续进入唐山,第一阶段抢救任务基本完成。根据河北省抗震救灾指挥部的部署和安排,8月22日起至9月30日,第一批赴唐山抗震救灾医疗队陆续完成阶段性救治工作,返回上海。

援建多所抗震医院　重建医疗卫生体系

为了进一步推进抗震救灾工作,重建整个唐山的医疗卫生体系,河北省抗震救灾指挥部通过省指挥部医疗药品组向上海转达意见,要求上海在伤员较为集中而又急缺医疗条件的丰润、遵化、迁西及玉田四个县建立抗震医院。在此背景下,除了第一批医疗队留下一部分人员外,上海又组织派出第二批医疗队与第三批医疗队支援唐山组建抗震医院。在四所抗震医院中,上海第二医学院依旧是其中坚力量,参与筹建了其中三所抗震医院,分别为丰润抗震医院、第一抗震医院和第二抗震医院。其中,第二医学院本部、瑞金医院、仁济医院、第九人民医院、新华医院援建丰润抗震医院。第一人民医院、第六人民医院、儿童医院、上海精神病总院援建第一抗震医院。上海卢湾区中心医院(现为瑞金医院卢湾分院)、国际和平妇幼保健院、上海嘉定县人民医院(现仁济医院嘉定分院)参与援建第二抗震医院。三所抗震医院于1976年组建,到1978年第三批医疗队主体撤回上海,共历时近两年的时间。

继第一批医疗队赴唐山后,许多未能前往的医护人员仍积极请战,要求参加抗震救灾工作。8月3日,上海市派出了一支先遣队赴丰润、玉田、迁西、遵化四地筹备组建临时医院,其中不乏第二医学院人的身影。8月底9月初,各单位第二批医疗队纷纷赶赴唐山,正式投入到组建临时抗震医院的工作中。1977年6月,第二批医疗队历经10个月左右的时间,圆满完成组建临时抗震医院的任务撤回上海。与此同时,第三批医疗队先遣队到达唐山,与第二批医疗队完成交接工作。1977年7月,第三批医疗队到达唐山。

以芦苇油毛毡为顶、以竹帘泥巴筑墙的"抗震房"是唐山地震后的特有产物,为了避免余震的再次破坏,抗震医院就是由这样一排排兵营式临时建筑——"抗震房"组建而成。抗震医院的设施都非常简陋,病房、行政办公区、宿舍区都集中在医院内。由于条件所限,抗震医院的分科也较为粗略,大致就分为内、外、妇、儿、骨等几个大病区。在这种医疗条件匮乏的条件下,各个抗震医院自力更生、就地取材,不但降低了病人平均住院天数和平均药费,也取得了良好的治疗效果。例如,在缺少干血浆的情况下,丰润抗震医院的队员们巧妙地摸索出了一套中西医结合的治疗烧伤方法,治愈了 20 多例烧伤患者。国妇婴医疗队则将国妇婴的常规制度与当地实际情况相结合,为第二抗震医院制定了适应当地的各项工作制度,例如严格执行空气消毒、器械敷料消毒等消毒隔离制度。医疗质量是医院的生命。据第一人民医院的唐孝均回忆,第一抗震医院的手术室、产房都是建在草棚里的,但是这种恶劣的环境之下,医院没有一例手术造成伤口感染。同时,各抗震医院也开展了一些难度较高的手术,如丰润抗震医院儿外科做了近 10 例当地不能解决的脊膜膨出修补术,成功地为地震伤引起的较罕见的肠断裂闭锁慢性小肠梗阻的病人完成手术,等等。这些手术均取得良好效果,并获得了当地人民的好评。

抗震医院建起来后,抢救伤病员就不再是医疗队唯一的职能了,其社会救助的职能也得到了充分发挥。各抗震医院都坚持开门办院的原则,采用多种切合实际的形式,安排人员下厂下乡开展巡回医疗。丰润抗震医院的巡回医疗点有 4 个生产队、4 个工厂、3 个居民点、1 个幼儿园、1 个敬老院和 2 个地段较偏僻的分院。在巡回医疗中,医疗队除了治病外,还开展卫生宣传,出黑板报、宣传栏,普及防疫知识,到工厂巡回时还深入食堂劳动。在居民点、幼儿园和小学进行预防接种,为了更好地掌握巡回医疗点群众的健康状况,还对生产大队、敬老院、幼儿园、皮革塑料厂和小学等进行健康普查。为了开展老慢支的防治工作,丰润抗震医院还和赤脚医生一起对城关公社 21 个大队共 210 人老慢支病人进行普治,并随访疗效。在治病救人的同时,医疗队也承担起了培养当地医务力量的职能,为一些赤脚医生、进修医生和医务人员和开展了教育培训。医务人员和工农兵学员在教育培训过程中,认真备课、试讲、带教,有人还为了绘制挂图经常熬到深夜。医疗队还开展了多次学术讲座,吸引了当地大批医务人员和赤脚医生,为培养当地的医务力量作出了重要贡献。此外,医疗队还担负了一些院外会诊工作,多次到铁路医院、县医院和下属分院、部队 650 医院、兄弟抗震医院等单位参加会诊,协助手术。

1978 年 3 月,第三批医疗队成功地将各抗震医院移交给唐山,返回上海。为了犒劳在唐山做出重大贡献的医疗队员们,党和政府还专门安排医疗队员乘坐全国人大代表和政协委员到北京开"两会"的专列"周恩来号"返沪。至此,上海交通大学医学院赴唐山抗震救灾工作圆满结束。

接收来沪伤病员　全院上下腾病房

　　为使重伤员得到较好的治疗和照顾,同时也减轻灾区的医疗负担,上海交通大学医学院除在唐山地区范围内临时组建抗震医院收容部分伤病员外,还根据中央统一安排,及时接收、治疗从唐山转运来的伤病员。8月1日,首批 28 名伤员转移到上海,瑞金医院接收 10 名,第一人民医院接收 18 名。随后两天,又有 167 人转移到上海,各医院也纷纷积极接收伤员。

　　足够的病床是顺利接收伤病员的首要条件。在接到准备接收灾区伤病员的通知后,各医院就打算为唐山伤病员腾出一些病床。动员病人腾出病床并不是一项简单的工作,常常会遇到各种各样的阻碍,但是当病人听说这次是为了接收唐山灾区的伤病员时,病人们都毫无怨言地支持与配合医院工作,甚至有许多病人主动提出出院,或是迁至其他病区。例如仁济医院的一位家住浦东的病人刚刚进行了外科手术,伤口未愈需要随时换药,但他要求马上出院,宁可天天摆渡到市区来换药,也要让灾区伤病员住进来。在医院的积极协调之下,经过上下一起努力,原本处于饱和状态的瑞金医院和仁济医院一下就腾出来 133 张和 120 张病床。

　　赴唐山抗震救灾医疗队出发后,使原本就病员多、人手少、任务重的各医院的工作变得更加繁忙,这时,接收来沪伤病员对各医院的医护人员来说是一项极大的挑战,但是困难面前,他们也从不低头,而是加班加点地工作。例如瑞金医院于 7 月 31 日晚接到准备接待灾区运来的伤病员的战斗任务后,立即广泛开展动员,号召全院职工"一个人顶两个人用,半休的上全天班,全休的上半天班。"瑞金医院烧伤病房一下子就收治了 16 名伤病员,烧伤面积都在 60%—80%之间。唐山来的伤病员不断夸赞瑞金医院的医务人员是上海的"春苗"。

　　在筹备接收来沪伤病员的工作中,医院的后勤人员也发挥了重要作用。他们及时调集床位和被子,为伤病员配备各类生活用品,食堂的工作人员商量着如何为伤病员准备更适合北方口味的食物。瑞金医院的木匠工人还连夜为骨折的伤病员赶制了 20 张木板床。

　　伤病员到各医院后,经过医院医护人员的精心治疗、细心照顾和在精神上的安慰开导,他们的身心都快速得到恢复。经过一段时间的精心治疗,大部分伤病员得到治愈后返回唐山,或是接回河北省治疗休养。

昔日唐山结下缘　重回唐山不了情

　　在抗震救灾的过程中,上海第二医学院医疗队紧密团结、众志成城,全心全意地救治伤病员,挽救了灾区人民的生命,帮助他们恢复了健康,许多壮举都使唐山人民备受感动。新华医院的虞宝南等蹲下身子用自己的手指为截瘫病人一点一点地挖出干结的大便。为了抢救地震中受伤的青年煤矿工人,新华医院的医疗队员们还用自己的嘴从病人气管插管中吸出阻塞物,伤员嘴里的紫褐色黏液气味极为难闻,但所有队员一个接一个轮换着吸,终于救回病人。儿童医院的医生如亲人般对待伤病员,连夜守护病患直到康复。瑞金医院、仁济医院、新华医院、第九人民医院、儿童医院等都纷纷把唐山市卫生局给医疗队送来的慰问苹果让给当地伤员。唐山大地震后,紧接着发生了多次余震,最大的一次余震达7级左右,医疗队的救治工作与生活也是在不断的余震中进行的。有一次余震很强烈,丰润抗震医院的第三批医疗队员们在帮助能活动的病人转移到病房外面后,本能地跑回这些不能移动的重病人身边安抚他们。

　　在开展医疗救援期间,医疗队在很大程度上帮助唐山当地解决了医疗匮乏和医疗落后的现状,唐山人民对上海医疗队满怀着感激之情。刚到唐山之时,压缩饼干是医疗队们的主要食物。为了使医疗队吃上饭,工农兵学员在野外搭起了炉灶,但是巧妇难为无米之炊,断粮的戏码经常性地上演,当地老百姓就从废墟里挖出粮食,主动给医疗队送来。在饮用水极其缺乏的情况下,有一位灾民为医疗队员送上一杯茶水,让医疗队员们倍受感动。在丰润抗震医院,有的病人因为医治无效而病故,病人家属在病房进行料理善后工作的过程中都一声不哭,但一走出医院的大门他们就开始号啕大哭,发泄悲痛之情。后来,医疗队员们才了解到他们这么做是出于对上海医疗队的尊重。

　　在抗震救灾过程中,医疗队队员之间也上演了一幕幕美丽的爱情故事,一度传为佳话。比如,新华医院的医生刘锦纷与仁济医院的护士朱小平结缘于抗震救灾的手术台上,为了纪念与延续这段情缘,他们利用谐音给儿子取名为“震元”。仁济医院的医生诸葛立荣和瑞金医院的护士李亚东是一对恋人,本打算1976年底结婚,但是得知唐山发生大地震后,都积极要求赴灾区抗震救灾。当他们分别接到参加第三批赴唐山抗震救灾的通知后,主动向各自党组织汇报他们的恋爱关系,在得到党组织同意后才一同参加抗震救灾,在丰润抗震医院,他们全身心投入到工作中,直到李亚东患了痢疾病倒了,诸葛立荣前往看望她时,两人的恋情才被大家所知晓。

在灾区，面对各种困难，医疗队员都能够想尽各种办法，创造条件、齐心协力、克服困难，在共同渡过了这段不平凡的艰难困苦时期后，医疗队员之间也产生了一种十分特殊的生死患难之谊。据余前春回忆，在一次 7.1 级的余震中死里逃生之后，他特意制作了"丰润抗震医院"的牌子，并和四位好友在医院门口拍下了一张终生难忘的合影，直至今日，他们这些第一批到达唐山地震灾区的医疗队员们之间仍互相戏称为"唐山帮"。

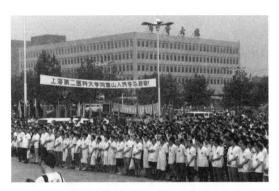

1996 年，二医部分赴唐山抗震救灾医疗队员重返唐山

1996 年，唐山发生地震 20 周年之际，唐山市政府邀请上海第二医科大学赴唐山参加纪念活动。作为当年抗震救灾医疗队的队员，时任上海第二医科大学党委书记的余贤如带领部分当年参加抗震救灾医疗队的队员和其他一些青年医生代表 40 余人参加了此次"医疗队重返唐山"的活动。20 年过去了，唐山人民对上海医疗队的感激之情丝毫没有减弱，他们像是对待亲人一般亲切热情地接待了医疗队员们。上海二医大的医生还联合唐山当地的医生共 100 人在唐山组织了一次百名专家大型义诊活动，唐山市民纷纷前来参加，壮观的场面可谓是万人空巷。瑞金骨科张沪生在这里诊治了一位病情较严重的患者，并建议患者到上海接受进一步治疗，后来病人在上海治疗期间，他经常为患者送饭，还为其垫付了 800 元医药费。徐建中在这次见到了当年亲自送上火车的截肢女孩李冬梅。当年的小女孩在接受截瘫治疗后，成为一名残疾人铅球运动员，曾在亚洲残奥会和中国残奥会上获奖。20 年前医疗队接生的双胞胎部双来和部双生兄弟也来到了现场，给医疗队员们送来了锦旗。部分医疗队员还参加了唐山的电视节目——《抹不去的回忆——20 年的回顾》的录制，讲述了当年抗震救灾的感人情境。当时，为了表达对上海医疗队的感激之情，唐山市政府送给了此行上海医疗队员每人一块梅花表，刘锦纷十分珍惜这块表，20 年来一直佩戴着。2006 年 10 月 25 日,国妇婴的部分医疗队成员也重返了唐山,他们参观访问了唐山市妇幼保健院,还在那里与唐山医疗卫生工作人员进行了学术交流。

历史贡献永不灭　经验教训启后世

医学院救援唐山从第一批医疗队出发到第三批医疗队于 1978 年 3 月 18 日主体撤回上海历经了近两年的时间。近两年内,医学院医疗队秉持着"博极医源,精勤不倦"和"治病救人,救死扶伤"的精神,为灾区伤病员的救治与医疗卫生事业做出了重大贡献。同时,医疗队也从救援时间、药品器械的供应、人员配备和编制、运输及后勤工作几方面对此次救援的经验教训进行了总结,为今后的抗震救灾工作积累了丰富的历史经验。

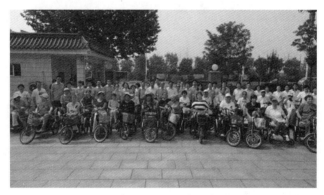

40 年后重逢

唐山大地震已经过去 40 年了,回首在唐山抗震救灾的峥嵘岁月,医学院医疗队员们仍激动万分,这段令他们终生难忘的经历,不仅使他们在艰苦环境中的治病救人的能力得到快速提高,更使他们仁爱、无私、奉献的职业精神得到了无限升华。再看如今的唐山,灾难和伤病早已远去,新唐山呈现出一片欣欣向荣的景象。但是,人们从没有忘记 40 年前那段历史,更不会忘记那些在救援唐山中做出不可磨灭贡献的英雄们。

7月7日—11 日,由 40 年前参加抗震医疗救援的老同志和附属医院青年骨干医师组建的上海交通大学医学院"博士团"一行,在医学院党委副书记赵文华的率领下赴唐山开展了为期五天的义诊实践活动。

附：

亲历者口述

口述：徐建中
采访：陈铿、叶福林、袁春萍
整理：袁春萍

徐建中，1953 年生，中共党员，副教授。1970 年参加工作，2013 年 7 月退休前曾任上海第二医科大学校工会常务副主席、上海交通大学医学院退休党总支书记、退管会常务副主任。1976 年作为第一批上海医疗队队员赴唐山抗震救灾，并留任第二批医疗队。1996 年唐山大地震 20 周年之际再赴唐山参加回访和义诊活动。

艰难的入唐山之路

7 月 30 日早上，我们乘坐 9056 次专列，7 点 20 分从上海北站发车，9 点 25 分到常州，下午 2 点 20 分到达蚌埠。那个年代，凡是国家重大的消息都是 4 点钟发布的，记得当天下午 4 时 20 分，在火车上面听到中央人民广播电台广播，说唐山地震损失"极其严重"。当时我们第一次听到这几个字，因为刚开始时对外公布的消息是唐山地震强度为 6.5 级，而且上级布置任务的时候也只讲准备好 5 天的口粮，所谓的口粮其实就是食品公司准备的压缩饼干和榨菜，所以我们出发时个人的生活用品、替换衣服等都没多带，但是各种急救所需的医疗用品和器械我们带好了。

31 日凌晨 4 时 12 分，我们到达天津附近的杨村。到杨村以后，火车就无法再往前行进了。强烈的地震导致铁路被严重破坏，许多地方的铁轨都像油条一样卷绕起来。我们就临时决定到杨村军用机场，然后由飞机进入唐山。

下了火车转往杨村机场的途中，我们还要把从上海带来的药品和器械也要一并转运走。那个时候的葡萄糖盐水瓶都是玻璃瓶，不像现在的塑料瓶装轻便，分量很重。我们这些队员不论男女，每个人都背负一整箱盐水瓶带到杨村机场。同时，每个医疗队还要带一个帐篷，帐篷也都是由很重的铁杆和帆布材料制成。但是在当时的情况下，我们没有一个人提出说自己背不动，或是有放弃后退的想法，所有的队员都齐心协力参与其中。我们大概是 31 日 8 点钟进入杨村机场，当时看到杨村机场里一片忙碌场面，都忙着在调动部队赶赴唐山救援。我们一直等到 11 点半才上了飞机，上海医疗队是第一个进唐山的，127 个人分乘 3 架小飞机前往唐山，当时我乘坐的是第一架飞机，跟随余贤如老师所在的新华医院一支医疗队一起进去的。到达唐山机场后，当时的国务院副总理陈永贵同志在机场迎接我们,他流着眼泪对我们讲:"上海的医生你们辛苦了!"

到了唐山机场以后,除了新华医院留下一支医疗队驻扎在机场,其余人员分乘4部军用卡车前往丰润县。我记得很清楚,那里的马路都是裂开来的,从唐山机场到丰润县80公里的路程,我们从下午2点钟一直到晚上6点钟,足足开了4个小时。车子一路过来,我们看到整个唐山市没有一间好房子,全部塌了,只有唐山发电厂的一根烟囱还是好的,其他房子全倒了。

我们到达丰润县后,就看到在丰润县人民医院门口,有上万个病人在等待我们医生的治疗救援。伤病员非常的多,我们整个中队部带去的一万片止痛片,一千根导尿管,一个晚上就全部发放用完。到达灾区的前三天三夜,我们基本没合过眼,大家都以高强度的精力投入到紧张的医疗抢救中。

抗震汤与医患情

在唐山我一共带了两批医疗队。第一批医疗队工作了60天,从7月30号出发,9月25号撤回,当时要求我们中队部要留一个人,我就留了下来,也就是连任两批,第二批医疗队其实就是抗震医院的第一批队员。第二批医疗队员中,瑞金有24人,仁济和新华都是19人,九院20人,还有虹口区中心医院13人,二医一共17人,我们这些人就是丰润县抗震医院的第一批成员。虽然建起了抗震医院,但条件仍然十分艰苦。我们每天都只能吃"抗震汤",平时吃"抗震汤1号",其实就是白菜汤,星期天可以吃到"抗震汤2号",就是汤里有两片肥肉,那时大家都盼望着星期天能吃到那两片肥肉。还有唐山到了10月份就开始下雪,很冷很冷,只能靠生火取暖,但是这样就容易发生火灾。12月10号,抗震医院就发生了一场大火,把整个手术室都烧光了。

在唐山开展医疗救援期间,我们确实在一定程度上帮助当地解决了医疗匮乏和医疗落后的现状,医疗队员们也和唐山人民结下了深厚的友谊。比如医疗队的潘家琛老师为当地多个患有兔唇的孩子做了手术治疗,同时带教出了当地的一些医生。苏肇伉老师是抗震医院成立后的第一批成员,他在当地做了很多例心脏手术,包括分离了一对连体婴儿。又如仁济医院心内科专家黄定九老师,由于唐山天气冷,心脏病人就多,包括部队在内,经常请我们去会诊。

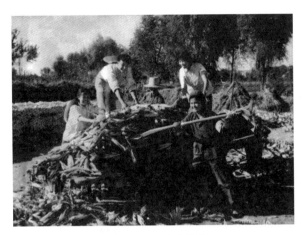

医疗队员参加当地劳动

抗震医院成立后，医疗条件还是非常艰苦，医疗用品、医疗设施都跟不上。当时对于有呼吸困难症状的病人，没有呼吸机来做辅助治疗。我们就想了办法，用水壶把水烧开，通过一段竹管连接水壶壶口和病人呼吸道，利用水蒸气起到喷雾滋润的作用。我们就是在这种极其困难的条件下自创了许多新的医疗器械，并取名为"抗震牌""先锋牌"等等。

唐山地震后因为天气炎热发生了许多瘟疫，医疗队员中也有很多人在腹泻。但是，为了把有限的医疗资源都用在病人身上，我们医务人员自己只能忍着。因为我是学中医的，知道中药里面的马齿苋对于治疗痢疾很有疗效的。我就带了学生每天到外面采马齿苋，最远的要跑十几里路，草药采回后我们煎煮汤水给队员服用。

口述：杨庆铭
采访：丁燕敏、周邦彦
整理：丁燕敏

杨庆铭，男，1939 年 2 月 24 日生，中国共产党党员，骨科主任医师。1963年 8 月参加工作，2009 年 2 月退休，曾任瑞金医院骨科主任、上海市伤骨科研究所所长。1976 年 7 月参加第一批上海第二医学院抗震救灾赴丰润医疗队，任医疗一队队员。

你见过战场吗？

1976 年 7 月，我参加上海支援安徽小三线巡回医疗队工作即将返回上海。

由于我担任了队长的工作,因此在当地多逗留一个月做交接班,完成与后续医疗队的交接工作后返沪。根据医院的安排,我们可以享受几天假期,休整后再返回各自岗位开展工作。

平日里的我总是忙于工作,加上之前巡回医疗,长时间不在家中,这个短暂的假期,打算尽尽"男主人"的责任,把那些落下的需要技术和体力的家务活儿统统完成。记忆中,那是一个格外闷热的夏天,当时没有电视机、没有网络,休闲时间和信息来源多是读报刊、听广播。7月28日,广播里传出一个不幸的消息:河北省唐山、丰南一带发生了强度里氏7.8级的大地震!不仅有大量房屋坍塌,更有大量人员伤亡。

7月29日,医院接到上级任务,第一时间组织起瑞金医院抗震救灾医疗队。医疗队员们是来自我院骨科、内科、普外科、麻醉科医护人员及手术室护士、药剂师,作为一名骨科医生,我光荣地被选入医疗队,我们将赶往丰润地区参加地震后伤员营救工作。由于时间紧、任务重,连夜准备行李,第二天就出发!

当时上海的火车站是位于闸北区的老北站,那天早晨,我们早早地就在北广场上集合,放眼望去,广场上密密麻麻站满了人,不仅有医疗队员,还有许多送行的家属和单位同事。大家都热切地讨论着,虽然还不知道当地的情况,但队员们都十分急切地想尽自己的力量、发挥自己的专业水平,尽力帮助受灾的同胞。由于地震造成铁路轨道的损坏,无法乘火车抵达唐山,我们被送往天津的一个军用机场,在那里,多架军用螺旋桨小飞机等待着,将我们送往此行的目的地、大地震的重灾区之一——唐山市丰润县。

这是我人生第一次乘坐飞机,飞机上没有沙发、没有座位、没有窗,甚至也没有可以关上的门。医疗队员们上飞机后席地而坐,飞机螺旋桨快速旋转,发出震耳欲聋的轰鸣声。我大声地问坐在身边的一名解放军战士:"你去过震中地区吗?那里情况怎么样?"隔着隆隆声,他深情严肃地回答:"你去过战场吗?和那种情况一样!"

螺旋桨飞机飞得不高,从门框处向下探望,满目疮痍,离震区越近,灾情越严重,进入唐山地界范围后,更是看不见一幢完整的建筑物。下飞机出来坐上卡车,一路上看到成堆成排的刚从废墟中挖出来的或已经被包裹起来的尸体,满眼惨象,我回想起飞机上的那番对话,果真像刚经历过一场"世界大战"。

全身心投入抢救

一抵达救护点,恐惧的心情很快就被忙碌的工作所驱散,在解放军的帮助下,我们以军用帐篷为根据地,迅速设立起医疗救护点。一批批的病人不断被送来,我们忙碌着为许多外伤病人清创、固定和包扎。条件非常艰苦,物资供应紧缺,我们医疗队紧密配合,尽全力发挥好这些有限医疗物资的作用。当时有许多肢体挤压综合征的患者被从倒塌的建筑物下救出,但没多久他们就相继出现肾功能衰竭的情况,没有足够的医疗条件支持,他们生命垂危,令人痛惜!我还清晰地记得,有许多开放性损伤的患者,由于天气炎热,被送来时已经发生了恶性的深部感染,伤口甚至长出了蛆,空气中弥漫着令人作呕的气味。

当地居民积极自救,他们卸下门板,用独轮车推着,把伤员送来就医点。我们评估伤情,做好初步救治,一些重伤员被抬上卡车,转送至医疗条件较好的城市,多一份生的希望。由于是救灾初期,当地的交通、水、电等设施完全瘫痪,没有自来水,我们就取用附近的河水,加明矾消毒后使用;没有电,我们就使用汽油灯;没有人手,我们就24小时地值守,只在稍有空隙的时候打个盹,又快速投入工作。回想起来,大家都是有一种忘我的精神,全身心地投入抢救伤员的工作。

我们刚到灾区的前几天,只有压缩饼干可以吃,一开始还觉得挺好吃的,几顿连续吃下来,就觉得有些难以下咽了,但为了保持体力,我还是硬逼着自己多吃几口。后来逐渐有了玉米窝头和大白菜吃,刚开始大家觉得换了个口味很好吃,可同样的,天天大白菜、顿顿大白菜,吃得我们大倒胃口,以至于后来离开唐山回到上海后,我们中很多人都不愿意再吃大白菜。

在那些日子里,余震始终不断上演,说完全不害怕这不是真话,但我们从不因此放下手里的工作。随着清理建筑物工作的开展,每天不断地搬出大量遇难者遗体,在那样的高温条件下,如果处理不及时必定会腐烂,引发传染病。我们在度过了最初几天高频度的抢救和清创等工作后,接下来的日子里,每天不仅要完成医疗工作,还协助军人们一起挖坑。当时的条件现在看来真是难以想象!

口述:黄定九
采访:钱悦、杨宜锜
整理:钱悦、杨宜锜

黄定九,上海仁济医院心内科专家,主任医师,博士生导师。曾任中国保健医学会心脏学会副主任委员、中国心功能专业学会常务委员、上海医学会心血管病学会委员、上海老年医疗保健研究会理事、中华医学会心血管病学会介入性治疗研究会副主任委员、美国心脏学会科学理事会会员等。唐山大地震发生后,作为第二批上海医疗队队员赴唐山。

震后恶劣的自然条件

当时我们救援队住的房子是由轻砖和竹竿混搭起来的小平房,一来是物资紧缺,二来是害怕在余震中有再次坍塌的风险。这样一来,在这四面漏风的竹房子里,风便成了我们的"敌人"。我们当时去得急,衣服被褥也没带,就身上一身衣服和组织上面发下来的一床棉被。在晚上,四面的风呼呼地吹,为了御寒,只能将所有衣服都穿上再裹上棉被,但这仍然只是杯水车薪。

记得一天晚上,我和同事们在一间竹房子里休息,我睡在房子的一个角落里,十分靠近外墙,午夜在熟睡中,我模模糊糊感到有人在轻轻地向我脸上吹气,我闭着眼便觉得奇怪,便一翻身戴上了眼镜,仔细定睛一看并没有人。我四处环顾,生怕漏掉了什么东西,此时我却发现竹墙所漏进来的风与以往比都更加猛烈,直吹得墙面呼呼作响。我轻轻地打开了房门,想看看在如此强烈的夜风下,外面又是一个怎样的一番景象。但一出去我就惊呆了,外面黄沙漫天,遮天蔽日。还有一次也是风灾,不过那次更甚,我们竹竿小屋的房顶直接都吹走了。

唐山大地震后我们最担心的便是余震的危险了。我曾经查过官方统计,在我们救援队驻扎唐山期间,地震仪上有记录的大大小小的余震有 3000 多起,我们自己也映象很深刻,总觉得三天两头总会听见大家说余震又来了的事。但各次余震大小不一,小余震几乎没有感觉,对生活工作也没有影响;但大的余震还是很让人忌惮的,记得好几次我们都能感到屋子、桌子、床都在随着大地摇动,这时走路也像踩着棉花一样,走也走不稳了。不过好在我们救援队住的都是竹竿搭建起来的房子,正如之前所述,虽说漏风漏得厉害,但抗震能力确实一流的,虽余震频发却也没有对我们工作造成多大的影响。

最后也是时常困扰着我们的便是震后的水灾了。我们的医疗救援队驻扎在一个地势相对较高的平台,我记得好几次附近开始涨水时,洪水都已经漫到了我们房子的门口,可想而知这对于我们正常工作的开展还是有比较大的影响的。洪水是一方面,洪水带来的疾病又是另一方面,洪水使得很多瘟疫有了传播的机会,这也是我们工作中竭力希望阻断的。

这是医务工作者的本职

我由于是第二批抵达的救援人员,到达震区时也已经是 2 个月后了。与第一批救援人员相比,自然一线抢救的工作少了很多,我的工作重心是放在震区瘟疫防控和震后当地医疗体系重建上。

一场大的地震不仅会带来很多严重外伤的病人,更恐怖的是它摧毁了一个地区所有居民的医疗保障体系,震区医疗不仅要关注外伤病人的救治,也要维系当地居民的健康问题。以我为例,我是内科大夫,在当地见到了许多病情转归不好的患者。我印象最深的一个患者是一个肝硬化失代偿期的男性,当时情况十分的危急,患者意识已经开始模糊了,有了肝性脑病的表现。我们当时必须硬着头皮就上,尽最大的努力抢救患者,如果要用的药物紧缺,那我们必须自己动脑筋,想办法,找出替代品或者更换治疗方案。有幸的是,即使在这样艰苦危急的情况下最终我们还是成功了,挽救了患者的生命。最让我感动的是,多年后我再重返当年援助救援的地方时,那位肝硬化的患者还特意过来看我,感谢我,我十分的感动。在我看来,作为一名医者,最大的褒奖不是物质也不是虚名,这所有的一切都抵不过当年救治患者多年后一句由衷的谢谢。

由于我们是两个月后第二批去的救援队,场面没有那么震惊,地震中的伤员大部分都得到了治疗。前面我也提到过,有很多医护人员都在地震中去世了,所以我们此次前去,主要的任务就是帮助当地维持一个稳定的医疗工作,以及如何在这样一个恶劣的环境,建立一个条件许可下的医院。我们一样在看门诊,做手术,病床就摆在地上,我们治疗的人很多是慢性病,当然我们也会看在地震中受伤的灾民。我仍然记得有个老太太,在地震两个月之后,不知道在哪里被发现了,具体情况我记得不是很清楚了,饿了许久,但最后我们仍然没能成功地抢救回来,这让我觉得很遗憾。

我觉得救灾本就是一名医生的本职工作,没有特地拿出来展示的必要。如果要说在这一年多的救援里的收获的话,我想就是和当地的百姓尤其是农民更亲近了些。还有,就是在比较艰苦的情况下做了该做的事。

口述:全志伟

采访:陆轶铖

整理:仇佳妮

全志伟,1952年出生,中共党员,主任医师,教授,博士研究生导师。1976年毕业于上海第二医学院医疗系,曾任上海交通大学医学院附属新华医院普外科主任、副院长。1976年作为第一批上海医疗队队员赴唐山抗震救灾。

在救灾中学习成长

那个时候在唐山,我最主要的任务一共有三项。我的第一项任务是和其他医护人员一起参与救治,按时给伤员们换药,同时我还要跟在骨科主任后面给患者做截肢手术、骨科牵引、骨折复位。那个时候,单单我们二医系统派出的医疗队一天就要做几十例的截肢手术,我跟在主任后面没几天就已经能熟练完成这类手术了。也是当时任务繁重,所以才没有心思想别的,等后来空闲下来,才感受到当时形势的严峻、灾情的惨重，才感觉到心理上的压抑和负担。我的第二个任务是在地震两周后受命在灾区设立病房，当时儿中心的徐医生和我一起值班，仍是忙得昏天黑地。病房维持了大约一周后病人就陆续转移到外地的各大医院。

而我的第三个任务就是在灾区四处巡查，防治传染病。大灾之后常有大疫，当初地震之后有过一场大雨，天气炎热，而最开始遇难者的遗体都没有能很好地处理，所以大家都非常担心会爆发大的疫情。那个时候，最怕的就是发生炭疽传染。那时我们预防传染病抓得很紧，救援队组成了医疗小队四处探查检疫。我那个时候是初生牛犊不畏虎，自告奋勇地报名参加了防疫小队，每天下去排查疫情。当时大家的神经都绷得很紧，唯恐出现纰漏。我那时一回到营地，所有人就都把消毒用品给我准备好了，就怕我不留神带回了传染病源。然而，也是通过那时四处排查疫情的经历，我学到不少关于传染病的知识，这让我终身受益无穷。

唐山大地震后，我们所有前去救援的队伍条件都非常艰苦，各种必需物资都很匮乏。我们当时最主要口粮就是随队带过去的压缩饼干。压缩饼干的味道还勉强过得去，但是长期吃还是让人受不了。因为长期以压缩饼干为主食，当时的救援队员们或轻或重都有些便秘。

因为缺乏蔬菜，我们便只能在当地附近想办法购买。那个时候，我们日常所吃的蔬菜基本以辣椒为主。除此之外，缺少足够饮用水也是令我们相当头疼的问题。那时慰问送来的物资，如水果、罐头一类，大多被我们分给了伤员们。不过好在震后不久当地种植的水果就成熟了，地震没有毁掉当地的树木，真是不幸中的万幸。于是，队里就派我去买水果来补充伙食。

对比之下，2008年的汶川地震后，灾区的物资就非常的丰富，无论是饮用水还是食物都一应俱全。当时在灾区因为没有完好的建筑，我们就用竹子搭建了临时的住所，所有人都睡在地上。在大地震之后，仍然有余震，余震发生的时候那些个房子就抖啊抖地晃个不停。好在那时候我们每天的工作都非常繁忙，躺下就能睡着，所以大家对住处也没那么多的要求。不过，虽然说当时环境恶劣、设施简陋、条件艰苦，可所有人的精神都很饱满，充满了希望。我们总共在灾区支援了大概两个月，之后医院又派出了常驻医疗队，我们在和常驻医疗队交接后便返回了。

抗震精神鼓舞我再赴汶川

在当地我听说地震发生后是唐山机车厂的一个干部跑到中央去报告灾情的，那是个相当勇敢的人。后来，我还听了那人做的报告。在那场大难过后，国家的正确领导、全国各地人们的支援,帮助唐山人在灾厄面前凝结出了的"公而忘私,患难与共,百折不挠,勇往直前"的抗震精神,支撑、鼓舞、激励了受灾群众重建家园、获得新生。

虽然回来后,我就没再和当地的人有多少联系,但是不久之前,还是有一个当年的伤患找到了我。他已经年逾八十,却仍是凭着一张照片认出了我。在见到我的时候,他极其肯定地说,他确信我就是这张合影上志愿者中的一个。他没有说他此行的目的,也许是为了感恩,也许只是为了看一看当年的那些人如今都在哪里、过得怎样。

在参与救援回来后,我曾说过,若再有灾害发生只要有需要我一定会再去,这对我自身也是一种考验和锻炼。而在后来的 2008 年汶川大地震中,我也兑现了自己的诺言。

口述:邱蔚六

采访:徐　英、严伟民、吴莹琛

整理:徐　英、吴莹琛

邱蔚六,1932 年 10 月生。1955 年参加工作。曾担任上海第二医科大学口腔医学系主任、口腔医学院院长、上海第九人民医院院长、中国抗癌协会头颈肿瘤外科主任委员等职。2001 年当选为中国工程院院士。1976 年曾赴唐山参与抗震救灾医疗援助工作。

医者天职是尽力抢救每一个生命

附属九院医疗救治点设在丰润县人民医院旁不远处,因为是独立救治,与丰润县人民医院没有联系。这里就是我们拯救生命的战场。三天的时间,已经有许多转移过来的伤员积压,都等待着救治。伤员们都集中在一个用竹子架起来的大棚中。当我进入大棚时,看到伤员好几百人,都直接躺在地上,伤病者一片呻吟声夹杂着呼救声,那是个很让人动情的场面……如今,40 年过去,这些声音仍常盘旋在我的耳畔。

医生就我们这些人,大多数伤员都是从泥土瓦砾中被抢救出来的。我们下车整理了一下东西,就开始包石膏。由于地震造成绝大多数房屋倒塌,伤员中 90% 以上是压伤或挤压伤的骨科患者。其中,约 70% 为骨折且主要发生在四肢;还有约 10% 伤员为截瘫。头颈、颌面部创伤多伴颅脑创伤或高位截瘫。突然收治这么多伤病员是我始料不及的。伤员来的头三天,我和大伙都没睡觉,72 小时没合眼。主要是看到那么多重伤员,都需要手术,需要治疗,还要分出轻重缓急。三天以后,我开始每天上午查房,下午处理病房里的工作,换药、牵引,床边透视,下达医嘱,夜里做手术。

当时,医疗条件十分艰苦,没有手术室就支个帐篷,没有手术灯就多打几支手电;没有血浆,我们医疗队的医生们捋起袖管抽自己的血……限于条件,各种手术都只能在局部麻醉下进行。尽管在医疗队里配备有麻醉师,毕竟是杯水车薪,想实施全身麻醉几乎是不可能的。医疗队员背去的包括局部麻醉药在内的药物几乎在半天内即已告罄,手术不得不在动用针刺麻醉的辅助配合下进行。

紧急救援阶段持续了四天四夜,截至 8 月 4 日,附属九院医疗队一共收容救治转移了 500 多人。由于交通拥挤,阻碍了后勤物资及时到位。好在一周之后,后勤补给工作很快就跟了上来,医疗队很快得到了药品和医疗器材的供应,从而保证了每天换药和日常医疗工作的正常进行。

生命在灾难面前如此伟大

在唐山的 60 个日日夜夜里,附属九院医疗救援队 16 次遇到 5 级以上的余震,我真真切切地感受到了什么叫地动山摇;遇到过狂风暴雨,帐篷里成了水塘……尽管生活条件十分艰苦,但没有听到过一声抱怨和叫苦,工作时总是充满激情。因为大家都有共同的信念,都想为灾区人民多做些力所能及的事;因为大家每个人心里都明白:"这里就是我们的战场,救死扶伤是我们神圣的职责。"突如其来的灾难,让唐山这座城市满目疮痍,一夕之间变成了繁忙混乱的救灾枢纽,空地上挤满了简陋的帐篷,救护车呼啸而过,送来一批又一批从各地刚挖出来的幸存者。生命在突如其来的灾难面前就是如此的脆弱,似乎有太多不可承受之重。然而,每当我看到一个个经抢救成为幸存者时,我感动于这些生命的奇迹,折服于生命的坚韧和厚重。他们有的已经在黑暗的废墟中坚持了超过一百个小时,超越了生命的极限,只因为有求生渴望的支撑;有的体征早已极度虚弱,却依旧不可思议地保持着清醒的神智,不断同自己对话,鼓励自己勇敢地活下去。那满面的尘土,分明是他们同命运搏斗留下的印记;那微弱的呼吸,分明是顽强的生命力不屈的呐喊;那热切的眼神,是如此的滚烫,直入人心。生命在灾难面前如此伟大。

在唐山的 60 个日日夜夜里,我们医疗救援队员都在自己的岗位上超负荷地忙碌着,气氛是那样的紧张、凝重、庄严。但是没有人抱怨,没有人放弃,更没有人退缩。灾难,只会让每个队员的使命感更加灼热、执着,大家不顾自己的安危,把对生命的热爱,凝聚成医者仁心的职业操守,升华成对所有人守望相助的大爱。

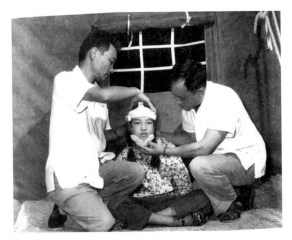

唐山地震后，因陋就简救治伤员

　　1976 年 8 月底，附属九院抗震救灾医疗救援队来到唐山大约一个月之后，在抗震救灾现场建起了临时医院。说是医院，其实就是由大棚变成了几个病区，而这些病区也都是由竹篾搭建，依然十分简陋。我们所在的医疗队分为 5 个病区，仅按内科和外科分类。与此同时，一间简易手术室也随之建成，用来开展一些可操作性的手术。就是在这样的手术室里，我为伤员进行颞下颌关节强直等手术。初到时，在帐篷里面，可同时开展 3 台手术，从当天早晨到达以后一直持续到第三天中午 12 点。手术不断，一台接一台，像整形外科的俞守祥医生，他连续做了 20 台手术，除了患者下手术台这段时间外，没有任何休息时间。当他做完第 20 个患者以后，已经是极度疲劳，就昏倒在岗位上。一位工农兵学员在极度劳累的情况下，就靠在帐篷外面想抽支烟，来驱散一些疲劳，但是烟还没抽几口，叼在嘴上就睡着了。当地患者家属看了以后，含泪把烟拿掉。帐篷外面躺了很多伤员，伤员因为伤痛不停叫唤呻吟。但是一看到救护人员如此疲劳、如此辛苦，他们硬是忍着，把痛苦忍住。见此情景，我也为我们医疗队员感到骄傲，他们为了抢救人民群众的生命是不怕疲劳、连续作战。

口述：刘锦纷

采访：夏琳

整理：刘桢

　　刘锦纷，二级教授，中共党员，小儿心胸外科主任医师，博士生导师。1993 年起获国务院政府特殊津贴。曾任新华医院副院长、上海儿童医学中心院长，现任上海市小儿先心病研究所所长。目前担任：世界儿科与先心病协会管委会委员，美国胸外科学会会员，中华小儿外科学会常委、心胸外科学组组长，上海小儿外科学会副主委等职。

"卫生列车"上转运伤员

1976 年，那一年我 24 岁。我是 1975 年毕业的，1976 年刚好正式参加工作满一年，当时是新华医院儿外科的住院医生。我前后参与两批当地救治。第一次，是在 1976 年 8 月头，我们在震后一周到 10 天左右到达的唐山。第一次的工作主要是在当时叫"卫生列车"的火车上工作，主要就是将当地的伤员转运到全国各地去，有点相当于 120 救护员的角色。那个时候，中央政府有个要求：大城市派医疗队去灾区，小城市接收救治伤员。因为当时唐山的医疗条件有限，很多重的病人不可能在当地救治。所以能转运出来的话，尽量输送到全国各地，就分散了当地的医疗压力。

来到唐山时的所见让我毕生难忘。我随着卫生列车，到达唐山火车站，那时候刚刚震后可以进去。当时规定我们不能走远，因为我们卫生列车上的医务人员要随时接送伤员，一有伤员送来，我们马上就要运上车。所以我们就在车站周围看看——几乎所有的房子都已经不成形，墙上的照片东倒西歪，还有一点就是漂白粉特别厉害。因为天气已经很热了，担心有传染病，所以到处撒满了漂白粉，我们走路就好像走在沙堆里一样……那时的唐山可谓满目疮痍。

我们一共在卫生列车上待了 10 天。这 10 天，都是在车厢里度过。我们是 20 节列车，每节列车上 4 个人——两个乘务员、两个医务人员。那时候上海市卫生系统派了 20 个医疗队，还有上海铁路局的（乘务员）。每个车厢 4 个人一个 Group，倒班。那时我和我们新华医院的老院长张一楚医生分在一组搭档，我们这里有很多重症的，最重的病人就是在我们这节车厢里面。我们的任务就是把他们安全地送达到接收的医院里。当时列车上我们都准备好包括氧气，甚至开刀包，以防万一有伤口需要我们缝合什么。当然，最终我们基本上还是以换药为主。因为地震以后，大多数被压的病人中瘫痪的比较多，四肢受伤的比较多，比方说有些压伤的，腿腐烂了，我们就为他们换药。由于天气热，像那种伤口每次纱布一打开，气味很臭。那个时候条件还是相对比较简陋，当时的资源也非常紧张，每当停靠到沿途的那个车站了，我们就利用人家给火车加水的水龙头，赶紧冲一冲，洗漱一下。

10 天的"卫生列车"工作结束过后，我们便回上海了。回到上海后，我们时刻待命，准备随时有任务就再去前线。后来大概在 9 月 20 日左右，我第二次启程赴唐山。

简易棚中的正规医院

当时我们抗震医院的科室没有分那么细,就分了外科病房、内科病房。不过我们医疗队的组织还是很完善的,有瑞金医院的普外科医生、伤骨科医生;有仁济医院的泌尿科医生、脑外科医生;虹口区中心医院的医生;还有我们新华医院的普外科医生,我是作为新华医院的儿外科医生去的。我当时就是在外科病房,那时的外科病房是从小孩看到成人,什么毛病都有。

我那个时候才大学毕业一年,还是个住院医生,在我值班的时候接收了病人,如果我们不能处理的话,便会马上到宿舍里去叫高年资医生来帮忙,因为我们各个医院里各种专科医生都有。我有一个事情印象特别深。那年冬天有一个精神不好的病人,走失了,后来脚冻伤了,必须要截肢。像这种情况,我们在上海的时候显然没做过。我们小儿外科哪能做这种手术呢?所以我们赶紧请瑞金医院的骨科医生来帮我们,带着我们一起做。做一些胃的手术,成人普外科做这种很多的,那就是成人普外科医生主刀,我们小儿外科医生就做助手。做小孩子手术的时候就反过来。包括我们到后来就连一些心脏手术都做。那时候仁济医院去了一个很大牌的胸外科医生冯卓荣(现在已经过世了),他在当时是我们国内很顶尖的专家。我那时候因为已经明确要往小儿心血管方向发展,所以由他带着还做过心包炎、二尖瓣狭窄这种病人的手术。开这种刀,像我们现在在上海做这种很容易,我们可以通过降温,用降温毯等措施进行手术,但当时我们没有这种条件,于是就到附近的制冰厂去用冰来给病人降温;温度表没有,我们用兽医站给马测温度的那个表,因为我们要看降温以后温度变化才能进行心脏手术。

虽然说条件是很简陋,但是对我们当时刚去的年轻医生来说是锻炼很多的,什么都要自己学着去做。那个时候其实已经不分什么专科,就分内科外科,当时没有分得那么细。有专业的病人来,就以我们当时去的这方面的专科医生为主,我们其他的做辅助。那时候我们有几个年轻的医生,一个是我,一个是单根法,原来新华医院的副院长,他是新华普外科去的。年轻外科医生就我们两个,只要有什么事,因为大家都住在宿舍,"召之即来",晚上抢救病人大家都随叫随到。所以组建抗震医院期间的工作其实对我们年轻人是非常大的锻炼。

后来我们就等于是正规医院了,当地人都知道我们上海医疗队在那里有抗震医院。于是当地人原来准备出去(离开唐山)治疗的,后来都会到我们医院来治疗了,他们对上海的医疗队特别相信。那些老乡们特别淳朴,他们都觉得:只要是上海去的医疗队,本事都是大得不得了。再以后,那些常规的开刀,包括胃癌、甲状腺手术,像我小儿外科的一些手术都有开展。

　　虽然医疗条件上还是非常艰苦的,但当时的医患非常和谐、非常信任。那边的老百姓对上海大夫是崇拜得不得了。也有可能是地震以后,当地老百姓对死亡的概念有所转变。对手术什么他们反而不太恐惧,我们术前跟他们家属谈话说这个胃癌什么,家属就说:"病人已经算命很大,这手术结果都是听天由命了。"他们就是完全信任你们医生。我们深有体会,在大城市的话,我们这些刚毕业的年轻医生,人们一般看病都不屑找我们看的(门诊)。如果两个医生看诊,一个老医生,一个年轻医生,肯定是找老医生,从来不会跑来给你年轻医生看的。但我们到了那里(唐山)以后,当地百姓就把我们看得像救世主一样的。

　　后来到了冬天,我们简易房里特别容易发生火灾。因为唐山那边北方要取暖嘛,生火炉取暖一不小心就容易着火,所以烧伤的病人、小孩特别多。那个时候医院还专门派我到北京去学烧伤,学了 10 天左右。虽然时间非常短,但我学得非常用心,我当时心里的想法就是:人家病人对你信任,所以我就特别想把这个事干好,也很努力去做。儿童的植皮术,我就是那个时候学会的:给小孩换药,自己动脑筋给小孩做烧伤的架子,荡起来每天给他换药,等等。

(原文刊载于《医源》2016 年第 3 期)

摩洛哥的 700 天回忆

2011 年 11 月 10 日 15 时,附属上海儿童医学中心派往摩洛哥援助医疗的两名队员徐云美、孙芙蓉回到祖国。当两位姑娘的身影出现在大家面前时,大家兴奋地呼喊着她们的名字。她们黑了,瘦了,也成熟了。在援摩两年的 700 多天中,她们有许多难忘的回忆。

"留下吧,大家都喜欢你们!"

两年前,我们主动报名参加上海市卫生局援摩医疗队来到了摩洛哥,来到了梅克内斯穆罕默德五世医院,开始了为期两年的援摩生活。我们所在的儿科病房设施简陋,病人周转快,工作量大。很快的,我们便作为独立的个体开始护理工作。在工作中缺医少药的情况很常见,甚至连最基本的急救用品都缺乏。缺药时,我们尽量在中国援外的药品中寻找相同的药物。缺少医疗器械时,也从队中寻找,找不到就自己动手改造,从吸氧装置到密闭式胸腔引流瓶都是自己做。国内的同事开玩笑说:"援外是个技术活!"

我们的努力得到了回报,每次做完治疗,都会听到一声阿拉伯语或是法语的"谢谢"。有些年长的阿拉伯大妈会拉着我的手行吻手礼,这是阿拉伯人对所尊重的人的最高礼遇。让我们高兴的是摩洛哥同事对我们也十分肯定,原先因为沟通问题而不愿与中国护士工作的医生居然对我说:"和中国人工作我觉得很愉快!"说实话,听到这句话让我们觉得这两年没有虚度,在工作上的坚持是正确的。而摩洛哥护士更是不舍中国护士离去,总有人对我说:"留下吧,把你们的家人接到摩洛哥来,我们都喜欢你,喜欢和你一起工作!"

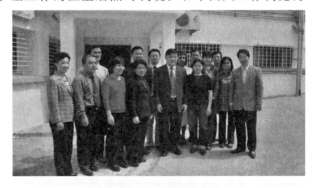

陈竺在摩洛哥看望慰问医疗队

自学法语、阿拉伯语与当地居民交流

酸甜苦辣咸在赴摩洛哥的最初一个月中尝尽,语言是我们最大的障碍。由于摩洛哥通用法语,因此我们在赴摩洛哥的半年前就开始学习法语。然而,最美丽的语言也是最难学的语言,半年的学习仍然不足以应付在摩洛哥的生活工作。为了能尽早投入工作,我们跟着派给我们的翻译学习法语,抓住任何机会苦练口语,慢慢地我们能与当地居民进行简单的交流,特别是儿童,他们用词简单,语速慢,特别好交流。

然而,当地并不是所有人都说法语,大多数摩洛哥人在日常生活中是用阿拉伯语的,特别是来就诊的病人。阿拉伯语堪称世界上最难学习的语言之一,但为了能与病人交流,我们从"你好""谢谢""再见"开始,向身边的同事学习阿拉伯语。我们还很快掌握了阿拉伯语的人名,这样保证了独立工作的准确性。由于没有机会进行正规的学习,只能把基本发音用拼音记录下来,一遍遍地练习。虽然到现在,我们也不能完全掌握阿拉伯语,但仅是"你好""谢谢""再见"这些简单的用语已经拉近了我们和摩洛哥人民的距离,友情也从这里开始逐步建立。

体验斋月 在饥饿中感悟人生

我们一直对穆斯林神秘文化很感兴趣,这回我们也体验了一下摩洛哥的斋月。摩洛哥从 8 月 12 日开始正式进入斋月。斋月是伊斯兰历的 9 月,这是个伟大、喜庆、吉祥、尊贵的月份。斋月的开始和结束都是以新月牙的出现为标准的。在斋月里,每天日出至日落期间,除了患病者、旅行者、乳婴、孕妇、哺乳妇、产妇、正在行经的妇女以及作战的士兵外,成年的男女穆斯林必须严格把斋,不吃不喝、不抽烟、不饮酒等。直到太阳西沉,人们才进餐,随后或消遣娱乐,或走亲访友。

2011 年的斋月就在火热的太阳底下开始了。这天上午,我们像往常一样看看电视,做做手工,尽量不让自己有太大的运动。下午 2 点后,开始觉得饿。在这近 40 度的夏天平时习惯了喝很多水,如今不能喝水实在难受。好不容易熬到太阳下山,终于可以吃饭了。

同事说斋月的意义在于体验穷人的生活,同时省下自己的食物给需要的人。这一天的体验对我们来说有很多感触:斋月可能只是一种形式,但从中感

受到应该在平时的生活中注意的点点滴滴，比如珍惜每一颗粮食、每一滴水，注意自己的言行，多多自律，力所能及地帮助他人。或许这样更有意义。

我们的精彩援摩生活

除了工作学习之外，在摩的日常生活是援摩时期最有趣味的部分。由于摩洛哥的物资比较贫乏，饮食方面更不能与国内相比，队员们时常想念家乡的味道。为了时不时能改善伙食，饱口福之欲，我们开辟了菜园，种起了蔬菜。大家轮流照看，浇水、施肥，如今菜园中的蔬菜多达十多种。

摩洛哥人民十分热情好客，记得当地有居民在举行婚礼，我们出于好奇看热闹，他们居然热情地邀请我们一起参加。漂亮的新娘身着盛装，手上和脚上画满了精美的图案。看到我们对此赞不绝口，化妆师热情地也在我们的手上画上了图案。在热烈气氛

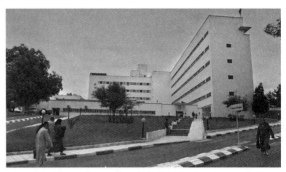

穆罕默德五世医院

的感染下，我们也跟着大家唱着、跳着，为这对新人送上来自中国的祝福。

在工作之余，学习也是业余生活中重要的部分。除了学习法语，我们还注意国内外的护理新动向，经常和国内同事交流护理体验，通过网络学习国内外的护理技术，同时关注摩洛哥及非洲的一些特殊的疾病，完成了关于黑热病患儿的护理的论文。

离别，心中那份不舍与期待

总以为回家的日子还远，然而当离别真正来临，才发现那颗躁动的心忽然沉了下去。想起这辈子或许和这些人、这些物永不会再见，真的有些心疼，突然想哭。一边打包，一边仔细地回想那些善良、淳朴的伙伴们。如果多年后还有机会援摩，我们还会再来。如果我们退休了，也会想法来找你们，说不定在某年某天的下午，你打开门就会看到我们又站在你的面前。

（本文作者：徐云美、孙芙蓉；原文刊载于《医源》2011年第4期）

圆赴滇接力梦　展赤诚医者心

既要脚踏实地于现实生活，又要不时跳出现实到理想的高台上张望一眼。在精神世界里建立起一套丰满的体系，引领我们不迷失、不懈怠。待我们一觉醒来，跌落在现实中的时候，可以毫无怨言地勇敢地承担起生活重担。这是《平凡的世界》里孙少平教给我的道理。只能永远把艰辛的劳动看作生命的必要，即使没有收获的指望，也心平气静地继续耕种。要做到这一点，路还好长。

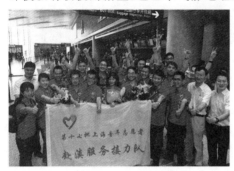

第十七批赴滇扶贫接力队

2014年6月，上海市团市委吹响了第十七批上海青年志愿者赴滇服务接力项目的集结号，在全市各行各业寻找赴滇志愿服务的追梦人。

6月底，医学院积极响应团市委号召，在院内经过层层选拔和推荐，附属新华医院泌尿外科盛旭俊、仁济医院骨科王涵韬两位青年脱颖而出，成了第十七批赴滇接力志愿者团队中的一员。

8月，炎热的天气挡不住青春的脚步，在鲜花和掌声欢送后，两位年轻的志愿者分赴红河、迪庆，同行的还有其他16位来自各行各业的优秀青年，他们将一道赴滇，在异乡开展为期半年的医疗卫生、基础教学、动植物保护、青少年事务及信息化管理等方面工作。

不忘初心，方得始终

采访盛旭俊的过程中，我们才得知，他参与此次赴滇接力并非一次偶然，而是一段圆梦之旅。

早在1995年学生时代，在当时还是上海第二医科大学组织的一次医务青年和医学生社会实践活动中，盛旭俊和他的队员们去往了云南省保山地区，并下到施甸县下面的乡镇。"当我们看到偏远山村地区人民的生活状况时，那一份震撼深深烙在了我的心中。一些常见病本可以被治愈，却因为贫穷和医疗条件、技术的不足，百姓长期遭受病痛的折磨。自工作踏上医生岗位后，我一直把去云南、去西部地区服务作为自己的梦想,但因各种原因近 10 年来三次和支边支医活动失之交臂。当得知医学院正在招募赴滇志愿者时,我马上就报了名,只为能圆自己心中长久的一个梦想。"就这样,盛旭俊作为此次接力队的队长,带着他的队友开始寻梦的征程。

如今的滇南已是一座初具现代化规模的城市,各类生活设施、医疗设备基本齐全,比如高功率的钬激光、腹腔镜、肾镜等,但医疗技术水平还未完全跟上,用在具体病例上尚存在欠缺。作为泌尿外科医生的他在志愿服务期间,深入了解当地医院的实际情况和现有医疗设备,和当地医院的同事一起完成了经尿道钬激光前列腺剜除术

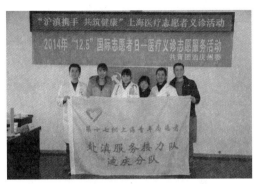

赴滇南服务接力队迪庆分队

在内的蒙自市人民医院十个第一例手术,开展了"体外冲击波碎石的临床应用"等 10 个专题的培训讲座。在专业上,他行使着作为医者的职责和使命。

在当地,他带领着队员积极参加当地团州委开展的各项活动,为病毒性脑膜炎导致脑瘫后遗症的患儿进行义务会诊,对患儿后续康复治疗提出指导意见;在鲁甸地震后,他带领志愿者全体队员共同奔赴鲁甸龙头山镇参加"8·3"抗震救灾爱心手拉手活动,为灾区群众排难解痛;在下乡医疗服务过程中,偶遇交通事故,救助了在车祸中受伤的一对哈尼族老夫妇……

爱因斯坦曾说:"每个人都有一定的理想,这种理想决定着他的努力和判断的方向。就在这个意义上,我从来不把安逸和快乐看作生活目的的本身。"在得知个旧市"美德少年"李仙雨身患系统性红斑狼疮后,盛旭俊与个旧市和上海交大医学院团委取得联系,希望能够搭建桥梁为孩子缓解病症。2014 年 12 月 26 日,在个旧市人民医院,由附属仁济医院风湿科的鲍春德主任为孩子做了远程会诊,明确了目前的诊断,并对治疗方案作了调整。会诊后,盛旭俊代表上海青年志愿者对女孩进行了慰问,并捐款人民币 3000 元。半年来,盛旭俊和队员们所在的红河分队,在医疗中共完成门诊 883 人次,会诊 68 例,主持参与各类手术 671 例,抢救危重病人 70 例,做医疗培训讲座 140 次,受益人数 4582 人次,填补医院空白 13 项;在教学中,教学查房 108 例,教学讲座及培训 27 次,教学实践活动 51 次,指导科研论文写作 19 人次;性工作者艾滋病病毒感染状况调查 530 余人;从业人员健康体检 9000 名;处理疫情 8 次,涉及病例 200 余例;下乡

义诊 39 次,累计行程 5600 公里,受益人数 4483 人次,发放药品金额 2000 余元;设备捐赠 22 件,总价值 6200 元,爱心捐赠款 4000 元,捐赠文具用品、常用药品、专业书籍、生活用品等共计 5700 余元;一对一帮困结对当地贫困学生 5 名。

在结束服务回到上海之后,他仍心系云南,继续与红河人民保持联系提供帮助:积极与红河团州委和石屏县牛街镇联系,落实 17 个一对一小朋友的结对帮困事宜的具体操作方法和流程;帮助联系安排蒙自市人民医院儿内科医生、泌尿外科和手术室护士到上海新华医院进修事宜;帮助诊治一位 11 岁女孩先天性马蹄足内翻患儿,联系新华医院儿骨科专家为其作出诊断和进一步治疗方案。

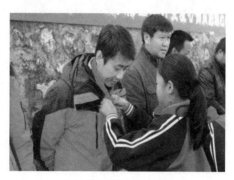

石屏县牛街镇扯直小学

"一次云南行,一生云南情,我和云南这块美丽的土地结下了不解之缘"。离开之际,盛旭俊作诗一首,表达他对云南、对红河、对蒙自的感情……

盛赞奉给,云南大爱。

旭日东升,彩霞生辉。

俊杰豪举,山川铭记。

爱在青春,风流人间。

红日艳阳,暖在心头。

河清水秀,情满滇南。

修身、齐家、平天下

王涵韬是仁济医院骨科一位年轻的 80 后医生,家里有一个 3 岁的儿子,这个时间段的孩子正是粘人的时候,也正是和家人一起享受孩子成长过程最快乐的时刻。本以为参加这次离家半年的志愿活动会遭到家人的反对,没想到当家人知道这个消息时,妻子和父母给予了最大的理解和支持,连3岁的儿子都说:"爸爸,你带我一起去。"都说"家和万事兴",一个和睦的家庭能让医务工作者全身心地投入工作而无后顾之忧,或许这对王涵韬来说就是齐家的意义所在。

王涵韬所对接的单位是藏医院,这所医院刚搬到新区一年左右的时间,周边的基础建设尚未健全。据说刚去的时候还经常停电,到冬天又是连着几个月停水。高原高海拔地区带来了一系列的不适应,夜间睡眠浅、剧烈运动后的疲惫、风俗文化的不同以及离乡带来的孤独感。就在这段时间,王涵韬开始写日记,将看到、听到、感受到以及发生的一点一滴记录下来。

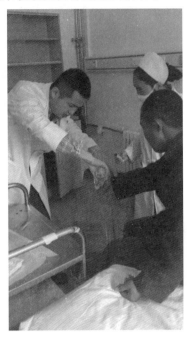

王涵韬在藏医院

2014年9月,王涵韬在一次义诊活动中遇到了一名来自德钦县云岭乡的藏族小喇嘛白马次里,他诊断为严重的特发性脊柱侧弯(cobb角100°)。整个脊背向右侧弯曲,心肺功能受到限制,不能参加剧烈活动。病痛令这个年仅16岁的少年身心备受煎熬,不能像同龄人一样完成正常生活及学业,再加上家境清贫,2012年他选择出家为僧。经过对他的初步诊断,王涵韬认为如果再不进行手术,这个孩子就失去了最佳的矫形时机。在跟其他医生进行意见交换后,王涵韬建议其手术治疗,然而摆在眼前的问题是巨额的医疗费无法筹措。正当白马次里打算放弃治疗时,王涵韬跟自己所在的仁济医院骨科主任刘祖德教授联系后得到回复,医务处同意由仁济医院为这名小喇嘛到进行手术治疗,全部医疗费用及交通费用使用医院职工捐献的基金承担,总计20万元。整个手术过程及术后康复都由骨科主任刘祖德所带的团队负责。治疗后白玛次里脊柱矫正度满意,3个月后回到香格里拉,王涵韬对他进行术后复查,心肺功能恢复正常,生活能够自理,目前已回寺修行。

"当地的患者藏民居多,加上各地的藏语发音不同,在诊治的时候交流会遇到困难。谢谢嘎是我在当地听得懂的为数不多的话语,从他们的眼神中传递的是信任和感谢,而我也时常被这里的藏民的淳朴和善良所感动。"在采访中,王涵韬告诉我们,这里的患者常常叫他"上海医生",是因为早在六七十年代,有一批支援藏区的"上海医生"来到了当地,那时候上海的医疗队在艰苦的条件下在

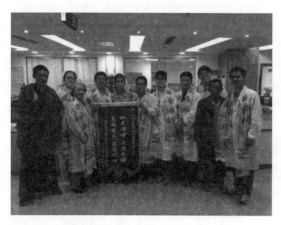

新一代"上海医生"王涵韬

大山深处医治藏民、传播科学，到今天藏区的百姓仍然怀念"上海医生"。所以王涵韬说，他是借了"上海医生"的光，也正因为如此，他要更加用心地为当地的百姓服务，希望能将所学尽可能地教给当地的医生，为当地打造一支"带不走的医疗队"。

盛旭俊、王涵韬只是赴滇接力项目中两位优秀的志愿者医师。自 1998 年开始，医学院每年都会组织号召附属医院的优秀青年前往上海的对口支援西部省份云南省的贫困地区做志愿者，在当地义务服务半年。15 年来，医学院先后组织了 14 批 59 名青年志愿者赴云南对口支援地州开展医疗卫生等方面的扶贫接力活动，为扶持当地医疗条件作出贡献。

（本文作者：王圣明、顾倩；原文刊载于《医源》2015 年第 1 期）

汉藏一家 医患同心 为了每一声真诚的"安吉拉"

作为第一批上海市"组团式"援藏医疗队的一员,我于 2015 年 8 月 19 日到达西藏拉萨,经过 3 天培训后,于 22 日抵达日喀则。24 日在日喀则市人民医院领导带领下,即奔赴科室,进入工作状态。

初到平均海拔 3850 米的日喀则市,缺氧、低气压带来的高原反应是我必须面对的第一个拦路虎。我在入藏 2 个月的时间里,努力克服气喘气急、胸闷头痛、健忘失眠、食欲减退等高原气候带来的反应,投入紧张的工作中去;坚持每天教学查房,通过组织疑难危重病人的抢救和讨论,讲解规范的诊疗常规、医疗质控要求和分析治疗重点,并结合收治的病人开展 7 次医疗业务讲座,如"脓毒症早期识别和诊治""儿科危重病人的识别""小儿心律失常的处理"等,聚焦于儿科危重病人的规范诊疗。希望通过我的不懈努力,逐步提高日喀则市人民医院儿科的医疗质量。

高原的医疗工作虽然艰辛,但是藏族同胞的淳朴和热情时刻温暖着我。这里的医患关系融洽,对于医生极其尊重。在藏语里,医生的称呼是"安吉拉",是英语里"天使"谐音。每当听到藏族家属脸上带着敬畏的神情,尊敬地称呼"安吉拉"时,我心中感到为了这些纯朴的人民,为了他们绽放的笑容,为了对得起天使这个称呼,我必须努力再努力。

9 月初,从日喀则市县转来一位 2 岁半的发热伴频繁抽搐的小女孩次旺珠吉,入院时小女孩高热不退,意识不清,四肢强直,查 MRI 提示广泛的病灶。根据孩子的病情,诊断为重症病毒性脑炎,该病在急性期有死亡的可能,存活者也有智力落后、肢体偏瘫等后遗症。为提高生存率降低伤残率,我制定了止痉、脑保护、降颅压、抗感染等综合性的治疗方案。在患儿病情稳定后,重点调整为营养脑神经,康复锻炼,示范指导家属按摩孩子的肢体,被动锻炼等。每天查房,我在这个孩子的床边站的时间最长,一有空就和家长沟通病情,帮助他们建立起坚持治疗的信心并指导治疗。功夫不负有心人,通过一系列的治疗小女孩恢复得非常好,不仅没有明显的神经系统后遗症,家长反映她甚至可以分辨出家里汽车的喇叭声了。20 余天过去,小女孩要出院了。家属送来了锦旗,并为我献上洁白的哈达表示感谢。虽然家属不会说很多语言,只会双手合十表达谢意,我心中更体会到这一刻汉藏一家、医患同心就是我在雪域高原奋进的动力和目标。

(本文作者:陆奕;原文刊载于《医源》2015 年第 3 期)

打造一支带不走的医疗队

——"生命之光"乡村医生助飞社会实践重点项目访谈录

　　2015年6、7两月,由医学院团委带队的两拨医护人员共计20人分别奔赴青海省互助土族自治县、宁夏回族自治区泾源县两地开展"生命之光"乡村医生助飞项目。作为医学院社会实践的重点项目之一,该项目由医学院团委和汇添富基金管理有限公司联合主办,旨在通过团的条线,号召有意愿支援偏远山区医疗发展的青年医师加入,提高西北部乡村医生对常见病和多发病的诊治能力和公共卫生服务能力,促进基层医疗卫生机构持续健康发展,努力为当地"打造一支带不走的医疗队伍"。

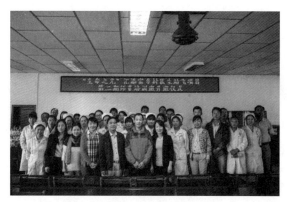

"生命之光"乡村医生助飞项目

　　2015年是该项目全力推进的第二年,在一年的时间里,当地的乡镇面貌有了很大的改变,我们与这两座县城从陌生到熟悉,部分医生去年参加过这个项目,当地的参训医生一眼就认出了他们,一句"我去年听过你的课"拉近了彼此之间的距离,也拉近了两地医师的深厚情谊。

以饱满热情决心,助飞村医同仁

　　来自附属九人民医院的骨科副主任医师干耀恺是这次泾源县助飞团队的成员之一,他告诉我们,泾源县这个地方,当地人口有12万人,其中75%是回民,常住人口有3万人。医疗队成员去的时候恰逢斋月,斋民多数封斋,太阳下山前是不允许吃东西、喝水的。因为信仰的原因，哪怕生了病也不愿吃药打针，甚至不进医院治疗，因此斋月时期当地的县人民医院医生并不多，开设的门诊也较为基础。每月农历"一、四、七"是赶集日，老百姓在赶集时才"顺便"到医院看病，这种情况增加了乡村医生的压力，多数百姓更偏向于到村里卫生所求助村医，村里的医疗站点负担着临近几个村几百号居民的医疗卫生保健工作。面对这样的情况，他们的压力是巨大的，一方面是人手的不足，另一方面是技能的匮乏，提高对常见病、多发病的预防和急救技能成了他们迫切的愿望。

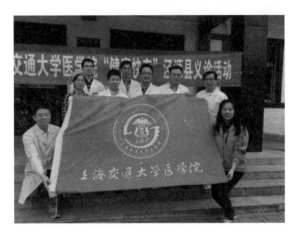

泾源县助飞团

来自第六人民医院耳鼻喉科的于栋祯医生说，深深打动他的是听课医生求知若渴的态度和眼神，听课的学员认真地做笔记，课后甚至把村里的病患带到了教学现场请医生现场教学讲解，他们对现代医学进展和相关治疗规范的迫切需要让成员们为之动容。

疾病防治在农村任更重、道更远

第一人民医院内分泌代谢科医师林毅告诉我们，"消渴丸、优降糖、国产二甲双胍"，是泾源县六盘山镇东山坡卫生室中唯一能为当地村民开出的三种糖尿病治疗药物。在上海的三甲医院，这些药已经好多年都不采购了。目前，国内治疗糖尿病新药的上市速度令人咋舌，有时候国外那边新药刚上市，国内大城市患者马上就能用到，上海的内分泌科医生有时开玩笑地说，上海老百姓吃的糖尿病药，比老外吃的药都新。而新诊断糖尿病患病率数据显示，城市居民患病率为 8.8%,农村居民为 7.8%,从数据上显示农村居民糖尿病的患病率与城市居民的患病比例非常接近。送医下乡,送的不能仅仅是现代化的医疗设备、先进的治疗理念,更需要接地气,要符合当地居民疾病特点以及目前存在的缺陷。糖尿病防治在农村,任更重,道更远!

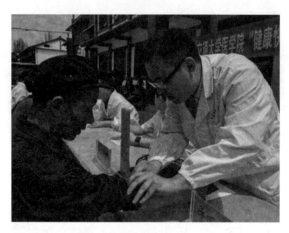

助飞团送医下乡

来自新华医院 ICU 的主任医师王树云是助飞团的"老人"了,他去年也参加了这个项目。他表示,做公益应该多多益善,偏远地区受交通和经济条件的制约,医护人员很少有机会到大城市开展进修,但他们的需求又是迫切和巨大的。既然走出来有困难,那么我们就主动走进去,开展培训,带着他们查房,讨论病例,举一反三地将知识输送给他们。每一年推进一点,进步一点,相信通过大家的努力,为当地的医生同仁们带去信心和力量,乡村地区的医疗水平一定会得到提高,从而惠及百姓。

用行动践行医者仁心

附属国际和平妇幼保健院妇产科医师黄鼎表示,"这次的活动意义是深远的,一方面为上海青年医生与西部偏远地区医务工作者创造了分享研究成果,交流临床经验的平台,通过帮扶的形式提高医疗整体水平,进而使病患有机会享受到更为优质的医疗卫生服务;另一方面对青年医生的心灵启迪是巨大的,平时我们接触最多的是患者,很少会将患者与所处的环境联系到一起。这次到了泾源县,从银川机场到泾源县需要近 7 个小时的车程,一路上看着窗外从繁华到荒凉,也许我们的很多80后青年医生是第一次来到这样偏远的地区,看到了当地人民的生活和风俗习惯,尤其是跟村医接触后,深深地感受到带动偏远地区医疗发展的重要性,以及作为一名医者身上肩负的责任和使命。"

附属瑞金医院呼吸科医师冯耘感慨,虽然我们国家的医保在逐渐完善,但边远山区报销比例仍然较低。有些慢性疾病住院可以报销,但门诊配药不能报销,致使很多患者在稳定期不能得到很好的治疗,急性加重的次数会增加,更增加了医疗成本。同时他也向主办方建议,如果条件允许乡村医生培训项目可考虑延长培训时间,深入当地医院更多地参与患者的诊治,引进一些新的诊断治疗项目,会让培训更加有意义,让更多患者受益。

服务百姓健康,我们矢志不渝

此次活动中,附属九人民医院北院团委(原第三人民医院)给予了巨大的支持,带头承担重任,组织所在单位各科室的优秀医务工作者组成医疗队伍赴青海省互助土族自治县开展村医培训。结束服务返回上海后,他们也主动将自己的支援经历分享给本单位同仁,激励其他的医务工作者将这份事业传承接力。

原第三人民医院护理部王海燕副主任在护理查房中,遇到了一名七十多岁进行前列腺切除的泌尿外科病人。由于是教学查房,人员众多,王老师担心会打扰到病人休息,引起病人不悦。于是王主任主动跟患者说明缘由,患者表示非常感谢当地医院请了上海的专家为他诊断,上海的专家态度好,处处为患者着想,连声说了几次谢谢。医患之间需要相互理解,多一句问候和解释,多一分理解和宽容能让这种和谐朴素的情谊滋润着每个人的心田。呼吸科李尧医生也表示,当地医院内病人虽然很多,但听不到大声喧哗,就诊也井然有序,患者对医护人员也是相当尊重,背后诠释的是患者对医生的信任和尊重,这才是最难能可贵的。

随着培训的临近结束,医疗队的成员越发地忙碌,他们希望能在临走时留下更多的知识和技能。泌尿科茅原申医生等在当地开展下乡义诊、走访卫生所的活动,同时结合活动中遇到的问题,积极思考,留下心得,提出建议,以备当地培训之后的工作能够做得更好;影像科的王博成医师也发挥自己的技术特长,对当地卫生服务站点的医疗器械做出了解,从 X 线原理辐射防护、高千伏摄影特点、常见病例、新设备新技术、造影剂应用等五个方面对应不同层次领域讲述了专业知识和实践经验,让更多广大群众受益;心内科医生刘天骄医师为当地一名患者进行互助县的第一例心包穿刺,并成功完成手术;儿科的吕伟医生在当地首度开展"小儿气道术",挽救了因误吞葡萄堵塞气管的土族小女孩;感染科周海东医生在当地帮助确诊一例结核性胸膜炎患者,为及时隔离和转诊病人争取宝贵时间……

授人鱼不如授人渔,我们希望看到"生命之光"乡村医生助飞项目能够实现目标,继续将感恩、责任、激情和梦想传递,为西部偏远地区培训一支医护骨干力量,帮扶一批乡村医护能手,为推动我国医疗事业的发展尽心出力!

（本文作者:王圣明、肖煜吟;原文刊载于《医源》2015 年第 3 期）

在公益之路上锋行

我从来都不知道，公益有多远。我只知道，这是一场公益之旅，是你，和我一起走过。

——小医生 Joy 公众号

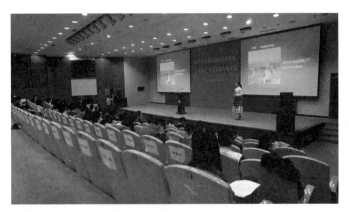

"益路锋行"学生公益人物评选活动

2015 年是上海交通大学医学院"益路锋行"学生公益人物评选推进的第三年，三年来每一位参选者都在用自己的公益热情感染着全校师生，他们热衷于公益，投身于志愿服务，在践行公益的过程中探索更多可能、收获更多同侪、燃起更多热忱、抱定更多初心、付出更多行动，只为让这个世界充满更多的温暖和希望。2015 年的评选已落下帷幕，评选出的 5 名优秀的公益人物在不同的领域收获了不同的成果。

在支教的路上"传播梦想的力量"

李玥是一名 2013 级临床医学八年制学生，曾参与了 2013 年上海国际马拉松赛志愿者；作为领队参与 AIESEC 中国大陆区上海交通大学分会组织的海南公益支教项目——"we will shine"以及国际志愿者组织（International Volunteer HQ）巴厘岛公益支教项目，同时也是 K11 chi art undation 长期志愿者。

讲到支教，她有着自己的感悟："每一次支教，我们无法教授给孩子们系统性的知识，却能在他们播种梦想时，告诉他们世界有多大。在这过程中，每一个孩子的纯真笑脸会给人莫大的满足，让我们每一名参与者觉得所有的努力都有所值，我认为支教是最有收获的志愿活动之一。"当谈到志愿活动对自己的影响时，李玥说："于我个人，我曾参与过的公益活动说来是为世界、为社会 make some change，但最终改变最多、受益最大的都是我自己，在支教路途中收获看世界的新视角，认识志同道合的朋友，遇见超出我认知范围的人物事物想法，这一切都默默帮助我构建出了更好的自己，让我有勇气走出自己的舒适圈，去探索更多的可能，解锁更多精彩。"

公益需要凝聚，是"众人拾柴火焰高"

刘泽阳，2012 级临床医学五年制学生，曾担任上海交通大学医学院学生会志愿者指导中心主任，组织第二届上海交通大学医学院"益路锋行"学生公益人物评选，第二届上海交通大学医学院"锐·益"志愿者论坛；创建上海音乐厅志愿者活动，上海 K11 chi art space 志愿者活动，余德耀美术馆志愿者活动，凝聚力工程博物馆志愿者活动；参与中国福利会国际和平妇幼保健院志愿者，上海植物园国际花展讲解志愿者，Shanghai Roots & Shoots Yes 绿色青年项目志愿者等志愿服务活动。

在浏览刘泽阳的申报履历时，最突出的就是，他既是公益项目的组织和策划者，又是公益活动的参与者，对待公益事业他有自己的解读："每一位公益人既是渺小的，又是伟大的。也许我们所做的事情很微不足道，但正是每位公益人的爱心凝聚在一起才让我们的世界变得更加美好。我想每一张笑脸就是我们简单又持久的动力，更温馨的社会就是我们心中永远的理想，我相信在每一位公益人的努力下，会有越来越多的同学选择与我们同行，医学院的公益氛围会变得越来越好。"

投身一个公益组织，做好一名公益人

沈潇男，2015 级 4＋4 项目博士生在读，2014 年暑假被选为 SK Sunny 中国队领队，赴韩国釜山与韩国大学生组织参与策划科教类志愿活动，多次组织开展复旦大学、上海外国语大学、上海交通大学、江南大学、江苏大学的志愿交流活动；带领团队曾获"上海高校创新性志愿服务育人一般项目"；获第四届上海

交通大学－可口可乐环保杰出贡献奖银奖；多次获得 SK Sunny 中国大学生优秀志愿者。

SK Sunny 是一项志愿服务行动，沈潇男跟随着这个团队参与志愿服务已有 4 年，其间参与过三十余次志愿活动，他认为对公益的"热忱"是一种必不可少的前进动力。"一个公益活动的孵化，是一件美好却也漫长的事。在这个过程中，你会感受到团队协作的魅力、思维迸发的喜悦和一种无法比拟的成就感。这 4 年的时间，见证了许多公益中意料之中或意料之外的改变和发生，真的妙。"

一名医者，一名各类大型体育赛事的志愿者

宋大龙，是一名在读的博士研究生，曾参与过第 11 届全运会、2010 年新加坡青奥会、广州亚运会、2011 年深圳世界大运会、2012 年伦敦奥运会、因斯布鲁克冬季青奥会、海阳亚洲沙滩运动会、2013 年俄罗斯喀山世界大运会、2014 年南京青奥会等各类大型体育赛事的志愿服务工作，也是 2015 年交医博士团三下乡志愿者，"李嘉诚基金会"医疗扶贫行动志愿者联络人，足迹遍及单县、临清、平度、费县等贫困地区。

宋大龙说："医者和志愿者，这两个角色努力的目标是相同的：不忘初心，方得始终。通过自己的力量让需要帮助的人得到帮助，感受到社会的温暖，让更多的人参与奉献，让社会变得更温暖。不求回报，坚持长年累月做下去，这便是我心中所想。"

做一名无处不在的"草根"志愿者

张雅琦，2012 级临床医学八年制学生，担任过"大别山"希望小学读书日活动志愿者，闵行区图书馆志愿者，上海科技馆志愿者，临终关怀志愿者，上海音乐厅志愿者，瑞金医院导医志愿者与血液日间病房志愿者，禁毒馆讲解志愿者，龙华烈士陵园讲解志愿者，上海旅游节花车巡游志愿者等志愿活动。

她喜欢以"草根"志愿者自居，意既甘于从事最基础、最贴近百姓的志愿服务，从小事做起，从中收获经历、感悟和成长。浏览张雅琪的简历时发现，她的志愿服务活动经历主要在图书馆和纪念馆，没有大型的赛事和项目，而张雅琪认为："在公益活动中，并非每个人都足够优秀，或是足够幸运去做发起者、组织者，我愿意成为一名参与者，以螺丝钉的精神推动公益事业的向前发展。做一

名'草根'志愿者,感受众人手拉手带来的温暖和光亮,也是一种幸福。"

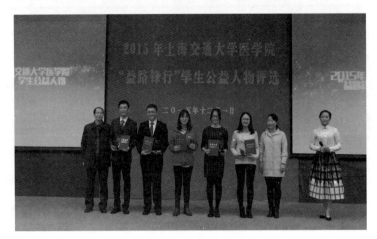

"益路锋行"学生公益人物

　　"益路锋行"学生公益人物评选落下了帷幕,每一名志愿者通过此次评选回顾了自己的志愿服务经历,重温了公益带来的温暖和感动。未来,也希望他们能够感染更多的师生投身公益,将爱心和温暖继续传承下去。

　　（本文作者:唐欣悦、顾倩;原文刊载于《医源》2015 年第 4 期）

以志愿精神传递医学青春正能量

时代需要志愿服务,社会需要志愿服务。近年来,秉承"奉献、友爱、互助、进步"的志愿精神,越来越多的交医青年以积极主动的姿态加入志愿服务的大军,成为志愿服务的主力。"我志愿,我快乐",在志愿服务的过程中,他们不仅感受到了付出的幸福,更学会了构筑幸福的能力。

志愿服务是践行社会主义核心价值观的重要载体,是集聚和放大社会正能量的重要平台。党的十八大以来,中央对志愿服务工作高度重视,习近平总书记也曾勉励广大志愿者努力践行社会主义核心价值观,以实际行动书写新时代的雷锋故事,为实现中国梦有一分热发一分光。中办、中央文明委相继印发了《关于培育和践行社会主义核心价值观的意见》《关于推进志愿服务制度化的意见》等,大力推进志愿服务制度化。中共中央、国务院印发的《关于加强和改进新形势下高校思想政治工作的意见》中,明确高校要强化社会实践育人,建立健全学雷锋志愿服务制度。

"6个场馆科普讲解,5个大型活动志愿支持,4所医院导医引导看护,3个社区街道服务,同时在特殊时间节点的主题公益活动中有近2000人的参与……"这是交医学生联合会志愿者指导中心提供的某一个学期的相关数据。除此之外,依托各基层团组织、各类公益服务类社团,暑期社会实践等,2016年全年交医共开展了近50余项青年志愿服务活动,其中在第九届全球健康促进大会上风雨中岿然不动、遇到问题沉稳应对、受到各级领导褒赞的交医"小康康"更是让人印象深刻。在志愿公益探索的路上,"学院引导,青年主导,在付出中收获快乐"已成为交医青年志愿服务的最大特色。

探索志愿服务规范,加强专业队伍建设

"一同参加一院导医活动的还有其他学校的同学,但只有我们来自医学院校,因为具有专业背景,因此我们能够结合所学,将志愿服务做得更专业、更精细、更深入,我感到很自豪。"这是附属第一人民医院导医志愿服务活动结束后,一位同学记录在总结册上的内容。这些专业与公益结合的志愿服务项目,发挥了医学生的特长,提高了他们的社会认同感和成就感,也让他们早期接触临床,获得职业生涯认知,更推进了项目的可持续发展。

事实上，经过多年探索，在交医开展一场志愿活动将经过公开招募、自愿报名、面试录取、登记记录、培训指导、定岗服务、学分考评的完整流程。与此同时，以志愿者指导中心为例，将对每个项目实行跟踪管理，定期开展指导和评估，引导各项目团队"自我管理、自我运作"。在这一基础上，学院团委协同各专业教师、志愿服务地指导教师，结合医学院学生专业特色，针对不同类型活动开展相对应的专业技能培训，如心理疏导教育等，形成了包括精神培养、能力训练、实务培训的系统化培训体系，由此让交医的志愿服务更加规范与专业，完善而严谨，更加具有长效性。

同时抓住学雷锋日、五四青年节、国际志愿者日、植树造林日、保护母亲河日等有利时机，精心设计活动载体，不断丰富志愿服务活动内容，实现志愿服务效果最大化。在推动志愿服务常态化的基础上，联系对接政府、企业，积极整合社会资源，为广大医学青年开展志愿服务搭建广阔的平台，真正实现对医学青年的思想引领和价值引领。

创新志愿服务形式，打造特色服务品牌

除教育场馆类、社区服务类、导医及医疗相关类、文化艺术类、大型活动类等各种长期、常规开展的志愿者活动外，交医各志愿服务团队结合成员专业特点，积极创新志愿服务形式，打造特色服务品牌。

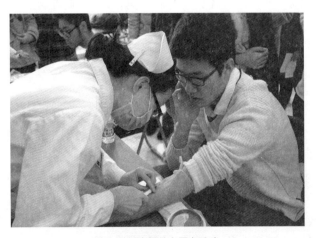

造血干细胞捐献志愿者活动

例如在院团委、黄浦区红十字会的指导下，志愿者指导中心尝试承办"大爱

无疆，生命永续"——黄浦区青年造血干细胞捐献志愿者活动，让志愿者们既能给患者以生的希望，又能收获爱与奉献的快乐。成立"生命关怀志愿者协会"，以临终关怀（安宁护理）为主要服务内容进行社会公益服务，让医学生在服务的同时，更加深刻理解、尊重与热爱生命。就像团队成员2014级临床医学八年制韩梦圆说的一样，"对于老人的生命关怀和临终关怀一定要是持续的，因为它并不像和儿童和青年交流那么有趣、那么容易擦出火花，也正是因为如此，和老人之间的交流才更有意义，它需要持久不变的倾听和关怀。这种关怀，使我们走近老人的生活，走进他们的内心，让我们懂得了即便我们不是他们的子女，但面对年老体弱的他们，我们仍可以付出一份关爱和温暖"。成立"山山圆梦义工社"，针对上海市内开展黄浦区"彩虹避风伞"——特殊对象未成年子女关爱项目、"医路启蒙"——医学常识进课堂活动，针对贫困山区等地关注贫困、留守儿童群体，开展医学常识普及、医疗体验、特殊家庭子女生理与心理健康同伴教育等活动，通过长期、定点的志愿者活动，为山区的孩子带去一个走出大山的梦，希望他们学成之后能够反哺大山。2016年7月，山山圆梦三支团队共42名队员赴青海、湖南、安徽进行暑期夏令营支教活动，以常规授课加兴趣选修的方式开展了基础强化、人文社会、艺术手工、社会科学、医疗卫生普及课程、自然健康、室外拓展7类课程，组织2场医疗体验日活动，2场文艺汇演，举办2次趣味运动会，共服务当地学生463名。他们带去了知识，而自己获得感动。安徽队张通说，"支教就是一个我们把梦想给孩子们，孩子们接受梦想的过程。他们渴望通过我们了解更多的外面世界，了解他们从未听说的各种知识，甚至是奇闻逸事。而我们所教给他们的各种知识，更像是种在他们心中的一颗颗种子，将来肯定会生根发芽，开花结果。"成立"艾滋病同伴教育者协会"，通过进行问卷调查、科普讲座、安全物资发放、防艾反歧视宣传等让社会人群在了解艾滋病、学会保护自己的同时，协助营造和谐社会氛围。其中常规活动"大手牵小手"，以同伴影响的方式，利用小游戏，让中学生们及时了解早期性知识和艾滋病防治，得到了较好的宣传效果。连续数年开展"乡村医生助飞"项目，从传统全员培训模式探索出送医下乡的"分级培训"模式，让相对接受度和水平较高的县城医生成为主要培训对象，而后让他们成为一颗颗"种子"，再去培训更多的乡村医生。让更多青年医生走进经济发展水平、医疗技术落后的边远山村，授人以渔，帮助当地打造一支带不走的医疗队。

正是这些"品牌化"的志愿服务，让活动更具有带动性，影响力更为广泛，逐渐成为交医校园内一种日常的行为规范和行为常态，在引领志愿服务潮流的同时，带动志愿服务不断向着更高水平、更高追求而前进发展。

营造志愿服务氛围，弘扬奉献友爱精神

在实现规范化、常态化、品牌化的同时，学院也积极搭建志愿服务分享交流平台，为营造更好的志愿服务氛围而努力。如志愿者指导中心撰写《上海交通大学医学院志愿者年鉴》，用文字与图片记录校园内各项志愿活动的开展情况，讲述志愿者的无私奉献，分享公益生活的点滴感动。开展"益路锋行"学生公益人物评选活动，用"五分钟，一支话筒；五分钟，一段故事"将优秀的公益人从幕后带至台前，让他们有机会将自己的志愿服务经历与感悟与更多人分享。与此同时，公益人物的经历以及他们对于志愿服务的思考与感悟也给更多的学生带来了新的体验，以"身边人影响身边人"的模式加深了大家对"公益"二字的认识，提升了大家参与志愿服务的热情，鼓舞了在公益领域已有较为突出表现的学生继续前行。开展"锐·益"志愿者论坛，让校内外优秀公益组织代表共聚一堂，讨论现存问题，交流优秀经验。结合新媒体平台，在"交医青春"等平台发布志愿者的志愿心声，让更多青年能够了解服务情况，由此更好地引领更多医学青年投身公益、服务社会，让志愿活动的接力棒不断交接，志愿者的精神不断传承。同时努力把交医志愿服务培育成为三个平台：第一，志愿修身的平台，在志愿服务中培育利他心，并达到身心合一；第二，体验文化的平台，不求回报的志愿之爱就是上善若水、行善立德的智慧之爱；第三，心灵成长的平台，在志愿服务中形成爱心、感恩心、同理心等正向心理培养。

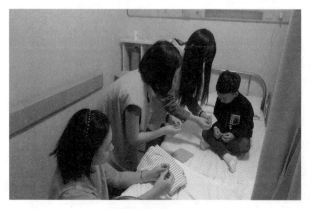

志愿者陪护患儿

做一名志愿者并不难，难的是做一名愿意长期坚守的志愿者。感谢交医的

每一位志愿者,每一个志愿服务组织,是他们,用仁心与汗水书写了交医服务社会、践行公益的精彩篇章;是他们,用付出与投入感召更多人加入志愿公益的队伍中来,播撒文明,让志愿之花绚烂绽放!

（本文作者:程雅青;原文刊载于《医源》2017 年第 1 期）

打造扎根喀什永不凋谢的专业之花

援疆整一月之际，回顾点滴，感触良多。

喀什地区位于祖国西北边陲，与塔吉克斯坦、阿富汗、巴基斯坦、吉尔吉斯斯坦、乌兹别克斯坦和印度接壤，面积相当于浙江省的 1.6 倍，总人口 450 万，其中少数民族占 93.5%。第九批上海援疆医疗队援助的喀什地区第二人民医院在 2015 年被评为三甲医院，二院骨科有一定规模，各亚学科也初具雏形；临床工作稍欠规范，科研薄弱；但骨科的科室氛围团结而融洽，全科学习意识强烈，具有极大的提升空间。从院长到骨科主任，再到全科医护都给予我很多生活工作上的帮助。

我抵达喀什第二天早上 10 点就按照二院工作时间到骨科熟悉同事和环境，恰逢科室大查房，就跟着刚认识的全科同事一起逐一查访病房内住院的患者。喀什地区是全国结核发病率最高的地区，91 张床位上竟然有近 10 位患者存在各种结核病史，相当于我在上海时几年看到的结核病人总量，顿时觉得是来援助，更是来学习，病人情况、病情特点、病种分布等等都和上海、北京此类医疗资源最发达城市的医院不同，需要更深入地研究调查。

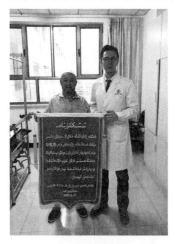

患者赠送锦旗

查房时得知骨科病房内刚收治一名 82 岁高龄的股骨颈骨折患者，正在准备做入院后的常规检查。这里的医疗工作尚较为低效，一套老年人的术前检查可能需要三四天的时间。老年髋部骨折是引起老年人死亡的最主要因素之一，伤后延长手术等待时间将显著提高手术风险，增加患者死亡率，这三四天时间等不起！尽管刚坐了一整天飞机，飞越一万里来到喀什，时差也尚未完全适应，但医者的天性让我很快进入状态，我当即决定加速完善术前准备，当天完成手术。2 个小时后术前检查完备，心肺功能尚在风险可控范围内，下肢亦未发现血栓。在等术前检查报告的时候，我和当地骨科主任牟洪主任以及艾克白尔主任一起制定了详细的手术计划，对这位高龄髋部骨折患者施行微创人工髋关节置换术，手术 1 小时内顺利完成，术中出血不足 200ml。骨科严重创伤的治疗不单单是手术本身,围手术期的药物支持和康复锻炼对患者术后的功能恢复至关重要。于是我将上海第六人民医院关节外科的规范化快速康复流程应用于这位患者,患者恢复非常迅速,人工关节置换术后第二天即扶拐下地负重行走。这位患者是一位上海知青,50年代新中国刚成立时不远万里从上海来到喀什,扎根基层默默耕耘60余年,为祖国西北的稳定和发展献出了青春;而半个世纪后,我同样不远万里来到喀什援疆,给我的这位援疆前辈完成了手术,两代援疆人的情缘,在这一刻重合。这位老知青对治疗非常满意,表示能由来自家乡的骨科专家为自己手术感到非常幸运。

由于形势需要,援疆医疗队绝大部分时间都在医院范围内,从干部楼到各自科室两点一线,不单独外出,这让我们有更多的精力集中在业务拓展和科室管理上。入科后我正式开展定期业务学习和科研读书会,培养学习氛围;建立骨科患者注册系统,为即将开展的临床科研打基础;教学查房化整为零,查房遇到有特点的病例就实时教学讲解,并布置专题作业,定期考核。可喜的是,全科医护学习热情高涨,工作开展非常顺利。在同事的协助下,我入科不久就完成了几台人工关节置换,同样

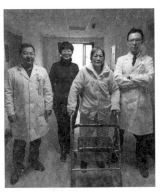

病人术后行走

是应用规范化快速康复流程,患者术后的恢复速度显著提高。维吾尔族患者非常淳朴,查房或指导康复锻炼时都会感激地握着我的手,或者一个温暖的拥抱:"阿达西(维语:朋友)",这种诚挚的感情就是我们最原始的动力。

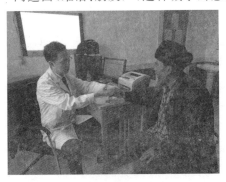

为柯尔克孜族老大爷看诊

人才培养方面,我固定带2名专业方向关节外科的主治医生作为手术助手,术中操作和讲解同时进行,分步骤手把手地教他们做手术。同时,风险评估、术前宣教、预防感染、正规抗凝、骨松治疗、快速康复等正规诊疗流程和理念同样缺一不可。授之以鱼,不如授之以渔!我在一年半援疆期间为骨科多做一些手术,远没有毫无保留地把技术和理念传授给年轻医生更有意义。"输血诚可贵,造血价更高",我们要打造一朵扎根喀什永不凋谢的专业之花。

这一个月对我触动最深的是在喀什二院看门诊和义诊的过程中,深切感受

到当地贫困人民的疾苦。喀什地区是全国结核发病率最高的地区，大量贫困牧民和农民患有结核；一些儿童罹患佝偻病，生长发育迟缓且智力低下，这和牧区和贫困农村普遍营养不良、卫生水平差及早期疾病筛查不足有关。

在二院看的第一次专家门诊，一位农村的维族父亲抱着 6 岁的儿子从县上赶几百公里路前来就诊，中午候诊时拿着破旧不堪的搪瓷杯到厕所里接了一大杯自来水泡着馕充饥，而仅有的一根火腿肠留给孩子。孩子的肱骨髁上骨折未及时治疗已畸形愈合，除了手术别无他法，但上千元的手术费让一个高大魁梧的男人焦急痛哭。已为人父的我能感受到这种撕心裂肺的无奈和痛苦！他无限期盼的眼神告诉我，他希望他眼中这位上海来的专家能在他经济承受能力之内让他孩子的胳膊恢复原样，但那一刻我学医 20 年来第一次感到如此无能和无奈。义诊时遇到一位伤心憔悴的母亲带着患有结核和神经性耳聋的儿子来咨询，10 岁的男孩身高不如我 5 岁半的女儿，体重不足 40 斤，智力发育迟滞，同样是家庭贫穷无力医治。孩子从来没有拍过照片，更没见过单反相机，我能做的只有给他拍几张照片，抱抱他让他开心……以后义诊我会带一些上海产的大白兔奶糖，童年的回忆，不应该只有苦味。

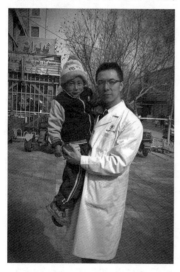

抱抱他让他开心

如果不来援疆，或许我一辈子都见不到这样的情景，触碰不到这样的病患。我会继续参加学术会议或者出国深造，和同道探讨微创、导航、人工智能等医学高新科技话题。但在这里，医学最高科技的光芒和很多很多贫苦的患者没有任何关系，他们需要的只是在经济承受能力之内的最基本治疗，能维持原本就非常拮据的生活，仅此而已；但恰恰是这种最基本的需求，却经常让我觉得无能为力！这一刻我觉得，每个人都冥冥中注定要做些什么，而援助边疆来到喀什就是我的使命，我需要学习需要做的，还有很多很多……抛开家乡的工作和生活，来到这片神秘的土地，我无怨无悔！唯一愧疚的，是不能照顾年老的父母、操劳的妻子和两个待哺的女儿。希望，他们会理解我的选择。

（本文作者：彭晓春；原文刊载于《医源》2017 年第 2 期）

大爱无疆　医者仁心

　　杏林妙手乾坤转,橘井甘泉日月清。这就是医者,他们救死扶伤,他们仁心济世。在国家存亡之际,勇于担当;在人民危难时刻,挺身而出。上海交通大学医学院(原上海第二医科大学)创建65年来,医学院人始终牢记医者天职,舍己为人,甘于奉献。他们的足迹远涉亚非各国,遍布祖国大江南北;他们的身影活跃在抢险救灾的各个领域。从抗美援朝到血吸虫病防治,从援外医疗到支内支边,从抗震救灾到抗洪抢险,从抗击"非典"疫情到世博会志愿服务,我们的医护人员和师生志愿者上善若水、大爱无疆,他们无愧于杏林芳华,无愧于时代楷模。

抗美援朝　保家卫国

　　1950年10月,中共中央、中央人民政府在全国开展"抗美援朝,保家卫国"运动。圣约翰大学医学院、震旦大学医学院医护人员积极组建医疗手术队,奔赴前线,保家卫国。1951年1月25日,张涤生随上海志愿医疗手术队奔赴东北后方,任第一医疗手术大队副大队长和颌面外科顾问,并建立了我国第一个战时颌面、手部、烧伤、冻伤治疗中心。同年6月,圣约翰大学医学院系统的医务人员参加上海第二批抗美援朝志愿医疗手术队,倪葆春、曹裕丰、黄铭新、陈邦宪分任大队长奔赴前方,救治志愿军伤病员,其中33人分别荣获二等功、三等功。1953年4月,王振义参加上海市第五批抗美援朝志愿医疗队,在解放军第十一陆军医院负责战地分诊工作。他在东北军区后勤卫生部内科巡回医疗组担任内科主治医生期间,在勃利县后方医院参加会诊时解决了困扰志愿军部队多时的肺吸虫病问题,被中国人民解放军东北军区司令部、组织部授予二等功。

防治血吸虫病　守卫健康

　　20世纪二三十年代以来,血吸虫病在上海市郊流行,严重影响社会经济发展,威胁人民群众的身体健康。那时,圣约翰大学医学院和震旦大学医学院的师生们就积极组建医疗队,参与血吸虫病防治。1956年,为响应党中央"消灭血吸虫病"的号召,上海第二医学院及附属医院先后派出大批医务卫生人员前往青浦、松江等地区协助开展查、灭钉螺和查病、治病。同时,学校组织专家、医务人员成立血吸虫病研究专题小组,黄铭新任组长,积极开展血吸虫病研究工作。黄铭新、潘孺荪、江绍基等对血吸虫病发病机理、临床治疗等问题进行了深入研究,从实践中总结新理论、新疗法,取得了一系列研究成果,为当时大规模开展血吸虫病防治作出了重要贡献。

援外医疗　医爱无界

　　1958年8月,上海第二医学院首次承担援外医疗任务,派出仁济医院妇产科副主任李文赴蒙古,任蒙中友谊医院妇产科主任。1963年4月,上海第二医学院派出新华医院儿科第二主任齐家仪、广慈医院肺科副主任胡曾吉、基础部生理教研组副主任曹晋康、仁济医院内科医师方智雯参加我国首批援阿(阿尔及利亚)医疗队。因医学院有医学法语人才,从那时起我院就承担了派遣出国医疗队的任务,之后继续承担了阿尔及利亚、索马里、柬埔寨、老挝等国的援外任务。1975年9月,上海第一支援摩医疗队由附属仁济医院张柏根任队长的12位同志组成。医学院承担援摩任务一直延续至今,40余年来,医学院先后派出430余人次援摩,派出医疗队人数约占上海派出总数的30%。

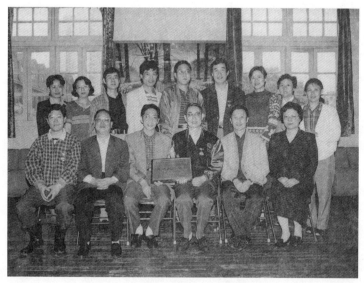

1998年4月,二医赴摩洛哥医疗队第九批萨达特分队荣获卫生部先进援外集体称号

支内支边   大爱无疆

20世纪50年代起,医学院就响应国家号召,奔赴祖国大江南北,开展医疗卫生建设与服务。1958年,广慈医院派出妇产科副主任姚永葆医师支援山西医学院建设;1964年4月20日,医学院派出胡葆箴、朱伯良等4人支援福建华侨大学建设;1966年2月16日,第一批支援农村卫生建设大会召开,17名医师去嘉定、松江和宝山县落户;1966年,上海市卫生局和上海第二医学院联合组队赴安徽、贵州等地参与"三线"建设,陆续建成后方瑞金医院、后方古田医院、后方长江医院等医院,为上海后方建设和老区人民服务。70年代起,医学院又先后派出管理干部、医务工作者对口支援西藏、新疆、贵州等地。自1998年9月起,学院不断选派优秀青年参加赴滇扶贫。在祖国需要的地方,总有医学院人无私奉献的身影。

援建蚌医   筚路蓝缕

筚路蓝缕启山林,大医精诚止至善。1958年7月,为加快安徽建设,国家将上海第二医学院分迁一半至蚌埠,并抽调原安徽医学院部分优秀师资创建蚌埠医学院。同年8月,上海第二医学院调出朱仁宝教授等10名教师、4名教辅人员前往蚌埠医学院,参与援建工作。此后,又陆续派出第二批支援教学人员,至1962年底,援建人员已达到60余人,帮助培训医技人员近100余人。另外,上海第二医学院还向蚌埠医学院调拨近千册图书和众多设备物资。一件件实验器材、课桌椅凳、教学标本被肩扛手提从上海运到蚌埠,一批批上海第二医学院支援和省内调配的知名专家、骨干教师、技术人员汇聚蚌埠医学院,他们在蚌埠医学院的历史上镌刻下凝重厚实的印记。

"三线"建设   服务后方

20世纪60年代,上海为建设后方基地,在江西、安徽等省积极开展"三线"建设,曾陆续在安徽省皖南地区建立80家企、事业单位。在医疗卫生方面,上海第二医学院及其附属医院承担了后方瑞金医院、后方古田医院、后方长江医院、417医院、大屯煤矿医院等医院的包建任务。

上海后方瑞金医院由上海第二医学院附属瑞金医院(时称东方红医院)负

责筹建。1969 年 9 月 22 日,上海第二医学院附属东方红医院派出张贵坊、周全太等 8 人来到皖南山区着手筹建,院址设于安徽省绩溪县临溪公社雄路大队蛤蟆坑,设床位 240 张,定编人员 390 人,是一所平战结合的综合性战备医院。1970 年 6 月 26 日,39 名医务人员在环境十分艰苦、设备十分简陋的情况下,正式开出门诊。1971 年 10 月 1 日正式成立病房,至 1974 年底 240 张床位全部开出。截至 1984 年底,共诊治门急诊病人 110 余万人次,收治住院病人 32500 余人次。1986 年,医院全部移交安徽省当地政府。

上海后方古田医院由上海第二医学院附属仁济医院(时称工农兵医院)负责筹建。1969 年 10 月,上海第二医学院附属工农兵医院指派原医院党总支书记陈一诚为组长的 4 人筹建组进驻皖南山区,在当地政府和军分区等有关部门支持和协助下,确定医院设在宁国县胡乐乡祠堂坞。1970 年 6 月 23 日,仁济医院首批支内医务人员 19 人来到宁国,在没有病房以及设备条件十分简陋的情况下,于 6 月 26 日开出门诊。1971 年 10 月 23 日正式开院,初期病床为 103 张,后又扩展了传染病房,1973 年达 144 张。截至 1984 年底,共诊治门急诊病人 67 万余多人次,住院病人 26900 余人次。1986 年,医院全部移交安徽省当地政府。

上海后方长江医院由上海市第一人民医院(时属上海市卫生局)负责筹建,院址位于安徽省贵池县梅街山区,承担贵池地区周围包括八五钢厂等在内的 10 家大厂的医疗任务。上海市第一人民医院派出了革委会副主任、人事科长、护理部主任等人员参加第一线筹建。到 1971 年,长江医院共有医务人员 164 人。医院设有内科、外科、皮肤科、妇产科、五官科、医技等 13 个科室,拥有病床 156 张,配备 200 毫安 X 光机 2 台、脑电图机 1 台和心电图超声诊断仪等医疗设备。1971 年成立中共长江医院支部委员会,1973 年成立中共长江医院总支委员会,张俊峰任总支书记。从 1985 年起,随着县境"小三线"各厂向安徽地方交接,医院陆续回迁上海。

援建汕医 十载春秋

十载栉风沐雨,十载春华秋实。1988 年,国家为加速广东汕头大学建设,明确提出由上海第二医科大学承担支援汕头大学医学院建设任务。同年 2 月 26 日,上海第二医科大学与汕头大学在广州正式签订首次协作协议书。医学院对汕头大学的援建共 10 年,分两个阶段进行,第一个五年计划是提高基础和临床教学质量,筹建汕头大学医学院第一附属医院,采取多种形式培养师资;第二个五年计划重点转向提高学术水平和人才培养,着重提高研究生的培养质量,提高科研水平和加强重点学科的建设。10 年中,医学院共派遣专家教师 195 人,不断推进汕头大学医学院的科研工作和实验室建设,参与教学管理和研究,加强研究生的培养;科研上,帮助汕头大学医学院中标广东省高教局课题,于 1997年通过 211 工程预审;医疗上,通过派遣临床医疗专家,帮助汕头大学医学院第一附属医院成为三级甲等医院。

抗震救灾　谱写赞歌

"到灾情最重的地区去,到伤员最多的地方去,到最困难的地方去",医学院人在灾难面前团结一致,毫不退缩,他们心系灾区群众安危,谱写了一曲曲生命赞歌!

唐山大地震

1976 年 7 月 28 日,唐山大地震后,医学院紧急动员组织抗震救灾医疗队,首批 142 人,由刘远高、孙克武带队,于当天开赴唐山灾区,7 月 31 日抵唐山丰润县。此后,医学院共计派出三批,539 人次奔赴灾区,并建立唐山丰润抗震医院,时间长达一年半,为唐山救灾作出了贡献。

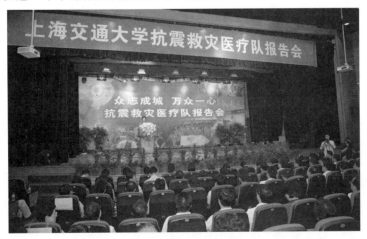

抗震救灾医疗队报告会

汶川大地震

2008 年 5 月 12 日,四川汶川发生 8.0 级大地震,医学院立即成立了抗震救灾领导小组,第一时间向上海市政府、市卫生局发出请战书。学院系统先后派出 132 名医疗队员深入灾区救治伤员,各附属医院共接收来沪伤员 140 名,占来沪伤员总数的三分之一,并先后募捐 681 万元,缴纳特殊党费 114 万元。

雅安大地震

2013 年 4 月 20 日,四川省雅安市芦山县发生里氏 7.0 级大地震。医学院附属九院、六院接到国家卫生计生委的任务,派出龚伟华、干耀恺、孙玉强、杨庆诚、韩培等多名骨科医生,组成上海骨科专家组,赶赴地震灾区参加伤员的救治工作。短短 5 天,上海医疗专家组就为 30 余位骨折伤员施行了手术,最大限度地保留了伤员的肢体功能。

抗洪抢险　人间真情

洪水无情,人有情。每一次面对灾难,医学院人始终冲在最前面。1955 年 7 月 13 日,上海第二医学院积极组织救灾医疗队,前往安徽芜湖灾区参加抗洪救灾医疗工作。1998 年夏,百年不遇的特大洪水肆虐我国长江、嫩江及松花江等地区,全校师生医护员工心系灾区,捐款累计达 150 万元。各附属医院迅速组成医疗队,飞赴第一线救灾防病。其中,瑞金医院医疗队捐助近 20 万元医疗物品,治疗灾民 7000 余人次;仁济医院医疗队共诊治病人 5404 人次,卫生宣教辐射 24350 人次。

抗击"非典"义无反顾

2003 年,"非典"疫情肆虐,上海第二医科大学 6 家附属医院中有 5 家被定为"防非"监测点,其中儿童医学中心、新华医院被列为定点医院。瑞金医院确诊两例"非典"病人,及时转送有关治疗医院,院内实现"零感染"。为抗击"非典",各附属医院对发热可疑患者入院采取应急机制,积极研制"封闭式吸痰系统""非典"专家远程会诊系统,推出"非典"咨询热线。同时,学校成立防治"非典"工作领导小组,制定防治"非典"应急预案,建立"非典"监测日报表,精心部署,主动做好"非典"防治工作。学校还积极发挥学科特点和优势,聚集张雁云、刘晶星、朱平、易静等 21 名专家,展开科研攻关,并着手"非典"对卫生系统中长期影响的研究,为政府决策提供依据。

六十五载风雨沧桑,六十五载春华秋实,医学院人始终以谋国家之强盛、求科学之真知、践医学之神圣为己任,与时代同呼吸,与社会共命运。

六十五载精勤不倦,六十五载仁心济世,医学院人始终牢记医者天职,为国家,为社会,为人民奉献自己的生命与才智,挥洒自己的热情与汗水。

医学院人对外援建和社会服务的步伐将永不停歇,一代代医学院人将紧随先辈的足迹,不忘初心,砥砺前行,不断谱写绚丽的生命赞歌。

(原文刊载于《医源》2017 年第 2 期)

一带一路行医记

2017 年 4 月 19 日,我踏上了老挝的土地,作为第九批中国(上海)青年志愿者赴老挝服务队队员开始了为期半年的志愿者工作。

老挝是个小国,工业基础薄弱,是联合国最不发达国家之一。2015 年人均寿命仅 67.5 岁。尽管医疗卫生事业也在逐年发展,但普通居民享受的医保仍然非常有限,受限于各种药物、器械和设备的缺失,医疗工作开展捉襟见肘。而我作为服务队唯一一名外科医生,在这半年之间,先后被派往了 5 MESA 医院和 Mahosot 医院两家医疗单位。

会诊兼职语言教师

首先来到的 5 MESA 医院,是一家军队医院,医护后勤病人都以军人为主,有着浓浓的军事化气氛。在这里,我主要负责外科疾病会诊和相关专业知识授课。但由于语言交流障碍,最初讲课时还需一位翻译在场,因此我们决定再加设一门英语课,加强医生们的英语交流能力。每天下班后的英语课,从基础的"我的名字""我的年龄"和数数开始,一直到专业医学英语中的"人体器官""检查""操作"等。我们一同磕磕碰碰走过了 3 个月,直到我被通知调往另一所叫 Mahosot 的医院为止。

转院发挥语言优势

Mahosot 医院是法国殖民期所建的目前老挝最大的综合性医院,带有浓重的法兰西色彩,各种标识、检查化验报告都是用法语表示。全院规划 450 张床位,收治全国各地的病人,2016 年门诊量高达 222071 人次,年住院病人 20157 人次,年急诊 59244 人次,手术总量 8687 人次,其中大手术 4763 人次,这对于人口只有 700 万的老挝来说,已经是航空母舰级别了。2017 年医院还成立了卢森堡—老挝心脏中心,对外交流合作十分前沿。同时,由于有法方援助,这里年资高的医生或多或少都有些许留法经历,法语比英语好。这对于出身法语班的我来说,则更为便利,于是在日常工作中,我就用法语结合英语同他们交流。

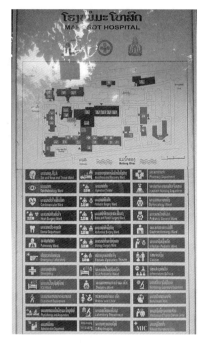

Mahosot 医院

信任让老挝医路充满信心

在 Mahosot 医院,我所处的科室是腹部外科。该科室有 29 张床位,同小儿外科、整形外科及泌尿外科一共 89 张床位组成整个外科。在这里我首周查房即碰到一例胰头占位,需要做胰十二指肠切除术的病例。这种病例在老挝十分少见,一是如果被确诊为胰腺癌一般大家会选择放弃治疗,二是如果病例复杂,有经济实力的老挝人会选择去湄公河对面的泰国就医,当然这在一定程度上也限制了老挝医疗的发展。

针对这名患者,在仔细查看 CT 图像后,我当即考虑这不是胰腺癌,而是来源于十二指肠降段的占位。由于当地医生没有阅片的习惯,我立刻联系放射科,拷贝了患者的 CT 图像,开展了题为"作为一个外科医生如何阅读 CT"的小型讲座,详细讲解了这个疾病不但不是胰头癌,还是一个手术效果和预后很好的十二指肠间质瘤,但是因为有黄疸,肿瘤侵犯了十二指肠乳头,要做胰十二指肠切除术。

讲座后的第二周我就得到了该患者被排上手术日程通知。当得知我担任

手术医生时,我既兴奋又紧张,
兴奋的是,到这里还没有开过大
刀,十分怀念这种感觉;紧张的
是,大手术意味着高风险,一定
要十分谨慎。

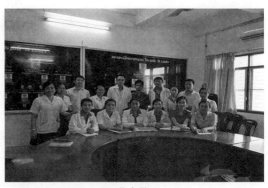

工作合影

手术过程进展得十分顺利,
患者术后 9 天即可出院,没有胰
瘘也没有胃瘫。有趣的是,术前
谈话也是由我参与完成的,因为
很少开展胰腺手术,因此我就图文并茂地和家属进行沟通,手术后也第一时间
向他们告知了手术情况,并给他们看了标本照片。老挝人十分朴实,依从性非
常好,整个交流过程顺畅,双方的互相信任让我对这个手术的恢复更加充满
信心。

医者之心随处可栖

腹部外科有一个特点就是有很大一部分胆囊切除术。也许是饮食习惯的
问题,老挝胆结石的发病率不低,于是看到了不少在院或外院转过来的胆道损
伤。胆道损伤即使在中国,也是非常棘手的一种病例,防患于未然,预防胆道损
伤才是首要任务。

于是我结合当时一例外院转来的腹腔镜胆囊切除术中横断胆总管二次探
查未果的病例,向院方提出进行大讨论,并开展了"医源性胆道损伤"的小型讲
座,获得了较好的反响。

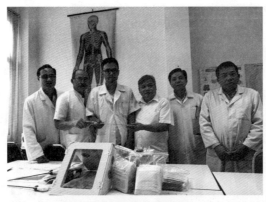

与老挝医生合影

　　但是即使是在 Mahosot 这样一所大医院,也摆脱不了贫穷的问题。大到手术器械,小到缝针缝线,都是一半自购,一半捐赠,尤其是现在国际流行的微创器械,都因为费用问题无法投入使用。在和他们医生交流的过程中,了解到他们实际上非常渴望开展微创手术,为此我专门开设了几次微创小型讲座,并赠送了练习器械。

　　在 Mahost 医院的志愿者工作即将结束,随着"一带一路"倡议的实施及卫生对外交流合作的推进,中老两国在医疗方面的交流日趋紧密。中国"两会"召开之际,各方都十分期待"一带一路"倡议加速开花结果。在这一时代背景下,我能够作为一名志愿者身体力行地投入到老挝医疗一线中,是我从医生涯中不可多得的一份经历。

　　雨季的老挝,时而烈日当空,时而狂风暴雨,都阻挡不了我前行的热情。不忘初心,方得始终。从上海到老挝,两千公里海阔山遥,医者之心,随处可栖。

　　　　　　　　　　　　(本文作者:金佳斌;原文刊载于《医源》2017 年第 3 期)

医疗技术创新助力"健康中国"：一座医学院的时代担当

党的十九大报告，首次将"健康中国"上升为国家战略，明确了"要为人民群众提供全方位、全周期的健康服务"的大健康观。医疗机构，是实施"健康中国战略"的重要力量之一。

上海交大医学院拥有 13 所附属医院，其中 8 所综合性医院、5 所专科性附属医院。大面积烧伤抢救、断肢再植、治疗急性早幼粒细胞白血病、定制型人工关节、中国式换脸、低龄患儿复杂先心手术……这些优秀的医疗机构，在新中国医药卫生发展史上不断书写着奇迹。

生命医学高速发展的当下，医学院各家附属医院中正冉冉升起一批备受瞩目的新星，在国际舞台上熠熠生辉，照亮中国百姓的健康之路。

他们领航，深耕常见病、突破疑难症；他们探路，让顶尖先进诊疗"利器"服务精准医学；他们攀登，从临床发现问题，让科研再次推进临床。

这，或许就是一所医学院的时代担当。

领航者：心系百姓关心的疑难杂症

谈及"内分泌"，大众脑海中浮现的是糖尿病、甲状腺疾病、骨质疏松症等常见病，殊不知，疑难危重罕见的内分泌肿瘤犹如内分泌诊疗领域的金字塔尖，病种繁多、累及全身，具有激素紊乱与肿瘤危害双重威胁，致残致死率高。如何攻下它，是个世界难题。

在附属瑞金医院，难题正在逐一破解，全球最大的原醛症、嗜铬细胞瘤、异位 ACTH 综合征胸腺类癌等临床队列纷纷在此建立。周一下午，无论是宁光院士还是住院实习医师，雷打不动的学科群会诊邀请各科室专家共同研究疑难杂症的对策，瑞金内分泌也因此成了国内乃至全球的"疑难杂症终极汇聚地"。

"内分泌肿瘤成功治疗的关键是去除有功能的内分泌肿瘤，同时尽可能保留正常腺体的内分泌功能。"科主任王卫庆说，近年来包括围手术期管理，放疗、化疗、靶向治疗等辅助治疗及治疗后激素生理替代等综合治疗的作用越来越受到重视。

在内分泌肿瘤中，有一种罕见病叫作库欣综合征。由于该疾病的肿瘤可能位于脑垂体、肾上腺、肺部等任何器官组织，对于临床检查诊断有一定难度。针对这一问题,团队首创了泌乳素校正改良双侧岩下窦静脉采血,使得库欣综合征病因诊断准确率提高至 96.8%。同时,便携式激素脉冲泵为患者解决了激素生理脉冲替代问题,垂体库欣病的治愈率也达到 90% 以上。

"改善患者预后,提高生活质量",每一次艰深晦涩的科学突破背后,都是医者最朴素的初心。2017 年 3 月,一名有过 7 次怀孕经历、3 次分娩、二度丧子的 35 岁孕产妇杨女士终于顺利产下一名健康女婴,附属国际和平妇幼保健院黄荷凤院士亲自为其接生。

据了解,杨女士两个早夭的孩子都患有噬血细胞综合征,先后出现持续高热、肝脾淋巴结等肿大、全血细胞减少、凝血异常、多脏器功能异常等严重问题。抽丝剥茧后发现,致病基因是 X 染色体上的 SH2D1A 基因。杨女士就是这个基因的致病性变异携带者,每次妊娠均有 50% 的可能传递致病变异;如果生育的是携带致病基因的男孩,就会患上同前二胎一样的噬血细胞综合征。

怎么办?黄荷凤认为,可通过 PGD(胚胎植入前遗传学诊断)技术实现该家系的遗传病阻断。PGD 即俗称的第三代"试管婴儿"技术,可通过遗传学检测后将无疾病胚胎植入子宫妊娠,并出生正常子代。"PGD 技术的发展和进步,让从源头上阻断和消除家族遗传疾病致病基因对下一代的困扰成为可能。"

经过筛查诊断、冷冻胚胎、胚胎植入等一系列过程,杨女士最终实现了拥有健康宝宝的梦想,这枚不含致病基因的胚胎,从 10 枚胚胎中精心挑选出来,并经过了遗传基因诊断,杨女士家族的噬血细胞综合征基因就此终结。如今,超过 1.5 万名胎儿与 1139 个遗传病家系通过 PGD 手段在国妇婴进行了筛查,诊断成功率和健康新生儿出生符合率达到 100%。

尽管取得了不俗成绩,但总有一种迫切的使命感,让医生无法停下奔跑的步伐,正如附属第九人民医院口腔修复科主任蒋欣泉的心愿——让每个患者能重获笑容。

在这个科室,夺走患者笑容的不仅是罹患疾病的心情,更因疾病本身:牙体牙列缺损畸形、颌面部缺损患者不仅影响面容美观,对咀嚼、发音等功能也有影响。好比"恒齿掉了,是否还能再长新的"这个似乎不可能的问题,却成了团队的研究课题。"再生医学利用先进材料、干细胞及有助于促进组织修复的因子,可望获得缺损组织生理性的再生,如颌面部的颌骨、牙齿等。"蒋欣泉说,过去口腔修复的理念是"以假乱真",而再生医学能用"真"的组织去替代"假"的修复体。

作为国家临床重点专科,口腔修复科的年门诊量如今高达 10 万次。在高负荷的运转基础上,近年来频繁与生物材料、干细胞等领域进行多学科交叉合作,开展了基于微创与数字化的美学修复、可摘义齿修复等。目前,开展的两项颌骨再生转化研究和一项牙种植国际多中心临床研究均已获得良好效果,并在国际权威口腔修复杂志 International Journal of Pharmacognosy 上就"口腔功能修复未来发展新思路"发表了特邀述评,成果获 2016 年教育部科技进步一等奖。

探路者:辅助医疗手段为精准医学锦上添花

"工欲善其事,必先利其器"。近年来,医学界诸多翻天覆地的变化始于日新月异的"武器",各式机器人、数字辅助工具等将精准医学从图纸变成了现实。

2009 年,"达芬奇"手术机器人首次走进沪上医院,这个身高 2 米、举着两只大"摇臂",看似身形笨拙却功夫精细的"大块头",在附属胸科医院为一名 39 岁的女性患者顺利切除了一叶长了肿瘤的肺,清扫了 8 组淋巴结。这是中国首例达芬奇机器人肺癌切除手术,此后,中国首例达芬奇机器人纵隔胸腺肿瘤切除术等也在此完成。

吴老伯从没想到,在医院里除了专家,还能"享受"来自机器人的健康治疗。两年前,他在老家查出肺癌,位于左肺上叶根部的肿瘤已经侵犯了左肺动脉主干及支气管,并扩展到左下叶,是左肺根部中央型肺癌。按照传统手术指征,老吴需要做左肺全切手术,将他的左边两叶肺叶全部摘除,但创伤大、风险高,术后肺功能与生活质量将被大大影响。

胸外科副主任医师施建新大胆提出了想法:在确保手术疗效的前提下,将全肺切除改为左肺双袖切除,尽最大可能保全患者三分之一的左肺健康肺组织。经过 2 小时 55 分钟的"达芬奇"机器人左上肺双袖式切除手术,灵巧的机械臂和高清放大的三维成像系统精准切除了吴老伯的肿瘤病灶,并完成了健康肺组织的吻合,整台手术的出血量不到 200 毫升。术后第二天,吴老伯就能下床活动,仅一周便出院回家。

截至 2016 年底,胸科医院胸部"达芬奇"机器人年手术数近 600 例,多年保持全国之首,其中肺、食管、纵隔疾病的分类"达芬奇"机器人年手术数量也保持全国第一。2017 年,"'达芬奇'机器人手术中国胸外科临床手术教学示范中心"在胸科医院正式挂牌。

当然,机器人不仅囿于手术室的一方天地。在附属仁济医院,国内首台静脉用药配置机器人、钛米机器人等陆续投入使用,将医护人员从药物毒害、辐射危害中解放出来,更好回归与患者的沟通中去。

走进仁济日间化疗中心,两台智能静脉药物配置机器人映入眼帘。只见医护人员从电脑中调取了处方,生成二维码后贴在输液袋上,再把药剂、一次性配药器、输液袋放在机器人内部的固定装置上,扫描二维码后,机器人就开始自动配药了。一分钟后,"巧手"就完成了一瓶输液药物的定量配置,并贴好了相应的患者信息、药物名称和用法用量,由医护人员分发到各病区即可。整个过程中,医护人员与药剂完全不发生接触,免除了一切可能发生的职业暴露。护士长仇晓霞介绍,如今两台机器每天能完成 100 至 150 袋左右的化疗药冲配,覆盖了日间化疗中心 90% 的需求。

在核医学科病房,为避免治疗剂量的放射性碘－131 危害,钛米机器人"承担"起部分医护人员的职责:每 2 小时对病区所有患者进行一次体检,并自动前往每一个隔离病房,呼叫患者姓名后通过人脸识别确认患者身份,然后自动进行包括体温、血压、甲状腺摄碘和辐射残留等生命体征监测等。"我们也减少了因为隔离而带来的焦虑和孤独。"患者卢先生如此说道,"有机器人在,好像医护人员一直陪伴在身边。"

陪伴在患者身边的,还有源于精准医疗技术的守护。2017 年 3 月以来,附属第一人民医院心内科通过全球最新的房颤导管射频消融术辅助工具"消融指数系统"完成了近百例导管消融术,通过大数据统计,在全球范围率先发布适用于国人的"消融指数"目标值。

以往,治疗房颤的射频消融手术效果极大程度取决于导管与心房壁的贴靠力量、消融能量大小、消融时间长短等因素,换言之,对术者要求极高,"消融不彻底,则术后复发率高;消融过度,则容易引起心包填塞、心房食道瘘等并发症。"

心内科主任刘少稳做着演示:心脏导管室内的一台房颤导管射频消融术正在进行,与往常不同的是,术者面前多了一面显示屏。屏幕上除了心脏三维图像外,还标注有消融持续时间、温度、贴靠压力等不断上升的数据,当这个数字达到 464 时,术者立刻停止消融,该部位达到透壁消融的目的。从此,定量化的房颤射频消融有了可直观判断的标准,患者未来再也无须"舍近求远","上海消融数字"将为全市乃至全国病家带来同质化的精准服务。

攀登者:将医学的奇迹变成"可能"

一个小小的袋子,可以将一种疾病从死亡率 74.69% 变为生存率 94.1%。如此神奇的"救命袋",在附属新华医院完成了十余年专利长跑,成为首例进入上海市"第二类医疗器械优先审批程序"绿色通道的产品,如今终于投产上市,可望早日造福腹裂患儿。

腹裂是新生儿高危的先天性畸形之一,他们的肚子上天然裂了个大口子,严重情况下,大量肠子都会从肚子里跑出来,极易发生感染,围产期死亡率高达74.69%,而在美国,这一数据仅为8.7%。

对此困惑不已的小儿外科专家吴晔明前往美国访学,发现了其中的奥秘:他们使用专用保护袋将患儿外露的肠道暂时保护在袋内,随着自然生长发育,外露的肠道就会逐步回缩至腹内,"但在国内,很多医生就地取材,有吊盐水的袋子,还有心脏补片,大多只能进行简易消毒,同时孩子一需麻醉,二需受缝合之苦,创伤较大。"

吴晔明回国后,根据临床实际需求进行了本土化改良,一则让袋口可自由挤压,能轻松进入腹裂患儿体内又不易脱落,省去了缝合和麻醉之苦;二则增加了监测管道,医护人员可随时抽取监测保护袋内细菌情况等,增加了肠道保护的安全系数;三则由于操作便捷,一部分患儿在新生儿监护室的床边即可由护士操作完成。在得到300个用于临床试验样品的腹裂保护袋后,医护人员马不停蹄地开始了尝试:项目实施期间,新华医院儿外科腹裂患儿生存率提高到了94.1%!中国的腹裂患儿,从此终于有了自己的"救命袋"。

"哪怕只有一个患儿受益,这样的尝试我们也有必要做下去。"来自芜湖的2岁男孩小元突发气急气喘。病情来势汹汹,孩子已经无法正常呼吸,生命垂危,只能依赖呼吸机透气。当地医院确诊,小元患有支气管桥,即气管下段及右主支气管起始部管腔狭窄,同时合并先天性心脏病。

气道狭窄在活产婴儿中发病率约为6万分之一,自然病死率高达75%以上,国内外治疗方法均不理想,与新生儿腹裂一样,都是较为罕见的疾病。但在医者心中,低发病率从来不是怠慢的借口,对生命的敬畏与尊重召唤着他们,用创新手段解开棘手的疾病之结。

附属儿童医学中心小儿心胸外科专家徐志伟明确提出,要想为患儿根治顽疾,手术是唯一途径。但不同于人工关节等置换术,气道若要变宽,无法使用人工材料,只能在原来的气管上"量体裁衣"。裁剪气管,谁敢?

在这群医生的字典里,没有"不敢"二字。小元的气管为长段均匀狭窄,其中局部管腔极度狭窄,最小处直径仅2毫米。若用常规手术方案直接剪断缝合,会造成张力高、局部自身材料不足等缺陷。徐志伟团队巧妙地修剪了两断端后行前后位的滑片吻合,术后即刻,小元经气管镜检查呼吸便全程通畅。同时,团队还提出了"先心病合并气管狭窄同期手术治疗"理念,避免二次手术创伤和并发症,术后生存率超过95%,迄今已挽救200余例先天性气管狭窄患儿的生命。该项目实施过程中,先后获得了包括 4 项国家级课题在内的 13 项课题资助,被授予知识产权 2 项。2016 年《美国胸外科年鉴》中,项目组关于"先心病合并气管狭窄同期手术治疗"的理念被引用,如今已正式成为全球此类患儿诊疗的标准方式。

日益人性化的医疗不仅走近了儿童,也走近了更多需要帮助的人群。近年来,精神健康日益受到大众重视,在附属精神卫生中心,一款"心情温度计"智能移动终端由医生们根据临床患者的需求研发并推向市场。

心境障碍科主任方贻儒说,市民们可以在手机上通过规范的自测方式如病人健康问卷抑郁量表(PHQ-9)、广泛性焦虑量表(GAD-7)、32 项轻躁狂筛查量表(HCL-32)、心境障碍问卷(MDQ)等自评量表进行测试,初步了解自己的心情状况并解决轻微的情绪问题。"有一个内设的题目是:我有不开心吗?市民能通过它来评估究竟因何原因致郁。"

根据世界卫生组织研究数据,全球抑郁症年患病率约 11%,从疾病治疗成本来看,已成为世界第四大疾病。然而,公众精神卫生认知水平普遍较低,即便患病也因病耻感等各种原因而不愿就诊。"作为精神科医生,我们有义务与责任推动整个社会对心境障碍的了解,提升自查自诊能力,引导良性就医。"通过这款自主研发的全国首个公益性抑郁/焦虑障碍自测智能终端,团队同时申请了"基于智能终端实现情绪特征参数采集和处理的系统及方法"的专利,未来还将进一步通过大数据分析在疾病预防、筛查与教育等方面提供更多成果。

始于临床,精于科研,亦忠于临床。

从医疗技术的改良到医学成果的转化,上海交大医学院始终在路上。医学院及各附属医院始终把临床学科的建设与发展作为提升医院医疗服务核心竞争力的重要举措。

自 2010 年国家卫生部、财政部启动国家临床重点专科建设项目以来,医学院各附属医院共获得国家临床重点专科建设项目 74 个(不含中医),占上海市总数的 54%。此外,更有上海市修复重建外科临床医学中心等 8 个项目被列入上海市"重中之重"临床医学中心建设项目、瑞金医院胃肠肿瘤等 8 个项目被列入上海市"重中之重"临床重点学科建设项目与 39 个专病诊治中心建设项目,它们一同构成了交大医学院临床学科建设固若金汤的"三级体系"。没有全民健康就没有全面小康,在"健康中国"的道路上,医学院人始终初心不改,砥砺前行,不负时代赋予的使命。

(本文作者:黄杨子;原文刊载于《医源》2017 年第 5 期)

岁月峥嵘 春华秋实

——原上海第二医学院援建蚌埠医学院纪实

2018年10月,蚌埠医学院迎来了甲子华诞。回首60年前,原上海第二医学院(现上海交通大学医学院)响应国家号召,对口援建蚌埠医学院,在五年间选派援建教师49名,教辅人员8名,同时调拨支援近千册图书和众多设备物资。一批批上海第二医学院的知名专家、骨干教师、技术人员肩扛手提实验器材、课桌椅凳以及教学标本汇聚蚌埠医学院,他们勇挑重担,扎根皖北,艰苦奋斗,无私奉献,在蚌埠医学院的发展岁月中镌刻下凝重厚实的印记。

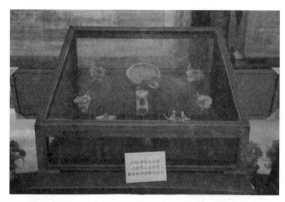

蚌埠医学院校史馆中展出的原上海第二医学院援助的部分解剖标本

1958年7月,为加快安徽省医疗卫生事业建设,国家卫生部提出在我国第二个五年计划期间,上海第二医学院要承担对口援建安徽蚌埠医学院的任务,支援建校所需人员与物资。上海第二医学院党委接到任务后,立即制定援建规划,提出"在1958—1962年期间,上海第二医学院将每年支援蚌埠医学院一定数量的教师、医师、教辅甚至行政管理人员,帮助蚌埠医学院在五年内达到招生规模420人,建成一所拥有500张床位的附属医院,初步建立门类齐全的学科体系,达到一所省级高等医学院校的水平。"[1]经过短暂而有序的筹备,1958年8月30日,"以基础部副主任朱仁宝为领队的10名教师,4名教辅人员作为上海第二医学院首批援建人员,携带调拨的教材及教学设备前往蚌埠。"[2]他们与当地教师及工作人员汇合,确保学校在9月顺利开展教学。

在此后的5年中,上海第二医学院的无私援建为蚌埠医学院起步发展奠定

了坚实的基础,这主要体现在以下四方面:

优选英才,充实师资教学力量

抵达蚌埠后,上海第二医学院的援建教师依据各自专业,为蚌埠医学院新生授课,同时开展基础学科建设,朱仁宝出任初创的蚌埠医学院教务长一职,协调理顺学校的教学工作,沈乃葵、葛成荫、唐清里等也分别担任各自专业教研室负责人。随着蚌埠医学院的稳步发展,在校学生数量也逐年增多,这对于上海第二医学院援建的师资力量有了新的要求。于是"自 1958 年下半年至 1960年,上海第二医学院又陆续选派了以赵德焜、黄谷良、朱继业等为代表的 21 名基础学科教师,4 名教辅人员支援蚌埠医学院的教学工作。"③自 1960 年起,根据援建蚌埠医学院的最初规划,上海第二医学院进一步从附属医院增派临床专业教师支援蚌埠医学院的临床教学,"陆续选派了以田厚生、杨永康、邬亦贤、高玉祥、封桂馥、谢荣诚等为代表 18 名教师赴蚌埠医学院支援。"④他们不仅开拓了蚌埠医学院的临床教学,而且作为医务人员积极投身蚌埠的医疗卫生事业。

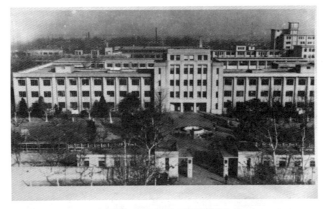

建院初期的蚌埠医学院校园

在援建蚌埠医学院期间,上海第二医学院总共选派了援建教师 49 名,教辅8 名(其中 1960 年开始由于上海第二医学院自身任务增加,经国家卫生部同意,后期是采取对调方式进行支援)。在援建期间,上海第二医学院选派的教师均为精挑细选,综合素质高,兼具较强教学能力。在 49 名援建教师中,具有高、中级专业技术职称的有 29 名,朱仁宝、赵德焜、沈乃葵、唐清里等当时都已是上海第二医学院知名的中青年教师,援建的教辅人员也具有丰富的教学经验,他们带来了上海第二医学院先进的办学理念及高效的管理方式,帮助蚌埠医学院克服了成立初期的种种困难,构建了较为完整的学科体系,同时援建教师们在教学和工作中言传身教,润物无声,带出了一批批当地的青年才俊,有效补充增强了蚌埠医学院的后备师资力量,提高了整体教学质量和办学水平。

白手起家,建设教学环境设施

1958 年 9 月,为帮助蚌埠医学院打造符合专业要求的教学环境,上海第二医学院援建教师千里迢迢携带大批教学教材、图书资料、教学仪器设备以及课桌椅抵达蚌埠医学院。初来乍到,他们顾不得稍事休息,安顿自己和家人的生活,立即热火朝天地投入校园与教学环境建设中去,确保蚌埠医学院能在短时间内开展教学工作。在援建教师的不懈努力下,蚌埠医学院迅速达到了教学授课的条件,迎接当年新生的教室中安置了一排排刻有上海第二医学院资产编号的教学课桌椅,教师教学使用的是上海第二医学院调拨的教材,而大批教学设备,如光学显微镜、实验天平等教具,也在安装调试完毕后,放置在实验室供师生使用。

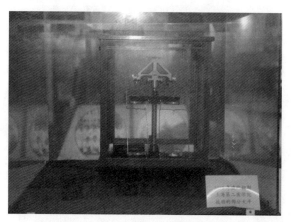

蚌埠医学院校史馆中展出的原上海第二医学院援助的天平

同时,上海第二医学院的援建教师们将携带的图书资源悉数归入新成立的蚌埠医学院图书馆,加上原水利部治淮委员会移交的图书,图书馆有初始馆藏各类图书期刊共 4293 册。此后上海第二医学院陆续从本院调拨中外图书期刊至蚌埠医学院,"1958—1962 年间,上海第二医学院共调拨支援蚌埠医学院英文原版书籍 1406 册、各类中英文学术期刊 2152 册。"[5] 这些盖有上海第二医学院资产图章的中英文图书期刊支撑起了蚌埠医学院图书馆早期的绝大部分馆藏，图书馆成为学生汲取医学知识的第二课堂。

上海第二医学院支援调拨蚌埠医学院的教材、教学设备、课桌椅以及图书期刊等各类资产，为蚌埠医学院建院初期的教学工作提供了有力支持。一些教学设备、图书资料时至今日仍在教学中使用，一代代蚌埠医学院的学子在上海第二医学院精心打造的教学环境下开始了寻梦之路。

潜心耕耘，打造学科平台体系

上海第二医学院的援建教师抵达蚌埠医学院后，在开展教学工作同时，也着手建设支撑教学工作的基础学科体系。在蚌埠医学院建院后的半年内，学院依托上海第二医学院教师各自专业优势，"陆续成立了生物学、物理学、解剖学、组织胚胎学、化学、外文、体育、政治等8个教研室。"⑥ 这些教研室的领头人基本由上海第二医学院的援建教师担任，他们充满热情地投入教研室的创建，带领科室其他教师，开始了艰苦的创业之路。

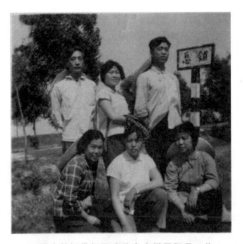

田厚生教授带领医疗队在安徽凤阳县工作

随着蚌埠医学院的发展壮大，学科平台体系建设的重要性也日益凸显，于是蚌埠医学院继续向上海第二医学院求援，请求进一步加大援建力度，继续派遣骨干教师协助建设蚌埠医学院的学科。"在1959年—1961年间，蚌埠医学院陆续成立了寄生虫学、生物化学、微生物学、药理学、生理学、病理生理学、病理解剖学、原子医学、中医学、X线诊断学、眼科学、传染病学、妇产科学、儿科学、耳鼻喉科学、皮肤病学、流行病学、内科学、外科学等 10 余个教研室。"⑦ 学科建设从基础学科扩展到临床学科,这些教研室的创建得到了援建教师的大力支持,上海第二医学院的十多名援建教师担任了教研室的负责人,投身学科体系建设。可以说,蚌埠医学院的学科体系是依托在上海第二医学院援建的基础上创立起来的,上海第二医学院的援建教师呕心沥血、诲人不倦,在他们的不懈努力下,蚌埠医学院的基础及临床学科均门类齐全,有序发展,初具了一所医学高等院校的规模,创业艰辛,殊为不易。

春风化雨,开拓人才交流培训

在派出教师援建蚌埠医学院的同时,上海第二医学院还授人以渔,开展了为蚌埠医学院培养当地师资队伍的重要工作。1958 年 9 月蚌埠医学院招收新生之后,担任学校教务长的援建教师朱仁宝就致函上海第二医学院,希望母校能接收成批次的蚌埠医学院教师来沪进修培训,这项请求得到了上海第二医学院的回应与支持。在两校的积极努力与密切配合下,"1958—1962 年间,上海第二医学院总共为 60 余名蚌埠医学院的教师和优秀毕业生提供了来沪培训进修的机会。"⑧ 进修师生分批到上海接受了上海第二医学院及其附属医院高水平的基础与临床教学培训。在完成进修任务之后,继续返回蚌埠医学院任职施教,充实了蚌埠医学院的师资队伍,为学校的进一步发展提供了新的助推力。

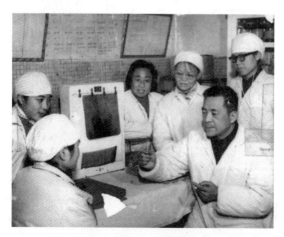

谢荣诚教授在蚌埠医学院附属医院指导同事

可以说,在 1958—1962 年间,上海第二医学院全院师生充分发挥社会主义大协作精神,群策群力,无私奉献,在皖北大地上创建了一所医学高等院校,在蚌埠医学院历史上立下了不朽的功勋。"1960 年 9 月,为保持上海第二医学院自身的发展势头,国家卫生部停止抽调上海第二医学院教师支援蚌埠医学院,采用两校人员对调的方式继续支援。"⑨直至 1962 年,两校人员调动正式停止,但是绝大多数上海第二医学院的援建教师没有返沪,扎根蚌埠医学院,开创了人生事业新的辉煌。

　　蚌埠医学院经过 60 年发展,已取得了令人瞩目的成绩,从最初简陋创业逐步成长为一所学科门类齐全,具有学士和硕士学位授予权的高等学府,上海第二医学院的援建迎来了丰硕果实。建校以来,蚌埠医学院培养各类医学人才 6 万余名,其中有中国科学院院士段树民、陈孝平、王福生,中国工程院院士刘德培,现任上海交通大学医学院党委书记、国家科技进步奖获得者、著名眼科专家范先群,"白求恩奖章"获得者刘晓林等为代表的医学领军人物,更有一大批扎根基层、救死扶伤的临床业务骨干和医药卫生管理干部,为国家医药卫生事业和经济社会发展做出了重要贡献。

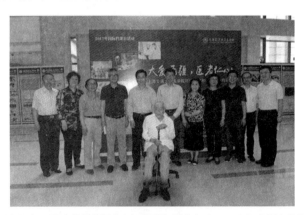

范先群书记与田厚生教授共同为"大爱无疆,医者仁心——上海交通大学医学院对外援建和社会服务档案展"揭幕

　　2016 年,为回顾上海第二医学院援建蚌埠医学院的珍贵历史,上海交通大学医学院档案馆多次往返上海与蚌埠两地,采访了田厚生、唐清里、黄谷良、邬亦贤等健在的参与当年援建的专家教授,也采访了朱仁宝、赵德焜、谢荣诚等教授的家属,通过他们的口述留存史实,同时征集大批珍贵档案资料,将其精华内容补充进入上海交通大学医学院院史陈列馆。2017 年,上海交通大学医学院档案馆将这些珍贵的口述史声像与实物档案在"大爱无疆,医者仁心——上海交

通大学医学院对外援建和社会服务档案展"中对外展出,蚌埠医学院杰出校友、上海交通大学医学院党委书记范先群教授与他的老师、97 岁高龄的援建教师田厚生教授共同为展览揭幕,取得热烈反响。如今,站在新起点的蚌埠医学院正秉承当年援建教师们的崇高理想信念,向建设特色鲜明的高水平医科大学目标迈进,援建教师们在蚌埠医学院发展历程中创下的丰功伟绩将永远为两校师生铭记!

①上海交通大学医学院档案馆馆藏。

②上海交通大学医学院档案馆馆藏。

③《上海第二医学院前期支援蚌埠医学院计划人数》,上海交通大学医学院档案馆馆藏,1959 年 7 月。

④《蚌埠医学院院志》(1958－1998),蚌埠医学院院志编撰委员会,1998 年 10 月。

⑤上海交通大学医学院档案馆馆藏。

⑥《蚌埠医学院院志》(1958－1998),蚌埠医学院院志编撰委员会,1998 年 10 月。

⑦《蚌埠医学院院志》(1958－1998),蚌埠医学院院志编撰委员会,1998 年 10 月。

⑧《蚌埠医学院院志》(1958－1998),蚌埠医学院院志编撰委员会,1998 年 10 月。

⑨上海交通大学医学院档案馆馆藏。

(本文作者:沈亮;原文刊载于《医源》2018 年第 4 期)

走在尖端，经久不衰

瑞金医院，医学院最大的临床教学基地；仁济医院，上海开埠后第一所西医医院；第一人民医院，"世界东方光明的使者"；第六人民医院，断肢再植故事至今被津津乐道，交大医学院的这几家享誉沪上的附属医院有一个共同的特征——经久不衰，总是有新的成就，奉献给病患。

上海交大医学院附属瑞金医院建于1907年，原名广慈医院，如今是医学院最大的临床教学基地。瑞金医院于20世纪50年代成功抢救炼钢工人邱财康后，大面积烧伤治疗始终处于世界先进水平；70年代在国内率先开展了心脏和肝脏的移植手术；90年代在白血病分子生物学研究和临床医疗领域取得了重大进展；21世纪日臻完善的器官移植，使得许多病人将这里视为生命的绿洲。

上海交大医学院附属仁济医院的历史更为久远。它创办于1844年，是上海开埠后第一所西医医院。仁济医院的许多医疗成果填补了我国医学的空白，比如心脏二尖瓣狭窄分离术、低温麻醉房间隔缺损直视修补等。仁济医院的消化内科更是经久不衰，享誉海内外。

上海交大医学院附属第一人民医院则以眼科著名。从20世纪中叶以来，其眼科就被誉为"世界东方的光明使者"。

上海交大医学院附属第六人民医院，在国内最早开展超声波临床诊断，而医院当年为青工断肢再植的故事，至今被人津津乐道。

这些享誉沪上的医院，有一个共同的特征—经久不衰，总是有新的成就，奉献给病患。

瑞金医院：总有奇迹发生的地方

"邱财康，为了钢，受了伤"，这首曾经在上海弄堂广为流传的儿歌，记录的就是钢铁年代以瑞金医学为主体的医护人员抢救炼钢工人邱财康那段惊天动地的往事。

1958年5月26日深夜，有三个伤势严重的病人被送到上海第二医学院附属广慈医院。他们是上钢三厂转炉车间的工人，炼钢时，不幸被摄氏1300多度的钢水烧伤。其中司炉长邱财康，烧伤面积达89.3%。按照当时国际医学权威文献的说法,凡灼伤面积达 70%、深度灼伤达 10%,72 小时内必死无疑。如今,半世纪过去了,当年抢救邱财康的医务人员大都不在了;当年写他的大作家、演他的大艺术家也都不在了,可邱财康竟越来越健康。

那个深夜,当上钢三厂的吉普车疾驶进广慈医院急诊室后,车门打开,救护人员不禁后退一步——车内冲出一股难闻的焦臭味。三位重伤员焦黑一片。医院马上发出告急的病危通知,要厂方与家属为邱财康做好料理后事的准备。第二天早上,医院党总支金书记走进病房,把嘴贴在刚清醒过来的邱财康耳边,轻轻地问:"邱师傅,疼痛缓解一点了吗?"邱财康竟能如此回答:"一个鸡蛋,外表有点破碎,里面没坏,为什么一定要说这个蛋都坏了呢?"

病人有如此强的生存愿望,我们为什么要失去抢救的信心? 我们为什么要让外国医学的论断束缚自己的聪明才智? ——于是,医院的医学力量全被调动起来了,全院上下响起同一个口号:全力抢救钢铁工人!

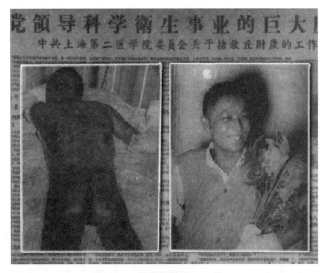

抢救邱财康

医学院和附属医院成立了专门的治疗小组,派出顶尖专家不断会诊。整个治疗过程中,医护工作者攻克了补液、绿脓杆菌败血症、换药、补皮等种种难关,创造了当时国内外烧伤领域的奇迹。1958 年 6 月 28 日,邱财康竟然神奇地度过危险期,趋于康复。

好消息传出后,举国欢庆。1958 年 7 月 1 日的《人民日报》发表通讯《党救活了他》,上海人民美术出版社出版了华三川绘制的连环画《钢人》;邱财康康复后,作为一个建设社会主义的劳动模范,出席全国大大小小的会议,受到中央领导人的接见;其英雄形象,在话剧舞台、电影银幕上展现,成为家喻户晓的人物。国际医学界也把邱财康康复视为"奇迹",纷纷组团到中国上海广慈医院考察成功的秘诀。

其实奇迹的诞生地,当年的广慈医院,在烧伤领域的"功力"并非一蹴而就。比如参与抢救邱财康的史济湘医生,1947年毕业于上海震旦大学医学院。新中国成立后,史济湘于1950年任广慈医院外科住院总医师,1951年参加中国人民志愿军医疗队赴抗美援朝前线。在前线,他为伤员们夜以继日地努力工作。有一次,他在血紧缺的情况下,仅用600毫升血为一名严重急性胃出血的患者进行了胃大部切除,使患者转危为安,康复出院。在朝鲜期间,史济湘以出色的医疗成绩荣获主任级立功奖励。

抢救邱财康之成功,不仅使史济湘受到卫生部的记功奖励,而且确立了瑞金医学在烧伤领域的世界领先地位。1958年以前,我国尚无烧伤专科,烧伤病人都由外科收治。1961年,广慈医院成立了烧伤科,史济湘任副主任。史济湘与当时广慈医院烧伤病房的其他医生一起,在收治相当数量的烧伤病人之后开始制定烧伤治疗常规,查房护理制度,并建立独立的烧伤手术室。这些工作的总结后来成了我国第一本关于严重烧伤治疗专著《严重灼伤的治疗》的主要内容。1964年,瑞金医院烧伤科总结分析了该科收治的600例无呼吸道烧伤或其他并发症病员休克期的实际输液量,提出了适合我国烧伤病人的输液公式。1966年,史济湘率领烧伤科医务人员首创大张打洞异体皮与自体小皮片嵌植的技术,并应用分期分批的方法,抢救成功一例烧伤总面积98%、三度烧伤面积达90%的重危病人;而后又对皮肤混合移植后异体或异种皮的演变规律进行研究。应用皮肤混合移植法累计抢救成功烧伤总面积大于等于95%、且三度烧伤面积大于等于90%的危重病例共6例,这一成绩在国内外都无一先例。

瑞金医院的另一个奇迹也是家喻户晓。20世纪80年代,当王振义成功治愈急性早幼粒细胞白血病,世界一片惊呼。王振义院士因此获得2010年度国家最高科学技术奖。

如今,瑞金医院的外科手术又正在启动一场革命——"达芬奇"手术。护士们戏言"现在,进入手术室好像进入'星球大战'的场景,机器人占据了很大一块空间。而且,过去一脸严肃的外科医生,仿佛成了正在打电脑游戏的孩子。"

当记者进入手术室,看瑞金医院普外科主任彭承宏教授在"达芬奇"下为病人做胰腺囊肿切除术时,他说:"这感觉真的像是在坐着打游戏。"

坐在离病人2米外的操作台前,彭承宏把头埋在观察视镜上,双手的拇指和食指套着机械指环。而手术台边,身着"手术服"也就是罩着几个塑料袋的

"达芬奇",已将机械臂顺着病人体表的 4 个直径约 1 厘米的小洞,探入腹腔。

随着彭承宏双手食指、拇指的一张闭,机器人手中的血管钳随之开合。彭承宏说,机械手可以克隆他四指所有的精细动作,但同时却会忽略双手无意识的颤抖,这让手术质量更趋稳定。此外,因为"达芬奇"具备助手功能,还省了一位医生。

据记者了解,瑞金医院普外科的创新之举不止于此,在器官移植方面也是国内最早成功开展临床肝移植的单位,早在 1978 年就完成了首例国内肝移植及首例心脏移植,2002 年成立了器官移植中心,已形成一套完整的肝移植手术操作常规,至今共施行肝移植 120 余例,其中劈离式肝移植 4 例,背驮式肝移植 70 例,原位辅助肝移植 2 例,肝肾联合移植 4 例,再次肝移植 6 例,另外还成功地施行了肝肠联合移植以及亚洲首例腹腔 7 脏器联合移植并开展了多项肝移植相关临床与临床基础研究。国内首例劈离式肝移植和亚洲首例腹腔 7 脏器联合移植分别被评为中国医学论坛报 2002 及 2004 年度国内十大新闻。其移植中心开展的多个项目均居国内领先水平。

此外,瑞金医院的胃癌、结直肠癌治疗均保持着全国最大病组之列,总体疗效达到国际先进水平,在国内居领先地位。胃癌、结直肠癌总体 5 年生存率和根治术后 5 年生存率均领先国内;提高术后生活质量,在保证根治的前提下积极开展保肛手术,低位直肠癌切除率、保肛率、5 年生存率均居国际先进、国内领先水平。重点研究急性坏死性胰腺炎的发病机制及进步提高外科综合治疗疗效,从 1985 年首先提出早期外科手术的观点至 90 年代中期开展短时血滤治疗急性重症胰腺炎,瑞金医院外科急性坏死性胰腺炎的总体疗效达到国内领先水平。

仁济医院:国内顶尖的消化内科

"借问瘟君欲何往,纸船明烛照天烧。"吟诵毛泽东的《七律二首·送瘟神》,就能令人联想起那个血吸虫病防治的年代。上海交大医学院附属仁济医院消化内科、上海市消化疾病研究所是国内消化内科主要的医疗、科研和教学基地之一,并且是我国首批博士学位授予点之一。而这一始终走在尖端的科室,正是从半个世纪前的血吸虫病防治起步的。

建国初期,血吸虫病在长江沿岸 13 个省市猖獗肆虐。1953 年,全国血吸虫病研究委员会成立,仁济医院黄铭新教授临危受命,担任副主任委员兼临床组组长。仁济医院率先成立了血吸虫病研究室,每个周末,黄铭新、江绍基、潘孺苏等教授们都奔波于上海市郊,开展血吸虫病防治研究工作。起初,治疗手段主要是静脉注射酒石酸锑钾,但这种药物具有较强的心脏毒性反应,严重时会导致死亡。在解决这个难题的过程中,黄铭新、江绍基、潘孺苏等教授发现阿托品能够有效治疗锑中毒引发的恶性心律失常。在他们的倡议下,全国血防工作组以大剂量阿托品作为治疗锑剂心脏中毒的常规治疗手段,使死亡率从50%下降到了10%。

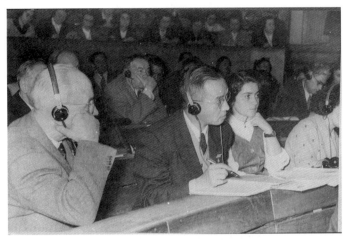

黄铭新教授参加国际学术交流

　　黄铭新、江绍基、潘孺苏教授主编的《血吸虫及血吸虫病》一书,在20世纪60年代初期被著名的英国Manson热带病学一书编辑部收纳并编入该书。1982年,黄铭新首创的赛璐芬－聚乙醇腹水浓缩静脉回输治疗顽固性腹水技术荣获卫生部重大科技成果二等奖,10多个国家的专家们来函对这项创造给予很高的评价。

　　江绍基晚年回忆说,他一生只做了两件事:一件是参加了血吸虫病防治工作,另一件是创建了消化内科。在江绍基带领下,仁济医院于20世纪60年代成立消化专业病房、开设专科门诊。当时医院的条件十分简陋,消化内科只有一套内窥镜、一根半曲式胃镜,而在生化方面则只能开展最基础的实验。不过,在江绍基和萧树东两位教授的带领下,仁济医院消化内科在苗壮成长。60年代在国内率先开展胃镜、胃黏膜脱落细胞检查、肝胆管穿刺造影以及胰腺功能试验等检查。70年代与中国科学院生化研究所合作研制成功"五肽胃泌素"用以检测胃酸分泌功能;在组织学、免疫学基础上对慢性胃炎进行了分类,并证实慢性胃炎会诱发恶性贫血;将内镜的功能从单纯诊断拓展到介入治疗,开展了消化道息肉圈套摘除、氩激光凝固治疗上消化道出血、微波治疗息肉、对食管癌和食管狭窄进行食管扩张及放置人造食管等；引入了纤维十二指肠镜，开展内镜下胰胆管造影术等。80 年代率先用中西医结合治疗晚期血吸虫病肝硬化，并成功地运用腹水浓缩回输治疗难治性大腹水。90 年代开展了幽门螺旋杆菌感染的细菌学诊断，比如国内首先提出以呋喃唑酮为主的 Hp 三联疗法，获 1998 年国家科技进步二等奖，可谓硕果累累。

进入新世纪之后，仁济消化内科再接再厉，在幽门螺旋杆菌感染与慢性胃炎、消化性溃疡和胃癌发病相关性、叶酸的阻断胃癌发生作用、内镜新技术的临床应用等方面取得了诸多新进展。房静远，仁济医院消化内科的新一代掌门人，1996 年获二医大消化内科博士学位，其主要研究方向为消化系统肿瘤治疗。房静远在国际上首次发现叶酸可以治疗慢性萎缩性胃炎而预防胃癌，且其机理与 DNA 甲基化的维持有关。他承担的国家 863、973 和国家自然科学基金项目等近 20 项。以第一完成人获得上海市科技进步一等奖、教育部提名国家科技进步二等奖各 1 项。尽管成绩斐然，可房静远依然很接地气。每周两个上午专家门诊和两个半天胃镜及一次查房，是房静远为自己订立的"规矩"。

房静远对仁济医院的消化内科感情很深。1998 年，在仁济医院领导和老师的推荐下，他被选派美国进修。在近 4 年的美国 NH 和密歇根大学的博士后与客座研究工作中，他学到了很多肿瘤科研方面的新思路、新方法和新技能。为了报效祖国和母校的培养，他谢绝了导师的挽留并放弃了美国优厚的生活条件和宽松的科研工作环境，毅然返回仁济医院工作。

仁济医院消化内科于 1990 年被批准为国家教委内科消化重点学科，1998年被卫生部批准为部属消化内科临床药理基地，2001 年成为上海市内科消化重点学科，2002 年成为上海市消化内科临床医学中心，2004 年成立幽门螺旋杆菌及酸相关性疾病诊疗中心。

第一人民医院：光明使者薪火相传

门诊量达 25 万余人次，总手术量达 8000 余台，出院人数 8445 人，这是上海市第一人民医院眼科 2011 年创下的数据。近三年来，这里平均年门诊病人2669 万人次，大中手术 1.27 万台，包括玻璃体视网膜手术 3170 台白内障超声乳化吸除联合人工晶体植入手术 6310 台，青光眼手术 682 台及眼外伤、眼表和角膜移植、屈光斜弱视和眼部整形手术等 2250 台

这一切成就可以溯源到 1946 年。那年，赵东生教授自奥地利学成回国后，

亲自组建上海公济医院眼科。他和同事在苏州河畔成立了我国最早的视网膜脱离手术专科病房,使手术成功率处于当时国际领先水平,从此开创了我国视网膜脱离治疗和研究的里程碑,这也是交大附属上海市第一人民医院眼科的前身。

如今,眼科主任医师张皙教授在《怀念恩师赵东生》中如此写道:"我父亲和赵老是老同事,曾一起在公济医院工作,一起去南通医学院教书。赵老看着我长大,我生红眼病,妈妈带我去找他看病,外公在桥下被自行车撞倒受伤,也找他手术。没有想到我会被分配来到第一人民医院,更没有想到我会成为赵老领衔的眼科中的一员,也没有想到他会对我的一生产生如此大的影响。"

第五届中国医师奖获得者张皙,正是赵东生的女弟子。张皙 1964 年毕业于上海第二医科大学,现为上海市第一人民医院眼科主任医师、教授。

张皙教授从医 48 年来,被大家称为"用心看病"光明使者。她是医院第一个利用工余时间开设额外门诊的专家,是第一个向病人宣传合理选择手术方法、科学利用医疗资源的教授,也是第一个把医疗服务与社会效应结合考虑的科主任。只要病人需要,她无论多忙、多累,都想方设法抽出时间,为病人安排手术。

我国是视网膜脱离(RD)高发国家,好发于 40-55 岁知识分子群体,双眼发病率 9.8%-15%,如未及时有效治疗,其致盲率几乎为 100%,每年新发病 20 余万。为了攻克这个难题,1990 年,张皙率先研制成功国产 C3F8 气体及其包装,获得联合国 TPS 发明创新科技之星奖和国家发明专利。该专利转化后,已在全国推广应用 3 万余例,为提高我国玻璃体手术的成功率及普及率起到了重要的作用。2004 年她又开拓性地研究药物酶学"玻璃体手术"技术,为提高玻璃体手术的成功率和安全性开辟了新途径。

如今,市一医院眼科发展的重担落到了许迅这一辈人的肩头。许迅,现任上海市第一人民医院副院长,中华眼科学会委员、全国眼底病学组副组长、上海市眼科学会候任主任委员。作为张皙的弟子,他 1996 年起协助张皙教授开设国家级医学继续教育项目"视网膜脱离手术学习班"并作为主讲教师之一;

1998 年破格晋升为主任医师;1990 年起在张皙教授指导下独立开展玻璃体手术;主要研究方向为玻璃体视网膜疾病,如糖尿病视网膜病变、视网膜脱离等。

光明使者薪火相传。如今的许迅,不仅是一位兢兢业业妙手回春的医生,也是位优秀的教授。许迅常说:"我培养学生绝不仅是让他们获得学位,而是以他们今后能否在医学科学的天空中展翅翱翔为终极目标。"2007 年,许迅获上海市劳动模范以及全国医德标兵等称号。目前主持国家十一五科技支撑重大疾病防治研究等四项国家级课题,负责制定符合中国国情的糖尿病视网膜病变防治指南等任务。

第六人民医院:完美的断肢再植

被完全切断的手竟能被完美地"救活",使用起来与常人无异,这不是"天方夜谭",在上海市第六人民医院,这只是寻常手术。

1963车9月,在罗马举行的第20届际外科手术会议上,来自世界各国的外科专家一致认为,由上海市第六人民医院学史上首例成功的断肢再植病例。患者王存柏曾被完全切断的右手接活后功能恢复良好,不仅能握笔写字、打乒乓球,还能提6公斤的重物。

1963年1月2日,上海机床钢模厂年仅27岁的青年工人王存柏,右手腕关节以上一寸处被冲床完全切断,半小时后被送到上海市第六人民医院。当时,按照国内外处理断肢病人的惯例,是将病人伤口洗净、消毒,然后缝合包扎起来,待以后有条件安个假手就算完事。

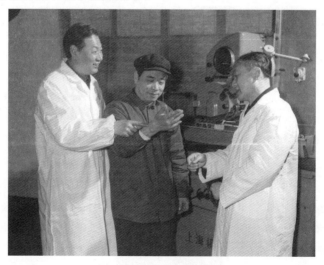

世界首例断肢再植

当年还是青年医生的陈中伟回忆说,那时自己已进行过大量的动物试验,能接狗腿,还能接兔子耳朵,也接活过断了75%的手臂,但是接活完全被切断的手还从来没有在临床上试验过

那天，手术从上午 9 时半开始，由血管外科的钱允庆主任先将要接的血管分离出来，并逐一吻合。面对手上直径只有 25 毫米的细血管，一旁的护士长急中届生智，想起给小女儿扎辫子时塑料管拉外拉会变细，结果一试果然行。血管一接上，院苍白的手很快变红，有血色了。据统计，当时手术小组的成员们一共接了 4 条血管、24 条肌腱、3 条主要的神经、2 根骨头，手术历史 8 个小时，终于完成了这次在世界医学史上具有里程碑意义的断肢再植手术。

术后，陈中伟等又帮助病人成功地闯过了肿胀关、感染关、坏死关，半年后接上去的手完全恢复了正常。同年，救治团队受到周恩来总理的亲切接见。

1968 年，六院骨科专家于仲嘉主任及其团队又独创了节段性液压扩张的方法，解决了撕裂性断肢再植中血管顽固性痉挛的难题。1970 年，于仲嘉首先将高压氧治疗用于断肢缺血时间长的患者，改善微循环。1986 年日本筑波国际博览会上，于仲嘉的再造技术被列为中国新"四大发明"之一。1997 年，首例"前臂延长再造手"又为残臂过短者开辟了再造手的新途径……于仲嘉和他的团队用不断钻研换来了病人的新生。

而六院另一个值得称道的"绝活"是超声诊断。我国的医学超声诊断研究起始于上海，起源于上海市第六人民医院。自 1958 年进入临床应用以来，已逾五十载。当时，超声医学前辈安适在上海市第六人民医院负责医学情报资料工作，看到国外有用工业超声探伤仪（A 超）诊断疾病的报道。那时，江南造船厂用超声仪来探测检查锻压的船用钢轴有无内伤和气泡，借以保障质量，因为介质不同或者介质密度不一，反射波就会差异。那么，是否可以用这种超声来探测人体组织的变异和病障呢？思考和实践带来了医学质的发展从江南造船厂的工业用超声波，到今天发达的医用超声波，人们不会忘记六院的首创。

（原文刊载于《医源》2012 年第 5 期）

生命保障：从初生到成长

上海交通大学医学院 12 所附属医院中，新华医院、上海儿童医学中心、上海市儿童医院、国际和平妇幼保健院这 4 所在孕产及儿童医疗等专科领域特色鲜明、声誉卓著，为孕产妇及婴幼儿构筑起一张保障从初生到成长的生命安全网。

这个世界上，最宝贵的是生命。从新生的那一刻起，第一时间用双手呵护生命的，是医务工作者；在稚嫩的幼儿遭遇病痛时，也是医务人员为患儿解除病痛；当幼小的生命面临危急时，还是医务人员提供及时的救治。

上海交通大学医学院 12 所附属医院中，新华医院、上海儿童医学中心、上海市儿童医院、国际和平妇幼保健院这 4 所在孕产及儿童医疗等专科领域特色鲜明、声誉卓著，为孕产妇及婴幼儿构筑起一张保障从初生到成长的生命安全网。

国际和平妇幼保健院：围产保健创造安全第一站

面对持续的生育高峰，上海交通大学医学院附属国际和平妇幼保健院（以下简称"保健院"）里，每一天都是繁忙而井然的样子。

保健院是 1952 年由国家名誉主席宋庆龄为保护妇女和儿童健康而创办的医院。前身是上海胶州路妇幼保健站和沪西女工保健站，均设立在沪西纱厂女工较多的地区。60 年来，保健院遵循宋庆龄和周恩来为中国福利会倡导的"实验性、示范性、加强科学研究"的方针，坚持以保健为中心，保健与临床相结合，现已发展成为一所集医疗、保健、科研、教学为一体的市级妇幼保健专科医院。近年来各项医疗指标不断提高，床位周转率、住院、手术及门急诊人次大幅增加，平均住院日逐年下降，床位使用率保持在 95% 以上，孕产妇死亡率和围产儿死亡率等均接近或达到国际先进水平。

作为一家市级妇产科专科医院，尤为重视围产学科的发展。保健院从 1964 年起在全国首创孕期家庭自我监护和门诊孕妇管理一贯制；1975 年开展羊水染色体检测；1982 年试行母婴同室，倡导母乳喂养之后，1976 年保健院开设了孕妇学校；1988 年开设孕期营养门诊和孕期营养监测；191 年上海首例输卵管内配子移植手术在保健院获得成功。

　　1992 年保健院在上海市医学会的协助下成立了全市最早的"上海围产会诊门诊",由上海市著名的妇产科、儿科、B 超的专家组成诊疗组。主要对胎儿遗传性疾病、宫内发育缺陷的筛查和诊断,以及围生期的疑难杂症进行诊断分析。病源来自全市及周边省份,为降低出生缺陷,提高围产质量、优生优育做出了积极的探索,取得了良好的社会声誉。1994 年,医院将原来相互独立的产科和新生儿科合并成立了上海最早的围产科,全面推行"孕妇、婴儿为中心"的服务理念,进一步提高围产质量水平;20 世纪 90 年代中期引入国外导乐分娩服务理念,尝试开展护理人员"一对一"陪伴产妇分娩的服务方式;1997 年开展镇痛分娩、婴儿抚触服务项目;1998 年实施分娩助产服务模式转变,推广孕产妇产前、产时、产后"一贯制"服务模式;2000 年开展"一对一助产士全程导乐陪伴分娩"的产时服务模式;2001 年开展"知情选择分娩方式和手术方案"的服务,让孕产妇和病人根据自己的具体情况自主选择适合的分娩方式和手术方案

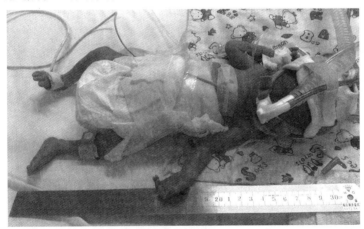

2010 年,成功救治胎龄仅 25 周双胎

　　近年来,保健院孕产妇的高危妊娠率占 75%,危重病例抢救成功率达 100%,围产儿死亡率一直保持在 3%－4%,达到准发达国家水平。对各种妊娠并发症,如妊高血压疾病、妊娠期糖尿病、妊娠期肝内胆汁淤积症(CP)、胎盘早剥、产后大出血等疾病的诊治水平不断提高。2001 年成功救治了一例 29 周的四胞胎,出生体重在 1000－1900 克,随访至 3 岁,四胞胎生长发育无异常。2005 年还成功抢救了一位有严重合并症的 58 岁外地孕妇,创造了围产科的新纪录。2011 年,保健院曾接收过一位香港孕妇,中央性前置胎盘,产前出血入

院。入院时产妇及家属情绪极度紧张与焦虑,担心胎儿及自身的安危。在保健院精心医治和护理下,该孕妇成功保胎一个月,顺利剖宫产下一名健康男婴,母子安全出院。如今,这名香港同胞每次到内地都会带着儿子来产科六楼看望给予他们治疗和护理的白衣天使。

围产科主任程蔚蔚近5年来先后获得"十一五"国家科技支撑计划、市科委重大专项、市科委基础研究重点项目、市卫生局、市计生委科研项目10余项,发表SCI收录论文及中文核心期刊论文20余篇,并参加编写著作7部,她强调通过瞄准国际学术前沿开展胎儿医学研究,保健院的产前诊断中心将接轨国际,以达到尽早发现胎儿异常,尽早禁止、尽早治疗的目的,最大限度减少损失,降低损害。

新华医院:儿童保健呵护儿童成长健康

20世纪80年代,当中国很多地区对儿保学科还一知半解时,新华医院已经在该领域展开了深入的研究,当时,新华医院的研究人员发现环境铅污染对儿童健康的危害,并研制出适合儿童血铅水平筛查的末梢血纸片法儿童血铅水平筛查方法,获得国家专利;进入新世纪后又率先引进和推广新生儿听力筛查技术,开展儿童睡眠及睡眠障碍的相关研究,取得了一系列研究成果。坚持不懈的探索,使得新华医院儿童保健学科成为我国儿童保健学科中的一支重要力量。

成立于1958年的上海交通大学医学院附属新华医院是我国儿童保健学的发祥地。早在20世纪50年代末,我国已故著名儿科医学家,儿童保健学科的奠基人郭迪教授首先在国内提出了儿童保健的概念,并在新华医院成立了基础儿科学教研室。在此基础上,1976年成立了我国第一个综合性医院中的儿童保健科。在郭迪、许积德、金星明、沈晓明教授等几代人的共同努力下,儿保学科不断发展壮大。

新华医院儿童保健学科的临床、科研和教学工作始终在全国保持领先地位,学科团队中的中青年专家得到培养和成长,有些已经成为国内儿童保健学科的著名学者,在全国和上海市儿童保健学组中担任组长及副组长等工作。

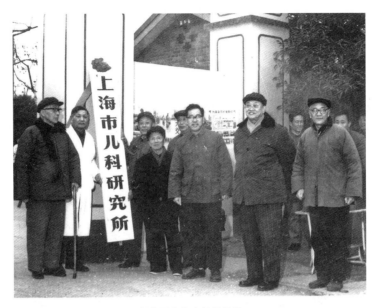

新华医院儿童保健学科

随着新的医学模式转变和儿科疾病谱的变化，新华医院儿童保健学科紧紧围绕严重影响儿童健康的常见病多发病，采用临床和基础研究相结合、回顾性和前瞻性研究相结合、理论研究和实用技术开发相结合的研究方法，在儿童语言发育的评估与干预研究、新生儿听力筛查、早期经历对儿童发育影响、睡眠剥夺对儿童健康影响、ADHD儿童行为发育研究、儿童肥胖儿童视力筛查方法学研究、儿童治疗研究、重金属对儿童健康危害防治及出生队列等方面深入开展基础与临床研究，同时逐步建立一系列针对儿童保健相关疾病的临床诊断、治疗预防和社区服务的适宜技术。这一系列研究，全面带动了学科的发展，开设了语言障碍门诊、睡眠障碍门诊、营养门诊、喂养门诊、学习障碍门诊、儿童心理门诊、铅中毒门诊、元素与健康门诊、遗尿症门诊、儿童听力障碍门诊、儿童多动症门诊等特色门诊，在科学研究的基础上将研究成果及时应用于临床，服务于儿童。

转化医学方面，学科不仅十分重视将科研成果转化为临床诊疗措施，同时还转化为国家技术规范和公共卫生政策。科研成果推动了我国汽油无铅化历程，儿童血铅筛查写进了我国的《母婴保健法》，此外新华医院儿童保健学科还制定了一系列国家技术规范：先后受卫生部委托，组织国内相关专家，制定了我国新生儿听力筛查技术规范、《儿童高铅血症和铅中毒预防指南》和《儿童高铅血症和铅中毒分级和处理原则（试行）》等技术规范，并作为主要执笔人完成了《儿童微量营养素的诊疗指南》的修订工作，为提高我国儿童的健康水平作出了贡献。

在教学方面，目前学科有博士生导师和硕士生导师各 8 名；在过去三十多年中培养博士生 30 余名和硕士生 80 余名，培养进修医生 100 余名，举办各类国家级和上海市级学习班 50 余班次，为全国各地培养了大量儿童保健专业人才，推动了我国的儿童保健事业的发展。

科研成果方面，儿童保健学科荣获了一系列科研奖项："铅对儿童生长发育影响及其预防的系列研究""新生儿听力筛查及干预的研究""睡眠对儿童生长发育影响的研究及其应用"先后于 2000 年、2006 年和 2011 年 3 次荣获国家科技进步等奖，其他奖项还包括教育部科技进步一等奖 1 项、卫生部科技进步二等奖 2 项上海市科技进步一等奖 1 项、首届宋庆龄儿科医学奖 1 项等十余项科技奖励。

1992 年，新华医院成立上海市儿科医学研究所儿童铅中毒防治研究室，随着研究领域从儿童铅中毒逐步拓展到环境与儿童健康的多个方面，儿科医学研究所儿童铅中毒防治研究室也于 2000 年更名为儿童环境医学研究室。1998 年在上海儿童医学中心正式开张时，新华医院儿童保健科部分教授和医生在上海儿童医学中心成立了发育行为儿科，新华医院的儿保科更名为儿童青少年保健科，业务空间和内涵得到了进一步拓展，并各有侧重。2005 年 1 月在上海市科委的支持下以新华医院儿童青少年保健科、儿童医学中心发育行为儿科及儿科医学研究所儿童环境医学研究室为主体的"上海市环境与儿童健康重点实验室"在新华医院正式挂牌，通过随后几年的建设，实验室在医疗、教学和科研等领域得到了较快发展，于 2010 年 12 月被教育部正式立项为"环境与儿童健康教育部重点实验室"进行建设，2011 年，新华医院从美国 NH 引进国家"千人计划"特聘专家张军教授，在他的引领下，儿童保健学科的科研力量和临床服务水平得到了进一步的提升。

10 多年来，在学科带头人沈晓明教授的带领下，学科在重视临床工作的同时十分重视科学研究和国际国内学术交流。先后获得 11 项国家自然科学基金项目、1 项 973 课题、1 项上海市重大基础研究项目，以及其他 20 余项部级/上海市级科研项目的资助，总经费达 3000 余万元，在国内外学术刊物上发表学术论文 300 余篇主编出版十多部专著；主办十余次国际国内学术会议，聘请多位外籍专家为客座教授来沪讲学和合作研究，派遣中青年医师出国培训，积极参加各种国际学术会议进行学术交流，大大提高了本学科学术水平和在国际国内的学术地位。

上海市儿童医院：儿童急救中心与死神斗法

2岁的东东是2012年6月上海儿童医院抢救的一名小病人，他感染的是EV71病毒，也就是在小朋友之中常见的手足口病，这个传染病对98%的孩子来说，都会自然好。但东东却不幸成了2%——重症的手足口病迅速发展成病毒性脑炎，继而出现了手脚冰凉、心跳剧烈、血压高、昏迷等危险征兆

情况危急，在抢救的过程中，ICU主任张育才想到了血液净化器。去除了血液中的"恶魔"，东东渐渐转危为安。"用血液净化器成功救治危重手足口病患儿，在上海这还是第一例！"张育才说。这个创新的治疗技术让他看到了发展潜力，也为未来重症手足口病儿的救治留出了希望。

东东是在上海市儿童医院重获新生千万个孩子之一，强大的急救能力，带给危重孩子生的希望。

上海市儿童急救中心1998年由上海市卫生局批准成立，为上海市卫生局重点学科，市妇幼保健系统的十大中心之一，其前身是上海市儿童医院1982年在卫生部和联合国世界儿童基金会"小儿急救培训项目"资助下成立的重症监护病房，是我国最早成立的儿科重症监护病房之一，救治了大批危重病患儿，代表了我国儿童ICU建立初期取得的成就。

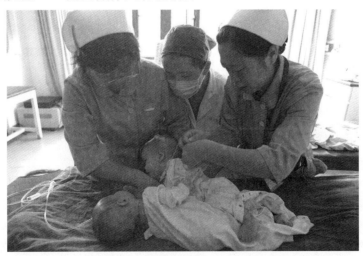

2009年，儿童医院连体婴儿分离手术

2007 年上海市儿童急救中心列入上海市急诊"新三年行动计划"建设项目,2012 年成为首批国家临床重点专科。近年来,中心在救治危重甲型 HN1 流感、危重肠病毒 71 型(EV71)感染等突发性公共卫生事件中发挥着重要作用。

目前,急救中心重症监护病区占地面积 560 平方米,拥有 20 张床位,分为儿科重症监护病区和新生儿重症监护病区,配有先进的成套急救监护设备。每年收治约六七百名危重病儿,其中 55%—60% 为新生儿和早产儿,25% 的患儿需要人工呼吸机抢救,累计机械通气患儿 2300 余例,存活率为 70%;出生体重小于 1500 克的极低出生体重早产儿存活率为 80%;出生体重小于 1000 克的超低出生体重早产儿存活率约为 60%,处于国内领先水平。目前危重病抢救成功率已由重症医学科成立初期的 80% 提高至 95% 以上,造就了一支精于儿童危重病医学的专业队伍,并为全国和上海市培训了大批儿童危重病医学人才。

为了进一步降低婴儿和儿童死亡率、伤残率,提高人口素质,急救中心创建了一条与国际接轨、符合国情、有特色的现场急救—途中转运—急诊室及重症监护室救治合为一体的儿科急救新模式,其意义是以最快速度将急需治疗设备和技术送至危重病儿发病现场,维持生命,维持转运途中安全,医院重症监护室(ICU)进一步诊治。目前,小儿急救转运网络已涵盖了上海市大部和周边的部分地区。

上海儿童医学中心:心血管学科造福小心脏

中国是个人口大国,每年有超过 15 万个新生儿被诊断出患有先天性心脏病,但只有 3 万名患儿能够获得手术和治疗,还有很大一部分患儿在等待治疗中,有的甚至错过了最佳的治疗时机。

上海儿童医学中心的小儿心血管专业源起于 20 世纪 70 年代,发展于改革开放的新时期。创立之初,以丁文祥教授、苏肇伉教授、陈树宝教授、周爱卿教授为首的老一代儿科专家开始摸索小儿心血管疾病治疗的道路,他们用 40 多年的探索和创新夯实了学科发展的基石。

2001 年小儿心血管临床医学中心建立,形成了小儿心血管内科和小儿心胸外科相互合作的镶嵌式诊疗模式。10 多年来的快速发展,其临床综合实力、科技创新能力、国际影响力和社会服务功能等实现了跨越式发展,已经成为国家重点学科、国家"211 工程"重点建设学科、上海市医学领先学科和上海市医学重点学科。

近年来,上海儿童医学中心小儿心血管专业再次进入了飞速发展阶段:

2005年,上海儿童医学中心心脏中心建成启用。中心拥有小儿胸外科床位104张(包括47张重症监护室床位)和6间专门手术室,拥有小儿心血管内科病位50张,重症监护病床8张。2008年,小儿心血管内科成为卫生部心血管介入诊疗培训基地,是国内唯一入选的儿科医院。

2002年救治一例出生后11小时病人,2006年救治一例出生后6小时复杂先心病人,不断刷新国内最小手术年龄和最低体重纪录,入选上海市党史研究室"上海之最"。2011年,心胸外科手术例数突破3400例,开展的复杂病种(大血管错位肺动脉闭锁、单心室等)手术以及小于1岁先天性心脏病占手术总量50%以上;完全性大动脉错位的大动脉调整术大于100例/年,总体先心病手术成功率为98%,达国内领先,国际先进水平。小儿心血管内科完成心导管术15000余例,介入性心导管术占1/4以上,成为全国一流的诊断治疗中心。

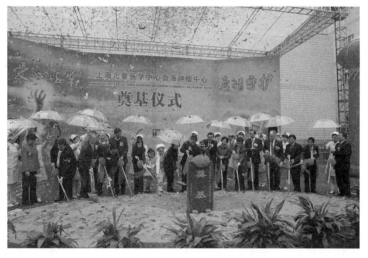

上海儿童医学中心血液肿瘤中心奠基

针对我国国情和先天性心脏病发病实际特点,心血管学科开展"提高婴幼儿危重和复杂先心病外科治疗疗效的实验和临床"研究和实践,创立危重复杂先心病"急诊手术"的概念和操作运行规范,攻克了"急诊手术"围术期中的关键技术和难题,从根本上改变了传统先心病外科治疗的模式。急诊手术数量不断增加,从1997年的10例增加到2005年的120例,死亡率从50%下降到8%。其标准和意识已推广到北京、广东、江苏、浙江、山东等十几个省市先心外科中心。近年来,小儿心胸外科又在国内率先开展先天性心脏病并发气管狭窄矫治手术,不断提高手术含金量,为更多患者及家庭造福。

　　2009 年，又在国内率先推出了小儿先天性心脏病"一站式"诊疗新模式。即内、心外科打破学科壁垒实现"无缝"对接，就诊流程和诊疗流程采取"一站式"服务新模式。此举最大限度体现了"以病人为中心"的服务理念，改变传统的多次就诊、多次检查、多次住院的烦琐。新模式推出的重要内涵和大胆创新还体现于心血管内、外科的"镶嵌式治疗"（Hybrid）中，这为先天性心脏病诊疗新技术的开展已经有了更好的发展平台。

（原文刊载于《医源》2012 年第 5 期）

让生命更有质量

如何让病人走出病痛，如何让患者即使到了生命垂危的关头，依然活得有尊严，这是上海交大医学院附属第九人民医院、第三人民医院、胸科医院以及精神卫生中心，最为关注的命题。

一所医院，是仅仅救活病人让他们出院，还是关爱与注重病人的生命质量，这不仅体现了医疗水平的高低，更关乎一个看似高高在上，其实关系到每一个人的议题——生命质量。

如何让病人走出病痛，如何让患者即使到了生命垂危的关头，依然活得有尊严这是上海交大医学院附属第九人民医院、第三人民医院、胸科医院以及精神卫生中心，最为关注的命题，他们在如何提高病患的生命质量上倾注了大量心血。

第九人民医院：最强口腔医学基地

裸鼠背上长人耳、国内首例胸骨裂畸形小吴菁修复术、"中国第一毛孩"于震环外耳道整形术，提起这些曾轰动全国的故事，人们立刻就会想起上海交大医学院附属第九人民医院。

九院的前身伯特利医院创建于 1920 年，1952 年更名为上海第九人民医院，1964 年正式成为二医附属第九人民医院。

提到九院，就不得不提它的口腔颌面外科，这个已经走过了 50 多年风雨历程在学术界有口皆碑的科室。学科在历任带头人张锡泽教授、邱蔚六院士、张志愿院长的带领下，经过几代人的努力，已发展成为国内外口腔颌面外科领域专业组最齐全、研究领域最广、综合治疗实力最强的基地之一。

邱蔚六教授建立了以外科为主的口腔颌面部恶性肿瘤的综合序列治疗模式。他创造性地解决了因肿瘤切除导致的语言吞咽等功能障碍；和同事们一起建立中国第一株人舌癌及涎腺癌细胞系；率先开展颅颌面联合切除治疗晚期口腔恶性肿瘤。

九院院长、口腔颌面外科主任张志愿教授领衔的课题组经过 10 年攻关，在国内外率先提出并开展对颌面部各类血管瘤及血管畸形的综合治疗模式，经临

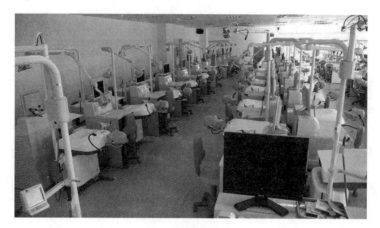

九院口腔临床实训中心

床 2000 余例治疗表明,有效率达到 96%,处于国际先进水平。

2005 年,因下颌骨骨纤维疾病发展造成严重面部畸形,小莉菁辍学在家。双下岗的父母无法承担高昂的手术费用。在上海市慈善基金会帮助下,九院为小莉菁成功施行手术。口腔颌面外科的全体党员为她募捐 5270 元。特别值得一提的是,邱蔚六院士当日出差,不在医院,但当他得知支部为小莉菁募捐的倡议后,立即委托同事将 1000 元钱送到小莉菁床边。主刀医生张陈平教授还将小莉菁的情况向国际 AO 坚固内固定协会介绍后,使协会决定免费捐赠一对价格昂贵的人工髁突关节。

提起口腔癌,大部分人并不熟悉。当年,刚刚大学毕业的何悦就眼光独到地选择专攻这个方向。在邱蔚六、张志愿等诸位口腔颌面外科领域带头人的教导下,他逐渐在治疗过程中发现,许多患者在进行了头颈部肿瘤放疗术之后,会发生骨放射性坏死。对于这种后遗症,大多数医生采用手术,包括死骨清除术及截骨术。然而,这种创伤性治疗方案往往会导致患者面部变形,张口、吞咽、语言等功能因此产生障碍,极大影响了患者的生存质量。何悦提出了应用成体干细胞可塑性对治疗颌骨放射性骨坏死的机制进行研究。由于选题新颖,视角独特,他成功拿到了自己第一个国家自然科学基金。而随着研究的逐步深入,何悦得出了与传统学说不同的观点——放疗实质上是破坏了成纤维细胞,于是《TGF-B1 介导的纤维萎缩机制在颌骨放射性骨坏死形成中的作用机理研究》这个课题被提了出来,并再一次获得国家自然科学基金项目。

第三人民医院:打造创伤急救学科群

2011年中秋节前夕,一位因车祸昏迷271天的18岁少年,在第三人民医院苏醒了过来。少年的苏醒又一次创造了医学史上的奇迹。

上海交大附属第三人民医院,原名宝钢医院,地处上海的重工业、交通运输业密集区域。为此,医院精心打造以创伤急救为特色的专业学科群,主要覆盖急诊烧伤整形外科、普外科、神经外科、骨科、心胸外科、手外科、脊柱外科、放射科等专科。三院创伤外科专业在国内具有一定的影响力,是相关专业国家硕士、博士学位授予学科点,建设了良好的人才梯队、完成了大量的临床救治工作、取得了可观的教学成果。目前,创伤急救学科已成为亚专科完整、人才梯队合理的现代化临床科研型学科点。2009年成立上海交通大学医学院创伤医学研究所。

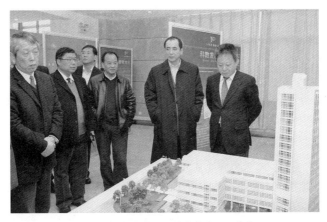

三院建院30周年院庆暨综合楼开工典礼

方勇,第三人民医院院长、博士、主任医师,烧伤整形外科专家。2001年作为重点人才引进第三人民医院,并担任烧伤整形科主任。2007年春节前夕,正当烧伤整形科的医护职工高歌欢庆之时,接到了收治5位特大面积烧伤病人的急电。时为烧伤科主任的方勇当场宣布活动结束,安排回院救治病人,迎春晚会于是画上了凝重的休止符。大家换上了白大褂,护士长打开了备用被褥箱,她知道,在接下来的一个多月时间内,大家又将以病房为家了。

2006年6月21日9时许,一名因车祸导致足部严重撕脱伤的患者被120紧急送至三院急诊。只见这名男青年左足背及踝部大面积皮肤、软组织及足骨被路面摩擦得不见踪影,创面达 20cm * 10cm。原来这名患者在事故中被工程土方车撞击拖行几十米,左侧上下肢大片皮肤被磨削,更严重的是 X 片显示第 2、4、5 跖骨、第 3 楔骨骨缺失,而第 1、3 跖骨、距、跟骨及外踝部分缺损,创面泥沙严重污染,整个足部面目全非。面对如此严重的组织缺损,截肢还是保肢?这对骨科副主任黎晓华来说是一次严峻的考验。截肢比较安全,而保肢需要做一个高风险的手术——游离肌皮瓣。如果手术失败,感染败血症甚至可能危及病人生命,以及对后期足功能状况的评估及重建等等一系列问题闪现在黎晓华脑海。经过与家属沟通,请示医务科及业务副院长蒋建群后,决定采取保肢手术,并邀请手外科分院的陆志方博士、熊敏主治医师及丁宝志医师协助手术,在手术室医护人员的精心配合下,经过 8 小时的奋战,手术获得圆满成功。这个手术标志三院显微外科技术在严重创伤救治中的成功应用,是三院近年来打造创伤急救学科群的又一成果。

上海市胸科医院:肺部肿瘤的克星

上海市胸科医院成立于 1957 年,是全国第一家从事心胸疾病诊治的三级甲等专科医院,以诊治心、肺、食管、气管、纵隔疾病为主,1957 年起被卫生部指定为全国心胸外科进修基地。医院成就了一大批国内外知名的胸部肿瘤领域的专家,如著名外科专家黄家驷、顾恺时等是胸科医院建院创始人之一,也是中国胸外科的主要奠基人。

早在 1958 年,医院就实施了上海市首例肺癌手术,1970 年在国内率先开设了肺癌专科治疗病房,成为国内最早拥有内外科结合诊断治疗肺癌的单位。70 年代吴善芳建立了国内第一株肺腺癌细胞株(SPC−A1)和第一株恶性胸膜间皮瘤细胞株(SMC−1),对肺癌早期诊断、药物筛选、免疫试验具有重大意义,并率先在国内开展了肺癌肿瘤免疫的临床基础研究,提高了中国在肺癌诊治领域的国际知名度和水平。1982 年徐昌文教授、吴善芳教授等主编了中国有关肺癌临床及基础研究的第一部专著《肺癌》,获 1982 年度国家科技图书一等奖。1987 年廖美琳教授率先开展了国际间小细胞肺癌化疗结合手术随机研究,并在国内首先开展了上海市高危肺癌人群早发现研究。1993 年成立了上海市胸部肿瘤研究所,是国内肺癌研究领域知名专业科研机构。

最近,医院放射科主任叶剑定及其团队又有一项重要发现:通过观察病灶的密度变化,可将 1.5 厘米以下肺癌小病灶的鉴别诊断正确率提高近 30%。

肺癌小病灶的鉴别诊断一直是个临床难点,误判常常发生。国际上一般认为 2 厘米以下是肺癌小病灶,而中国医生却把小病灶诊断水平往前推了 0.5 厘米;叶定剑提出"观察病灶的密度变化",医学教科书此前从未提及。大半个世纪以来,"肺癌 5 年总生存率"在全球范围内都没有突破性提高,叶剑定发现的早期病灶鉴别诊断新方法因此引起了国际同行关注,这可能是"早发现、早治疗,提高生存率"的一条新路径。而这正是上海交大医学院附属上海市胸科医院创建国际一流胸部肿瘤临床基地的成果之一。

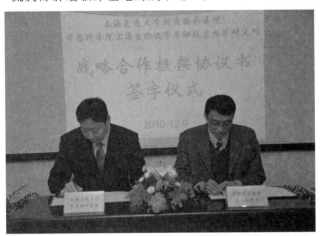

胸科医院与中科院生化所签订战略框架协议

近 10 年来,上海市胸科医院在胸部肿瘤学领域取得了巨大进展,是首批上海市医学领先专业胸心外科学与肺部肿瘤学建设单位。医院的胸外科在国内最早开展了气管外科、超声指导食管癌选择性三野淋巴结清扫术、胸腺肿瘤的分级治疗研究,肺癌和纵隔肿瘤年手术量及胸外科手术总量多年来均居国内第一,每年肺癌手术约 300 例、纵隔肿瘤手术约 500 例、食管、贲门癌手术近 600例,并且针对疑难、危重病例的高难度手术、微创手术比例逐年增加。

上海市精神卫生中心:"心境"相连守望互助

2010 年 5 月 17 日,上海交通大学心境障碍诊疗中心在上海交通大学医学院附属精神卫生中心挂牌成立。作为诊疗中心全程指导、关爱心境障碍患者的举措之一,"心境之家"也应运而生。

"心境之家"是一个医生指导下的公益性病友自助团体,主要有两个目的:一是为心境障碍患者及其家属提供情绪相关的心理卫生知识,使病友们对自己的疾病有更多了解；二是为病友们提供一个相互帮助、相互支持的平台，使大家可以交流感受，答疑解惑。

　　"心境之家"病友联谊会成立至今两年余，坚持每月 1 次的活动频率，坚守免费公益的活动宗旨，成立至今已经成功举办了 25 次公益讲座，2 次义诊，参与病友约 600 人次，约 300 人次接受了 12 小时的免费团体心理治疗，成为传播知识守望互助的有力平台。为此，整个心境障碍团队付出了辛苦的努力。每个月，大家都会在心境障碍专病门诊的宣传栏中张贴海报，通知具体的活动细节；团队所有主治以上资历的医生轮流为患者提供公益讲座；两位资深的心理治疗师为患者提供免费的团体心理治疗。

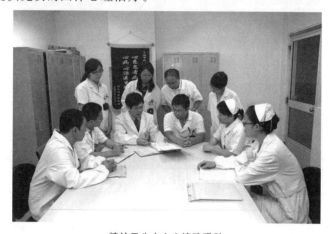

精神卫生中心心境障碍科

　　令人欣慰的是，心境障碍团队的努力得到了病家认可，在这里，病友们得到了理解，找到了有共同语言的人。一位病友患双相障碍近 10 年，一直休息在家，每次都准时来参加"心境之家"的活动，她说"心境之家"是她与外界接触的唯一途径。一位患有抑郁症的病友，职业是厨师，不善言谈，开口讲话前会脸红、心跳加速，但在医生和病友的鼓励下，他总结出什么样的食物有利于改善情绪，带到团体中与病友分享，得到了大家的一致好评，也让他增强了自信心。一位首次出现抑郁情绪发作的病友对药物治疗心存顾虑，另一位有近 40 年病史的病友就现身说法，将自己这么多年来与疾病共处的心得和教训与之分享，让她有了新的认识。

（原文刊载于《医源》2012 年第 5 期）

前沿医学：金字塔顶的舞者

敢在金字塔顶跳舞的人，不仅是勇者、智者，更重要的是必须拥有一颗追逐梦想的心。在医学世界里，更是如此。

在上海交通大学和上海第二医科大学两校合并后的 10 年里，一大批医学"艺术家"在各自的领域，争攀医学金字塔，赢得在塔尖起舞的机会。他们将世界前沿的医学突破引入中国，精雕细琢，创新应用，力争让更多的患者获得更优质的医疗和更有质量的生活。塔尖之舞，大医盛装。

顶尖"武器"，重塑手术理念

很多医学的进步，始于手术室，尖端医学领域的突破，亦是如此。

2009 年 4 月，附属瑞金医院的手术室迎来了一个庞然大物使得上海外科医学界沸腾了。这个庞然大物名叫"达芬奇"，在当时，是国际上最先进、最前沿的手术机器人。它的到来极大地改变了传统手术室，外科医生们操作的时候，远离手术台，甚至不需要洗手，就能通过操纵"达芬奇"的机械臂为患者开刀治疗。那场景，就好似孩子们在打电子游戏一般。

"达芬奇"占领了手术室 1/3 的地盘，它长着三条手臂，自带光源，装有两个摄像头，能把脏器放大 10 倍，并以三维立体画面呈现。用瑞金医院外科主任彭承宏教授的话来说，就是"自己仿佛钻进了病人的肚子"。这样的巨变，让上海外科界震动，很多医生都希望能有机会参加"达芬奇"技术的相关培训。

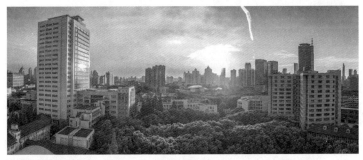

瑞金医院

外科医生们的沸腾，很快引起了手术方法的突破。"达芬奇"不仅实现了高难手术的微创化,更让一些原本没有可能治疗的癌症病人有了希望。彭承宏教授带领的团队自 2010 年起,迄今已完成机器人胰腺手术近 480 例,居全国之冠、世界第二,并创新性地开展了多个全国首例手术,取得良好的临床效果。彭承宏教授机器人辅助胰腺肿瘤微创手术论文,在美国休斯敦第三届国际机器人外科大会(CRSA)上荣膺唯一的一等奖。在美国芝加哥举行的第四届国际机器人外科大会(CRSA)上,大会主席 Pier Cristoforo Giulianott 如此评价瑞金医院在机器人胰腺外科领域的发展:"瑞金医院在如此短的时间内,达到如此高的技术水平,可以媲美登月这个团队。"历经 10 年攻关,创新手术术式,引入微创理念,借力先进机械,终于取得突破,胰腺癌 1 年存活率提升到 78.3%,5 年存活率达 198%,跻身世界最高水平行列。

除了胰腺手术,"达芬奇"还在越来越多领域显示着独一无二的优势。自 2009 年"达芬奇"机器人设备装机以来,瑞金医院泌尿外科完成 680 余例泌尿外科手术,手术量位居全国第三位,涵盖各类泌尿生殖系统疾病,绝大部分为复杂、高难度的泌尿外科手术。

在心脏外科,瑞金医院已经可以进行包括冠状动脉搭桥、二尖瓣成形和置换、先天性心脏病纠治、房颤消融术、起搏导线植入、心内肿瘤切除等手术。由于"达芬奇"机器人系统的灵活和便捷,使得搭桥手术创伤降低到最低程度。瑞金医院副院长、心脏外科主任赵强教授说:"'达芬奇'机器人就是医生的替身,我用手、眼、脚操纵、控制它,比过去更加严谨、可靠。"

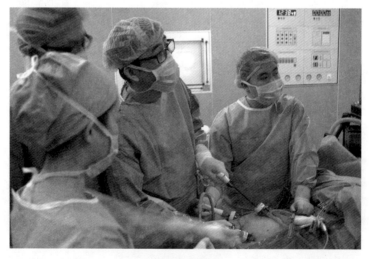

"达芬奇"机器人

食管癌、肺癌、纵隔肿瘤……越来越多的患者在"达芬奇"的普及中受益。

手术室的改变，除了"大家伙"，还有"小伙伴"。

2015 年 8 月，附属第一人民医院为局部进展期胰腺癌患者实施沪上首例"纳米刀"治疗手术。纳米刀，全称"不可逆电穿孔技术"，具有不损伤血管、神经、胆道、胰管等结构，并发症少，治疗较彻底等优势，有望为我国 8 万余名胰腺癌患者带来希望。

"纳米刀"的原理是通过均匀布在病灶及其周围的穿刺针产生脉冲高压电流，击破肿瘤细胞膜，形成纳米级不可逆电穿孔，最终使肿瘤凋亡并为新生健康细胞所取代。神奇的是，纳米刀产生的脉冲高压电流只作用于探针治疗范围内的肿瘤细胞，而治疗区域内的动脉、静脉（包括门静脉）、肝内外胆管、胰管、神经等结构，因少细胞膜、富含结缔组织或胶原蛋白，而得以完整保留。在进行纳米刀治疗的时候不会发生"误伤"，这让原本长在无法手术区域的肿瘤有了被切除的可能。

市一医院肿瘤中心学科带头人王理伟教授说："作为一种完全崭新的微创与肿瘤生物特性结合的治疗手段，纳米刀可大大延长患者的生存时间，提高局部进展期胰腺癌患者的生存质量，给无法手术切除的局部进展期胰腺癌患者带来新的曙光。"

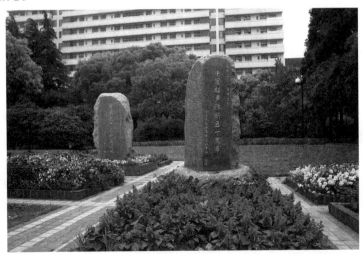

六院超声诊断 50 年

附属第六人民医院的手术室变化则更为彻底。他们建成并启用了国内首个一体化双复合导航手术室。这间全新理念打造的手术室将机器人造影系统、滑轨 CT 等高端影像设备与先进的术中导航相结合,改变了以往"单打独斗"的作战模式,实现了"多兵种联合作战",将带来一场"革命性变革"。

最新理念和武器配备的手术室,让已经站在传统手术治疗顶峰的外科手术团队有了新的奋斗目标和发展空间。他们梦想中"小伤害、大治疗"的场景有了实现的可能。这 10 年,附属医院的医生团队在各自的手术室奋战,悄悄地改变着医学,改变着患者未来的生活与命运。

精益求精,源于生命至上

始于手术室的变化,催生了很多化学反应。微创、无创、精细、准确,已经成为现代治疗理念的最基本的原则,更多优质的医生团队为求精益求精,开始了医疗手段的深度变革。

在中国,每年大约有近 3000 名儿童由于各种先天性疾病导致婴幼儿终末期肝硬化,死亡率超过 90%,其中最常见的就是先天性胆道闭锁。如果没有积极有效的治疗,他们中的 80% 会在 1 岁以内因为肝功能衰竭而死亡。

附属仁济医院肝脏外科提出的精准切肝理念和亲体移植的方式,给了很多家庭重生的希望。为了将成人供体的血管与儿童受体成功地无缝对接,夏强团队积极地与放射科合作,创建三维立体的活体肝脏影像图形处理技术,在手术前就彻底"摸清"患者肝内的解剖结构,为优化手术方案提供重要参考。术中,多项重要技术的革新则为患者的新生提供有力保障:如活体肝移植基于肝静脉解剖类型的血管成形和流出道重建技术、婴幼儿肝移植多模式肝动脉显微重建技术、复杂条件门静脉重建技术、婴幼儿肝移植胆道重建技术。

不仅如此,他们还在国内率先提出了中国婴幼儿肝移植改进术后免疫抑制剂的建议标准等,发布了中国首个婴幼儿肝移植供、受体生命质量与心理健康评估报告,在国内首先提出了患儿接受肝移植的适宜时机。该团队的多项研究为国内外首先报道,成果被 Gastroenterology, Journal of Hepatology, American Journal of Transplantation 等业内顶级杂志引用,并被写入 Schiff's 肝脏病学、美国临床胃肠与肝脏病学教材及德国肝脏疾病治疗指南。

这支队伍改变了众多绝望家庭的命运,创造了医学史上一个又一个新的奇迹:他们完成了全国 1/3 的婴幼儿活体肝移植,手术时间从最初的 13 个小时缩短到 5—6 个小时;接受手术的患儿年龄最小的才不到 5 个月,最大的 15 岁;1/3 的肝移植病人术中不需要输血,手术中无肝期时间平均仅为 40 分钟;肝移植手术成功率超过 98%,1 年及 5 年总体生存率分别为 93.1% 和 80.0%,均高于

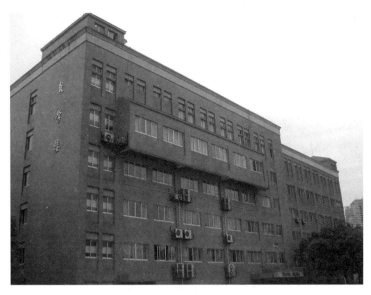

仁济临床医学院教学楼

全国平均水平 10% 以上。婴幼儿肝移植技术已跻身国际顶尖行列,各地患者慕名而来,其中 80% 的患者来自外地,2014 年甚至还吸引了多名东南亚患儿前来求医⋯⋯

　　夏强教授说:"肝移植在昨天看起来是'天方夜谭',在今天做起来困难重重,但只要经过一代代医医护人员的不懈努力,也许到明天它就是一种常规的治疗方法。"

　　不懈努力的背后,是医者对患者感同身受的情怀。

　　这一点 64 岁的陈老伯深有体会。他因皮肤鳞癌引发的骶骨转移受尽了折磨,深入骨髓的疼痛让他根本不敢坐下,甚至痛到失声痛哭。市一医院骨科与放射科联合治疗方案让他奇迹般地摆脱了疼痛。

　　医生们开展了国内首例磁共振引导超声聚焦治疗转移性骨肿瘤手术。手术在患者完全清醒的状态下进行,放射科王悍副主任首先为其进行磁共振扫描,确定病灶的范围和大小。射频治疗计划系统将肿瘤的形状和位置精确地勾画在了 3D 显示屏上,使医生可以从容不迫地计划聚焦治疗的靶点、确定温度剂量、分割治疗次数。大约一个多小时后,27 个治疗靶点全部被勾画出。接着,超声波发射器发射出数百束对人体无害的高能超声波,聚焦肿瘤靶点,使局部温度达到 65 摄氏度－100 摄氏度,而距离靶点 5 毫米外的组织温度则完全正常。超声波的空化作用使肿瘤细胞膜破裂、细胞死亡,终将肿瘤完全降解。而这个过程仅仅用了 15 分钟。

手术结束后,困扰了陈老伯 8 个月的疼痛居然不翼而飞。

以往,一旦患者发生骶骨转移,不少医生只是给患者开具止痛药让其回家熬过生命的最后时光。随着社会医学模式的更新,医生们认识到,发生骶骨转移并不都是癌症患者的终末期,恰当的治疗在减轻疼痛、提高生存质量甚至在延长生存期等方面有确切的疗效。

医者对生命的尊重,同样体现在整复医学领域。附属第九人民医院整复外科李青峰教授领衔,经过 10 年的探索,在国际上首次采用"全脸面的预构与重建"技术成功治疗严重毁容病人。其相关论文先后发表在国际学术刊物《显微外科杂志》和美国《外科年鉴》等。我国整复外科之父、中国工程院院士张涤生教授认为:"这是一个里程碑式的重要技术进步,建议称之为'中国式换脸'。"

"中国式换脸"构建的脸面,具有肤色均一、轮廓分明、能维持五官功能和表情表达等特点。由于应用的是患者自体组织,克服了传统技术的不足,回避了异体脸面移植所遭遇的伦理、心理等诸多问题。现在,凡是脸面大部分毁容并涉及五官的患者,在三维预构的设计下均可进行全脸面的重建。

精准医学,我们已在路上

医生追求卓越的信念,始终如一。当美国提出"精准医学"的口号后,附属医院的医学专家们就把目光聚焦在这一领域,并积极尝试。

附属上海市胸科医院以肺癌科学规范诊治为宗旨,聚焦肺癌患者的个体化差异,积累数十年肺癌诊治专科特色,启动建设肺癌精准医学中心。中心由陈海泉院长牵头,汇聚老中青三代名医,以多学科综合诊治的学科群为基础,创新整合门诊、内外科一门式服务等临床新模式,率先运用肺癌微创外科、靶向治疗、免疫治疗等最新技术,致力于肺癌分子病理学、驱动基因等国际前沿研究,将临床与科研紧密结合,大力推进中国肺癌诊断治疗的进程。该中心 2014 年肺部手术超过 600 例,位居国内第一。据上海市疾控中心随访数据显示,胸科医院晚期肺癌患者 5 年生存率为 299%,比全市的 137.5% 高出一倍以上。

2015 年 6 月,在原有基础上,胸科医院挂牌成立了国内首家"肺癌精准医学研究中心"。他们还与上海市张江转化医学研发中心联合,建立了国内最先进的、真正属于"中国人"的肺癌精准医学大数据平台;将与上海市生物信息技术中心等开展合作,建设涵盖基因组学、蛋白质组学、代谢组学等国际一流的肺癌联合分子诊断临床参比实验室,为肺癌的临床及研究奠定扎实基础。

这一项目计划在 5 年时间里,通过多中心协作,为 1 万例以上肺癌患者进行肺癌精准化诊治,并且将这些患者的病床信息、组织样本等进行进一步分析,最终为我国制定肺癌个体化精准医疗的临床标准和应用指南提供循证依据。

精准医学的尝试,还出现在附属上海儿童医学中心。

2012 年,上海儿童医学中心与哈佛大学波士顿儿童医院合作成立分子诊断联合实验室,通过采用现代遗传学实验技术(高通量测序和基因芯片等),对 2000 多例罕见病的基因开展检测,初步明确了 300 多种罕见病中国人群的基因突变谱,为减少误诊、优化治疗方案和早期预防提供了强有力的支撑。

目前,全球罕见病约有 7000 多种,其中 4000 种已明确致病基因,然而可以进行治疗的不到 1%,通过移植手段可针对部分罕见病进行治疗。上海儿童医学中心罕见病诊治中心主任、血液肿瘤科主任医师陈静表示,目前通过造血干细胞移植的手段已经可以治愈或有益于部分罕见病的治疗。其中包括:先天性血液系统疾病、免疫缺陷病、遗传代谢病等。

上海儿童医学中心血液/肿瘤专业下设的骨髓移植病房和专家技术团队,已开展异基因造血干细胞移植 514 例,其中罕见病占 13.6%。而在罕见病移植治疗中,先天性血液系统疾病、免疫缺陷病和遗传代谢病分别占 28.4%、46.3% 和 25.3%。移植成功率和移植总数均位列全国儿童专科医院首位。目前,先天性免疫缺陷和酶缺陷类罕见疾病通过骨髓移植可以治愈或部分改善。

"精准医学"是采用现代最新医学科学研究手段,实施更为广泛、更为精确数据指导下的个体化医疗,是传统个体化医疗的全面提升和发展。在市一医院眼科,无论是通过基因手段对角膜变性、圆锥形角膜等疾病进行多位点筛查的基础研究,还是一大批静态与动态调节下的眼部屈光参数的影像学大数据积累,或是眼前节飞秒激光手术的运用,都体现了"精准医学"的理念,使得高度精准个体治疗成为可能,极大地造福于广大眼部疾病患者。

在交大医学院的各大医院内,科研和临床密切结合的医学团队正在以极大的韧性,开启这一领域的尝试和研究。他们相信,身为医者,必须以提高患者生命质量为己任。精准医学,我们已在路上。

站在金字塔顶起舞,是医者为之奋斗的目标——因为那是他们的梦想、荣誉、尊严和使命。

(原文刊载于《医源》2012 年第 5 期)

转化医学:基础研究携手临床治疗结硕果

医者,治病救人,每一名合格的医生,都希望为患者寻求到更好的治疗方式。现代医学经历了一百多年的历史,在最近的 20 多年中加速度发展,特别是借助生物技术的突飞猛进,更多的医疗技术也在实验室中逐渐成熟。但是,实验室中的技术,不会自然转化为可以应用在临床、让患者受益的治疗方式,因此,转化医学成为近 10 年来医学界新的发展方向。

10 年来,上海交通大学医学院系统在转化医学领域收获了丰硕的成果,医护人员们传承了医学院勇于实践的传统,在正常工作之余,将精力投入到转化医学上,为让实验室成熟技术转化到临床,而付出了艰苦的努力。

临床需要是医学的核心

勇于实践,是上海交通大学医学院的传统,早在"转化医学"概念诞生之前,医学前辈们就已经在转化医学上投入了足够的重视。白血病的"上海方案",是其中最好的代表。

白血病俗称"血癌",是血液系统的恶性肿瘤,在 40 岁以下男性和 20 岁以下女性中,死亡率在所有恶性肿瘤中居首。而急性早幼粒细胞白血病(APL)曾是白血病中最凶险的一种,病程发展最迅速,致死率很高。

过去,国际上治疗 APL 的主流方法是化疗。不过化疗死亡率较高,效果不够理想。APL 患者化疗后 5 年存活率只有 10% 到 15%。世界医学界迫切希望找出化疗之外的其他疗法。

附属瑞金医院王振义教授团队在治疗急性早幼粒细胞性白血病的过程中,从临床发现问题,通过长达 8 年的实验室探索,艰苦卓绝地重复实验——验证的过程,从上百种药物中发现全反式维甲酸(ATRA),可以诱导分化白血病细胞,最后又回到临床用于治疗,这是一个转化医学过程

使用这种药物后,患者完全缓解率显著增高,达到 80% 到 85%,但是复发率较高。王振义又考虑到化疗能抑制癌细胞生长,进而提出将全反式维甲酸和化疗治疗联合使用的新方案,即:小剂量化疗(口服)+中剂量化疗(静脉)+口服维甲酸,使得治疗方案得到完善。

1990 年代初,上海血液学研究所在国际上首先从基因层面破解了 APL 的

致病机理,这样的发现,为寻求靶向治疗方法奠定了基础。

1990 年代中期,上海血液学研究所与哈尔滨医科大学合作,发现对维甲酸和/或化疗耐药的 APL 复发的病人应用三氧化二砷(ATO)的话,完全缓解率可达 90% 以上,并发现了 ATO 诱导白血病细胞分化和凋亡的双重药理学机制。瑞金医院王振义与陈竺、陈赛娟等与哈尔滨的张亭栋教授联合成立了攻关小组,研究 ATO 的作用机理。以陈赛娟、陈竺为代表领衔的课题组,在此基础上继续研究,提出"协同靶向治疗"理念,并设计了科学的临床试验方案。此后,王振义科研团队启动两药联合应用治疗初发 APL 的临床试验结果表明 4 年无病生存率达到 95% 以上,获得了成人急性白血病治疗的最好疗效。

2009 年 2 月,该研究团队率先向世界报告了 APL 的最新治疗研究成果,文章发表于著名的《美国科学院院报》,旋即引发学界轰动。根据这份报告,85 例 APL 初发病人经 ATRA 和 ATO 联合治疗,随访 7 年,5 年无病生存率达到 90% 以上。APL 成为人类抗肿瘤史上第一个可用药物治愈的髓系白血病。这一治疗方案被国际同行称为"上海方案"。

截至 2014 年 2 月,共有 535 位初发 APL 患者参加了上海血液学研究所组织的多中心临床试验,5 年无病生存率达到 90% 以上,APL 从高致死率转变为高治愈率。

目前,这一新型协同靶向治疗方案,已作为 APL 的线推荐疗法写入美国国家综合癌症网络 NCCN 肿瘤治疗指南,并在美国、日本、法国、英国等世界多地广泛应用。

从病房中发现问题

"上海方案"是转化医学最典型也是最成功的案例,医生们从临床上发现了问题,进而从实验室中寻求解决之道最终又在临床上验证了新方法的有效性,医学的进步正是依靠如此的反复才最终达成。

2008 年,我国多地出现"毒奶粉"事件,不法商贩在牛奶中掺入三聚氰胺,引发小儿肾结石甚至肾衰竭。但是,聚氰胺是如何引发这些疾病的,当时并不清楚。附属第六人民医院转化医学团队的科研人员,将这一问题作为自己的研究对象。

市六医院转化医学中心课题组对三聚氰胺在哺乳动物体内的毒性进行了系统研究,首次发现了三聚氰胺引发的婴幼儿肾衰竭与肠道细菌的代谢有着密切关系。某些肠道细菌,尤其是克雷伯氏菌属的细菌,具有代谢含氮化合物的能力，能在肠道中代谢三聚氰胺，转化为三聚氰酸并逐步将其降解。三聚氰胺和三聚氰酸本身毒性极低，但极易互相结合形成晶体，这两类物质进入血液循环后，在肾小管中与尿酸结合形成大分子复合物类的结石，堵塞肾小管，就会导致肾毒性。

这一有关三聚氰胺导致肾毒性的机制性研究首发于《科学》杂志子刊——《科学——转化医学》，六院转化医学中心为第一单位。这一发现被列入美国《科学》杂志评出的"2013年世界十大科技突破"。

市六医院转化医学团队从一个特殊临床事件中找到了科研课题，而上海市胸科医院的研究人员，则将目光聚焦到房颤这一最常见的心律失常疾病上。中国的房颤患者高达1300万，是仅次于高血压、冠心病的心血管疾病。这种常见疾病，不仅严重影响患者的生活质量，还大大提高了患者的死亡率和脑中风的发生率。目前，药物治疗对房颤的疗效不佳，患者深受其苦。

1998年，根据"射频消融术有希望根治房颤"的设想，附属上海市胸科医院刘旭主任开始探索射频消融术。2001年，随着三维技术应用于临床，让刘旭对房颤射频消融术的研究有了突破性进展。他借助国外文献资料，加上自己的摸索，通过三维技术的辅助，使房颤射频消融术广泛应用于临床。

导管消融治疗不仅仅可以根治房颤，更重要的是可以降低高达正常人群56－17倍的脑卒中发生率和高达正常人群2倍的死亡率。目前，可根治房颤的导管射频消融治疗术正在世界范围内掀起热潮。

胸科医院团队在借鉴法国复合消融术式基础上，在国际上首创"CCL"术式。该术式消除房颤的触发和病灶并改良心房的基质，从而治疗房颤。这种介入治疗的创伤极小，通常患者只需在局麻下，穿刺静脉，提供血管入径即可，整个手术过程中患者是清醒的。这种新型术式增加了慢性房颤消融的成功率，降低了天术并发症，保障了患者的安全。上海市胸科医院已对上万例房颤患者施行导管消融治疗，是目前国内完成该手术例数最多的医院。

2009年，上海交通大学房颤诊治中心成立，中心团队提出了一系列具有自己特色的阵发性房颤诊疗途径，称之为"胸科理念"。这些理念均在国际上主流杂志包括《欧洲心脏病杂志》上发表，获得了国内外同行的高度认可，并荣获国家科学技术进步奖、上海医学科技一等奖、两项上海市科技进步三等奖。

转化医学概念指的不仅是一个手术方式、一种治疗理念，也可能是一个综合的治疗体系。附属上海儿童医学中心针对新生儿复杂先心病的特点，专题研究创立并实施新生儿复杂先心病的围生期诊断和治疗关键技术，课题从产前诊断、手术难点攻克、新生儿脏器保护技术等建立全方位体系。此科研课题向临床转化,运用于目前的诊治,使新生儿心脏手术病死率从 15% 降至 40%,特别是将手术例数最多(927 例)的大动脉错位手术费用下降 25%-33%,具有较大社会效益。

我国每年新增先天性心脏病患者 13 万例左右,大动脉错位、肺动脉闭锁、全肺静脉异位等严重患者在出生后数小时至数天内就会因心力衰竭死亡。新生儿复杂先心病起病急,变化快,年龄小,体重轻,手术死亡率高。刘锦纷领衔的课题组针对这些特点,对手术方式和治疗模式进行了创新。团队对异常冠状动脉移植技术进行了创新的改进,探索出新的手术路径,建立了心内外科镶嵌治疗新模式。

除了治疗,先心病围生期的诊断也是医学上的难题,上海儿童医学中心团队率先创立先心病围生期诊断新技术。其中胎儿心脏超声—磁共振联合诊断技术,可清晰显示心脏内部结构及大血管形态,无射线、无创伤,其诊断敏感性、特异性、准确性均高于心脏超声,先心病确诊率从早期 70% 提高至 95% 以上。在此之外,新生儿围生期绿色通道、新生儿未成熟脏器保护技术都是全国首创。

将生物技术带到临床

到今天,现代医学的发展已经进入分子层面,基于科学家对细胞的了解,一些新的治疗方式随之出现,转化医学中,细胞治疗是重要的组成部分,也被认为是最具潜力的未来医学发展方向。

2015 年,一名年仅 24 岁、患有 4 级脑胶质瘤(恶性程度最高的胶质瘤)的患者来到附属仁济医院神经外科主任医师邱永明的门诊求医。患者在外院接受手术后又接受了 4 个疗程的放化疗,但效果不好,肿瘤依旧复发。经多方辗转,患者了解到,仁济医院神经外科成功开展了全球首例靶向 EGFR 的 CAR-T 细胞输注疗法,所以赶到上海求诊。

在完善各项检查后,邱永明医师与肿瘤所李宗海研究员为患者实施了 CAR-EGFR T 细胞输注治疗。患者在输注后除了有短暂低烧外,没有任何与药物相关的毒副作用,且头痛等症状得到完全缓解。经复查,该患者的病灶到目前为止仍然保持缩小状态,达到"临床缓解"标准。

CAR-T 细胞是一种基因修饰的 T 淋巴细胞。它有望克服肿瘤细胞的免疫逃逸机制,成为精密制导、精准打击癌细胞的免疫细胞武器,已经成功治愈了许多急性淋巴细胞白血病患者,但在实体瘤治疗中尚存在许多挑战。其中一个关键就是要找到能够特异识别肿瘤的靶向分子,从而实现真正的精准治疗。经过十余年的努力,李宗海带领团队找到了能够精准识别肿瘤(包括胶质瘤、乳腺癌、肺癌、头颈部肿瘤等)重要治疗靶标——表皮生长因子受体(EGFR)的抗体分子,并利用它来引导 T 淋巴细胞选择性识别并消灭肿瘤而不损伤正常组织。本次患者所采用 CAR-EGFR T 细胞由上海市肿瘤研究所和科济生物医药(上海)有限公司联合研制,其成功实施表明 CAR-EGFR T 细胞有望成为脑胶质瘤患者的新疗法,也体现了仁济医院在该领域的研究成果跻身世界领先行列

分子技术不仅可以在治疗中发挥作用,也能应用大疾病的预防中。

听力障碍是新生儿出生最常见的功能缺陷之一,主动发现先天性听力障碍患儿,并进行早期干预不仅对婴儿和他的家庭非常重要,也可以节省医疗资源,减轻社会负担。由附属新华医院牵头建立的新生儿听力筛查及干预体系已在上海市有效实施近 10 年,其中,上海市儿童听力障碍诊治中心已经在全市率先开展了聋病易感基因的筛查工作,负责接受全市各医疗机构听力筛查未通过的转诊婴幼儿,进行早期诊断和干预,并对婴幼儿听力障碍早期诊断标准、助听器验配规范、耳蜗植入、听觉言语发育康复等技术进行了深入探索建立了一支由耳科医师、听力师、儿童保健医师、言语治疗师、小儿神经科医师以及网络管理人员等组成的儿童听力障碍干预团队。

2002 至 2014 年,诊治中心共筛查新生儿约 190 余万筛查覆盖率达 96%以上,接收转诊婴幼儿近万例,早期干预康复率达 848%。耳研所基因样本库 7000 余份样本,有关新筛论文近 5 年 30 余篇(2002—2010 年 50 余篇)。近年来获得国家科技进步奖二等奖、上海市科技进步一等奖、上海市残疾人康复服务技术成果奖二等奖。

设置在新华医院的上海交通大学医学院耳科学研究所成立于 2008 年,目前拥有聋病分子生物学实验室、听觉科学实验室、内耳发育和再生实验室、颞骨显微解剖实验室等专业研究平台,形成了新生儿听力筛查和干预研究、聋病分子生物学研究、听神经瘤发病机制研究、听觉生理学研究等多个研究方向。耳科学研究所初步建立了上海市及全国部分省市的新生儿听力筛查网络和聋儿数据库,并受卫计委委托牵头制定《新生儿听力筛查技术规范》和《新生儿听力筛查培训教材》。目前该新生儿听力筛查、早期诊断及早期干预体系已在国内 29 个省市自治区得以推广应用(新疆维吾尔自治区、湖北、江苏、贵州和浙江省等)。

随着中国大城市居民生活方式的变化,大肠癌的发病率逐年上升,成为困扰城市居民的主要癌症病种。患者被发现患大肠癌时通常都已经为中晚期,治疗非常困难,因此,大肠癌的早期预警和预防至关重要。

　　事实上,从基因层面,科学家已经发现有一些基因的异常表达可以预警大肠癌前疾病。仁济医院消化科房静远课题组在表观遗传修饰与大肠癌发生的相关机制研究的基础上转化应用于对大肠癌的预警与预防中。

　　超过90%的大肠癌来自大肠腺瘤,房静远课题组发现,大肠腺瘤病人血浆叶酸(甲基供体)水平降低、粪便中丁酸盐(提高组蛋白乙酰化)等短链脂肪酸含量少。由此发现影响表观遗传修饰的叶酸和丁酸盐可能有助于腺瘤的预警。课题组开展了多中心前瞻性随机对照研究,在国际上首先证明了叶酸可预防50岁以上人群大肠腺瘤的发生,从而降低大肠癌发病率。这一成果继获得2008年国家科技进步二等奖后,近年又获上海市科技进步一等奖和教育部科技进步一等奖。

　　新技术在医学上的应用,可以给临床治疗带来突破性的改变,除了分子技术,3D打印技术也越来越多地出现在医疗中,第九人民医院这家以外科见长的医院,就已经将3D打印应用到了医院医学培训和治疗中。

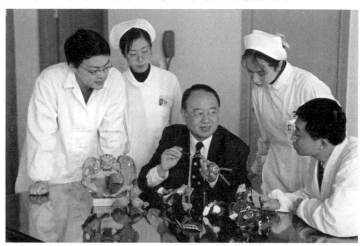

戴尅戎院士在国际上首先将形状记忆合金用于医学领域

　　20世纪80年代,附属第九人民医院院骨科戴尅戎院士与时任上海交大精密机械系主任的王成焘结缘,在国内外率先提出"优先区定制"概念,如今,3D技术可以更加便捷地实现器官和组织的"定制",将可"定制"的范围扩展到膝、肩、踝、肘、腕、骨盆等各部位。

　　外科手术中经常会用到植入物,传统手术植入物往往从患者自身其他部位获取,或者使用工厂中制造的人工材料现在,3D打印制作的个体化植入物,可以实现"量体裁衣"手术中严丝合缝地和病人缺损部位配合,提高了手术的精确度,造福病人。利用 3D 打印技术制作脸部损伤组织,如耳、鼻、皮肤等,实现个体化定制,为患者重新塑造头部完整形象,达到美观效果,比起传统技术,该方法更精确,材质选择更加多样化。

转化医学是前景广阔的医学领域,为勇于挑战和富有创造力的医疗和科研人员提供了舞台,上海交通大学医学院系统从机制上和理念上鼓励和支持转化医学的发展。未来更多更精彩的转化医学成果,将会出现在我们的身边。

(本文作者:黄祺;原文刊载于《医源》2015 年第 5 期)

医学居于科学和人文之间

美国学者佩里格里诺说:"医学居于科学和人文之间,并且非二者中的任何一方,而是包含了双方的许多特性。医学是最人文的科学,最经验的艺术,并且是最科学的人文。"走在生命的两旁,播种与开花并非必然,随着现代医学技术的日新月异发展进步,人类的健康问题却未曾终结,越来越多的人认识到医学绝非是单纯的科学派、技术流。

上海交通大学医学院系统医疗机构有着丰富的临床资源和优质的医疗水平,在上海市医疗资源配置和卫生服务量中,开放床位数和出院人次占 1/5,门急诊量占 1/4,手术量占 1/3,为各系统之冠,诞生过中国乃至世界医学史上的多个第一、首例,在如何扬起科学与人文的两翼,为医学打造躯干、注入灵魂的探索道路上也始终敢为人先。

为病人安全"自讨苦吃"

2008 年,附属上海儿童医学中心踏上了 JCI 认证的征程,时任院长的刘锦纷坚定地认为:"未来,只有质量坚实的医疗机构,才能真正赢得病人的信任,才能有实力在学科建设中占领高地,才能在医院发展的道路上走得稳健而长远!"

JCI 标准是全世界公认的医疗质量服务标准,代表了医院服务和医院管理的最高水平,也是世界卫生组织认可的认证体系。其理念是最大限度地实现可达到的,以病人为中心,建立相应的政策、制度和流程以鼓励持续不断的质量改进并符合当地的文化。JCI 标准涵盖 368 个标准(其中 200 个核心标准,168 个非核心标准),每个标准之下又包含若干个衡量要素,共有 1033 小项。要求医院的管理制度要建立在标准之上,医生、护士、管理者要有授权,所有员工要有岗位考核与绩效评价,要求医院的管理达到相应的水平,尤其看重医院质量的评价依据。JCI 的医院目标是:为病人提供满足其健康需求的服务,协调各服务流程,以提高病人的治疗效果,最大限度地利用医疗资源。整个评审的核心价值是:降低风险,保证安全,医疗质量得到持续改进。

在时任党委书记江忠仪看来,在 JCI 认证过程中最难得的有两点:一是医院尝试了第一个吃螃蟹的艰难,我们要学习国际标准,就必然要面对理念上、流程上、管理上、评价体系上的诸多挑战;第二,尽管艰难,我们却仍然坚持以高标准要求自己。为此上海儿童医学中心投入了大量的人力、物力和财力,甚至增加了成倍的工作量,这对已经满负荷工作的医护人员来说是个艰难的挑战。起初,许多医护人员不理解"为什么要这么做?""原来的做法不是也没问题吗?"但这一系列的疑问随着 JCI 工作的推进一一被解答:原来屡次出现的小失误有效地避免了;原本职责不清的领域最终找到了归宿;增加的工作量其实只是"举手之劳",渐渐变成了"习惯"。随之而来的效果是,医疗服务的质量提高了,病人的满意度提高了。

　　比如镇静药物使用复苏室的设立和运行,就是由认证而来的一个大改变。由于婴幼儿的配合度较差,影像检查(如心电图等)常常需要使用镇静。为保证患儿在镇静过程中的绝对安全,上海儿童医学中心在影像检查室和心脏超声室特别增设了镇静药物使用复苏室。患儿可在舒适的环境中进行镇静和复苏,在镇静的整个过程中都有专业医护人员监控评估。虽然这一改变使医院加大了人力投放,但却赢得了家长的普遍肯定:"现在有医生始终在身边,心里踏实多了。"看似"自讨苦吃""增加工作量"的认证工作成了提高医疗质量、保证病人安全的有效武器。

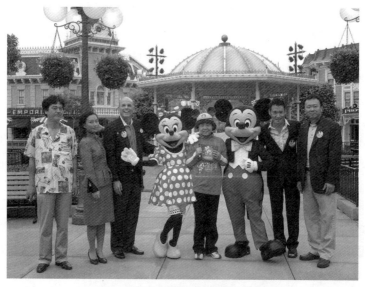

上海儿童医学中心圆患儿"童话梦想"之旅

　　在不惧"自讨苦吃"的精神感召下,上海儿童医学中心于 2010 年底以98.5%达标的好成绩圆满通过了 JCI 首次评审,成为中国大陆首个通过 JC 认证的儿童专科医院。2011 年 1 月 28 日,医院通过国际医院联合评审委员会(JCI)认证揭牌仪式隆重举行。当时,JCI 总部如此评价:中国公民应该为上海儿童医学中心在承担如此繁重医疗服务的同时,仍然聚焦国际一流医院在持续提高医疗质量和服务水平这一极具挑战的目标中所做出的努力而骄傲! 2013 年底的复评中,上海儿童医学中心的表现依然令评审专家啧啧称赞。

同样为了病人选择"自讨苦吃"的还有附属上海市胸科医院的医护人员,2012 年该院成功创建了中国第一家严格按照国际标准规范、获国际认证的胸痛中心。2014 年 2 月,胸科医院胸痛中心成为中华医学会自主认证第一批中国胸痛中心单位,并牵头完成了中国自主胸痛中心认证标准的制定。心内科主任方唯一担任了中国胸痛中心认证工作委员会执行主任。

胸痛中心引入了国际规范标准和流程,通过整合 120 急救体系,将抢救病人的时间前移至救护车内,实现了院前与院内急救无缝衔接。同时,通过心内、急诊、导管、影像等多科室协作,建立了导管室一键启动"介入治疗"等诊治流程。这些措施有效提升了胸痛患者救治效率。急性心梗病人抢救的事例证明,从病人进入胸科医院急诊室开始,一直到进入导管室开始介入治疗(D2B)的时间,仅为 46 分 50 秒,不但刷新了该院原有的平均水平 67 分钟的纪录,而且比起我国大中型城市平均 110 分钟,更是足足缩短了近三分之二。都说时间就是生命,恐怕这就是最最恰当的体现。而且在提高抢救效率的同时,经中心诊治的胸痛患者人均医疗费用也得到了控制,只有传统住院患者的 20%－50%。

为病人便利"与时俱进"

附属仁济医院已经对日间手术管理进行了 10 年的探索。从创建之初,就将医学伦理与精准管理的理念渗透其中,不断地完善服务流程、转变服务模式、丰富服务内涵,不仅缩短和减轻了病人的看病负担,同时增加了床位使用率,为患者提供更满意的服务。

日间手术的理念最早源自欧美发达国家,是指选择一定适应证的患者,在 1 至 2 个工作日内安排患者的住院、手术、手术后短暂观察、恢复和办理出院,患者不在医院过夜,是一种安全可靠的手术模式。能够开展日间手术的医疗机构,一般都配备有比传统大医院更细致的术前评估流程、更先进的手术室条件和设备、更专业和经验丰富的手术医生和麻醉医生、更科学的就医流程、更完善的术后随访系统。日间手术病房的管理,改变了传统的床位管理模式,床位不再隶属于任何临床科室,而是以公共平台的形式面向所有手术科室及具备资质的医生开放。因此该项制度的实施得益于信息技术的发展,仁济医院的日间手术管理系统采用了类似机场值机的服务模式,采取预约制的方法,提倡公平使用公共平台资源。进行床位预约时,能够实时看到床位的使用情况,由此,无论医生还是患者,在手术安排与住院安排上都有了更大的选择余地。此外,仁济医院的日间手术管理信息系统还整合了门诊和住院信息系统,在门诊医生工作站建立了日间手术管理模块,并形成以病人为主索引的医院日间临床数据中心病人的护理、检验、影像、日间手术记录、麻醉记录、计费等信息都得以流转,不但便于中心对患者的统一管理,提高了医疗效率、降低了医疗成本,而且也使得医生摆脱了以往病史书写的繁重工作,达到了患者、医护人员和医院管理人员三方都满意。

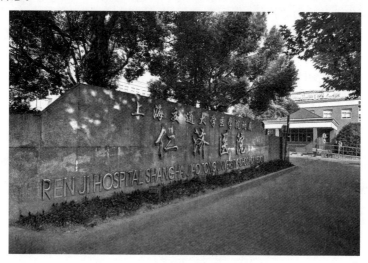

仁济医院东院

2014 年,仁济医院日间手术量达到 18871 人次,出院人次位居上海第一,全国第二。2015 年,仁济医院成为中国日间手术合作联盟副主席单位。通过日间手术管理体系的建设,仁济医院以有限的医疗资源让更多的病人以更少的费用得到了更及时、更贴心、更便捷的医疗服务,真正惠及更多百姓。这一成功经验成为上海市医保局解决"看病难、看病贵"的试点在全市推广。

同样有赖于新技术得以实现的,还有附属第一人民医院推出的"指尖上的探视"项目,从以往的进入监护室——床旁探视模式,全面升级到无线网络可视实时对讲。想象一下这个温馨的画面:一端是躺在重症监护室病床上的患者,另端是病人最牵挂的亲属;他们不仅可以实时对讲,甚至连对方脸上的表情也尽收眼底,尽管相隔两处,却可拉近心的距离。两台平板电脑连接起了患者与家属彼此间的牵挂,在保障医疗秩序、医疗质量的同时,化解了 ICU 病房外家属的焦虑与期待。

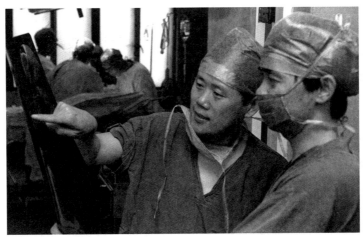

市一医院

设立在市一医院南部的探视中心分视频探视区与家属等区两个区域,与 ICU 相隔 500 米,ICU 病房所有 64 张床位均配备了移动 PAD 探视终端;而探视中心共设了 10 间独立视频对话室。医院特别对每位 ICU 患者的探视时间做了交叉安排,每人每天 10 分钟,家属可根据自己的时间提早安排探视时间,并可实现多家属同时探视。探视时,病区会委派一名护士到场安排家属通话次序和讲解病情。病房内每位患者也会有医护人员陪在身边随时观察病情及情绪变化,防止患者由于激动而发生危险。家属还可以通过视频对话向护士询问患者具体情况,每日进展,有何特殊关照,等等。如果 10 分钟内问题未尽,可安排家属前往专门接待室进一步沟通询问。这就是市一医院自 2013 年 9 月启动的 ICU 视频探视项目,运作以来取得了较好的反响。

随着现代科技的发展,医院为改善患者就医体验也愈发"与时俱进"了。"国妇婴掌上医院(微信版)"的上线就是附属国际和平妇幼保健院充分利用移动信息新技术,切实改善患者就医体验的新举措。"国妇婴掌上医院"(微信版)于 2014 年 6 月 1 日正式上线,包括三大服务板块:"就医导诊""自助服务""医患互动"。

"国妇婴掌上医院"开通后,来医院看病前,只需通过手机就可在家或来院途中先了解各科室专家出诊情况和有无号源直接进行挂号,挂号时可根据自己的到院时间选择就诊时间段;交通导航会指引来院路线,周边停车场分布等;候诊时离开候诊大厅也不怕,通过手机就可以随时随地查询到前面还有多少人候诊,预计还有多少时间可以就诊;甚至暂时离开医院也没关系,系统会通过微信提前半小时主动推送所属候诊区的最新动态。检查完成后也无须拥在检查窗口前等报告,因为当检查报告一完成,系统就会通过微信立即告知报告已好,直接到医生处就诊即可。而对于医院的住院患者躺在病床上即可用自己的手机查询到即时治疗的用药情况,查询到住院期间的所有费用明细。同时为了切实、准确地了解患者的就医感受和反馈,"国妇婴掌上医院"推出了"微调查"栏目,为不同患者"私人定制"调查问卷,与传统的发放纸质问卷调查不同,通过"微调查",调查手段更加新颖,患者填写更加方便自由,问题针对性也更强。目前,根据调查改进的服务措施已有 90 余条。

"国妇婴掌上医院"方便、快捷,一经推出,就受到了广大患者的欢迎和肯定。从 2014 年 6 月开通至今,"国妇婴掌上医院"的关注数已有 8 万多人,预约就诊提醒次数达到 27.8 万余次,孕产妇知识推送 10 万多次,报告查询次数达到 42 万多次。

为健康护航"各显神通"

在公众健康意识不断提升的今天,人们对健康需求不再仅仅局限于治疗疾病,因此医院的职责范围也不仅仅是治疗疾病,更多的是为人民群众的健康保驾护航。为积极开展社区教育志愿服务,更好地普及医学知识,做好健康宣教工作,深入宣传附属第九人民医院的医疗特色和服务理念,2014 年 9 月,九院作为上海市社区教育志愿服务总队 38 个志愿服务工作站中唯一一家三甲综合性医院,设立了上海社区教育志愿者服务工作站,由医院宣传科负责,进行统筹管理。

工作站其中一项主要的工作内容就是安排专家进驻上海老年大学,开设"专家名医讲堂"课程。课程内容涵盖内科、外科、口腔、妇科、医技等 30 多个学科。来自九院各个科室的专家充分运用自己多年的临床工作经验,结合系统全面的医学理论知识和临床案例,为学员讲解各学科的特色内容常用及前沿医疗手段,并介绍与老年人切身相关的健康知识为学员解疑释惑。一年多来,已有 40 多位副高以上专家作为九院社区健康教育志愿者进驻老年大学开展讲学服务。

九院的"专家名医讲堂"课程开展得有声有色,不仅得到上海市教委、市老年大学的好评,应邀参加多次经验交流,更在上海市老年教育工作中斩获市级个人奖项。

由上海市精神卫生中心建立的"上海市精神卫生飘扬的绿丝带"公众微信平台,也是应公众的健康科普需求而生。该平台依托上海市精神卫生中心和上海市疾病预防控制精神卫生分中心,汇集了上海各区县精神卫生机构的健康教育工作者,面向全国微信用户进行精神卫生的科普工作。2014年4月正式上线运行以来,平台定期发布心理健康保健、常见精神疾病、疾病预防和识别、疾病治疗及康复等全方位的精神卫生专业知识;同时,还根据公众的需要及时发布精神卫生法律法规普及、突发社会事件危机干预、热点社会话题的科学解读等方面的内容。

微信平台还推动了上海市精神卫生宣教工作的开展,如2014-2015年开展的《中华人民共和国精神卫生法》和《上海市精神卫生条例》的普法宣传工作中,针对普法需要发布了系列法律解读图文,让公众以更直观、更生动的形式了解《精神卫生法》。在2015年10月世界精神卫生日宣传活动期间,精神卫生中心开展了"我眼中的精神疾病"有奖征集活动,各界民众通过微信平台积极投稿,表达了对精神疾病和患者的理解和支持。该活动不仅传递了精神医学正能量,而且通过即时互动的形式让更多的普通民众参与到精神疾病反歧视宣传中来。

通过近两年的运营,"上海市精神卫生中心飘扬的绿丝带"公众微信平台影响力进一步提升,至2015年10月31日,平台关注人数达12732人,共发布图文199篇,图文阅读量达到458万人次,图文转发分享3.2万次。微信团队的努力工作也得到了公众的认可,在2015年9月开展的"上海十大科普微信公众号"评选活动中,"上海市精神卫生中心飘扬的绿丝带"经微信用户推荐参评,从上海市1100多家机构类科普微信平台脱颖而出,进入前30名。

已经有了10多年建设经验的附属上海市儿童医院"阳光爱心志愿者服务队"也是有口皆碑,曾经获得过上海杰出青年志愿者集体、上海新长征突击队、上海有影响力的公益组织等称号。

"阳光爱心志愿者服务队"在10年不断探索中,打造了十大服务平台,即全方位关爱白血病儿童平台、在校学生社会实践平台、青年成长成才平台、凝聚社会正能量平台、募集爱心善款平台、志愿者规范管理平台、推进医务社工发展平台、公益项目不断创新平台、支持培育社会组织平台、展现企业社会责任平台,不但成立了"阳光爱心"专项帮困救治基金,而且创建了全国第一家为白血病患儿提供服务的志愿者网站,有计划地组织社会爱心人士进医院,开展病房亲情陪护、点亮患儿心愿、帮助困难患儿募集治疗费用、开展单位和白血病患儿结对等志愿者服务项目。

10 年来，志愿服务队共培训志愿者 2800 人次，共有 10 万人次参加志愿服务，累计 103500 小时，共为 1000 名患儿完成心愿，共募集到 250 余万元，帮助了多名家庭困难患儿。10 年来，志愿服务队还涌现出了上海杰出志愿者、上海杰出青年志愿者、上海优秀志愿者、上海优秀青年志愿者、上海市新长征突击手等一大批优秀志愿者。在为健康护航的行动中，把医院的能量辐射出去，凝聚起了更多的爱心和力量。

为健康使命"三省吾身"

现代医学之父威廉·奥斯勒曾经说过："行医是一种以科学为基础的艺术，它是一种专业，而非一种交易；它是种使命，而非一种行业。医学这门学科需要高度整合心智与道德，让人求新、务实，并有慈悲。"希波克拉底的誓言千百年来始终掷地有声，把维护健康当成使命，更让人懂得反省医学的本质。

2014 年一部反映附属第六人民医院真实场景的纪录片《急诊室故事》引起了社会广泛关注，2015 年 10 月 22 日开始，《急诊室故事》第二季在东方卫视"强势回归"，在第一季里，固定摄像头从 78 个增加至 98 个，在保留原先抢救室与骨科等最繁忙的区域之外，新增的 20 个摄像头，则延伸至儿科、血透室等更广泛的领域，这也意味着医院更加"开放"在社会面前。从第一季开始，《急诊室故事》就展现了治疗上的专业和流程的规范，敢于"打开门"让人看，源于对医院的自信和底气。而在第二季中，正是这股信心推动了更为深入的挖掘与更为全景的展示。

市六医院方秉华书记认为，《急诊室故事》产生的是一种"镜子"效应：一方面，让公众清晰看到褪去神秘感的真实医院与医疗环境，让公众理解医生；另一方面，借由这些固定摄像头，也让医生换个角度看自己，让医务人员对公众的理解更深刻一些。他认为，医患冲突往往就是因为没有换位思考、沟通不到位而造成的。这样的事，其实一直在发生，所以更需要坦诚，让社会看到医院目前存在的问题，也让医院能反躬自省——这也是一种倒逼机制，既倒逼医护人员审视自我、改善行为、改进服务，同时倒逼着医院管理者，不仅要注重医务人员的专业技术，更要重视医学人文、伦理等方面，让病人感受更好。他说："我们不能掩耳盗铃、充耳不闻外界的评价，相反，我们有责任向社会传递出更多的正能量。推动医患双方回归到他们应有的关系。这是我们的信念，永远不会改变。"

推动医患双方的相互理解，附属瑞金医院也在做着自己的尝试。瑞金医院是国内较早成立员工培训部的大型医院之一,于 2008 年就顺利申请成为上海首家"中国医师协会人文医学培训基地",全套引入了中国医师协会人文医学执业技能培训体系及课程。经过探索和实践,形成了现有的人文医学执业技能培训课程体系,并已培养了 6 名授证培训师,开设人文医学培训课程。

通过案例库建设、视频资源建设和标准化病人储备,瑞金医院的"医师人文医学执业技能培训"体系已基本完成。针对住院医师,已相继开展 2009 届～2013 届住院医师规范化培训基地学员人文医学专题培训,课程分为"医德职业化""与患者及家属建立和谐关系""病史采集""制定双方同意的治疗方案"和"病情告知"5 个模块,课程期间不时穿插着角色扮演、案例分析、小组讨论等环节。

目前,瑞金医院员工培训部已集体自主开发了 14 门培训课程,包括新开发或改进课程 3 门(同理心、打造专属你的 PBL、非常时期医患沟通),以适应国内培训及行业内最新形势变化和员工自身发展驱动,新开发课程全部经过公开专题培训予以实践、评估,课程效果反馈满意率均大于 90%。同时培训形式、培训人群、培训内容等都得到了不断丰富,不但在瑞金医院内部,而且在行业里也具有良好的口碑。

2009 年 10 月成立至今的"新华 TV",是附属新华医院着力打造的四大文化品牌之一。其雏形是由院团委、广大青年团员参与的"啄木鸟"行动。"啄木鸟"志愿者服务队旨在发现医院中的不足之处,敦促相关部门和科室及时整改。在此基础上,为进一步发挥其在医院发展中的积极作用,院党委专门成立了新华 TV 的工作小组。6 年多来,新华 TV 针对医院的就医流程病区管理、医疗质量、院容院貌等医院管理中的重点、难点、热点问题,通过自己的镜头,以原创视频的形式生动记录医院日新月异的变化,指出管理流程中需改进的方面。

目前新华 TV 已有了明确的定位、鲜明的架构和定时定期的播出制度。栏目设置主要包括:实时速递、医患中来、现场传真、深度报道等。班组还深入挖掘,不定期地摄制编辑专题宣传教育片,为医院的管理工作提供了更丰富的形式途径和内容。新华 TV 的品牌效应也正在不断凸显,在近些年的医院巡查检查组督导和市精神文明检查中,专家们都对新华 TV 予以较高的评价,他们认为新华 TV 能够参与到医院的各项管理中,为医院管理把脉支招,在上海的卫生系统中已具有较高的知名度,曾荣获"上海市卫生系统医院(卫生)文化品牌"等称号。

(本文作者:杨静;原文刊载于《医源》2015 年第 5 期)